Knaur

Über die Autoren:

Prof. Dr. Johannes C. Huber ist Leiter der Klinischen Abteilung für Gynäkologische Endokrinologie und Reproduktionsmedizin an der Universität Wien im Allgemeinen Krankenhaus. Er ist Mitglied des Obersten Sanitätsrates Österreich, Vorstandsmitglied zahlreicher wissenschaftlicher Gesellschaften und Verfasser zahlreicher Bücher.

Elisa Gregor, Medizinjournalistin und Lifestyle-Expertin, begann ihre Laufbahn im Nachrichtenmagazin »Profil« in Wien und wechselte anschließend zum Fernsehen. Sie hat zahlreiche Filmbeiträge und Dokumentationen für den ORF und das ZDF gedreht und war lange Zeit als Moderatorin tätig.

Prof. Dr. Johannes Huber / Elisa Gregor

Die Männer-Macher

Die sensationelle Wirkung der Hormone auf Vitalität, Potenz und gutes Aussehen

Knaur

Die im Buch veröffentlichten Ratschläge wurden mit größter Sorgfalt von Verfassern und Verlag erarbeitet und geprüft. Eine Garantie kann jedoch nicht übernommen werden. Ebenso ist eine Haftung der Verfasser bzw. des Verlages und seiner Beauftragten für Personen-, Sach- oder Vermögensschäden ausgeschlossen.

Besuchen Sie uns im Internet:
http://www.knaur.de

Vollständige Taschenbuchausgabe 2003
Knaur Taschenbuch
Ein Unternehmen der Droemerschen Verlagsanstalt
Th. Knaur Nachf. GmbH & Co KG, München

Redaktion: Annerose Sieck
Umschlaggestaltung: ZERO Werbeagentur, München
Umschlagabbildung: ZEFA, Düsseldorf
Satz: Apple Macintosh Quark XPress im Verlag
Druck und Bindung: Clausen & Bosse, Leck
Printed in Germany
ISBN 3-426-77657-X

5 4 3 2 1

Inhaltsverzeichnis

Vorwort

Es ist nicht länger zu vertuschen: In einigen Fachbereichen der Medizin – angefangen bei den Kunststückchen in der Schönheitschirurgie bis hin zu den hormonellen Höhenflügen in der Urologie und der Gynäkologie – hat man sich erstaunlich weit dem angenähert, was bislang der Unterhaltungsindustrie vorbehalten war: Man verkauft Illusionen. Selbstverliebten Männern und Frauen wird warm ums Herz, wenn ihnen jemand glaubwürdig eine Mixtur aus ewiger Frische, permanenten Glücksgefühlen, immer währendem Tatendrang oder lang andauernder Lust feilbietet.

Waren es in den vergangenen Jahren vor allem Frauen, die an den Lippen der Experten hingen, um deren Erkenntnisse über den weiblichen Hormon-Kosmos gierig aufzusaugen, so sind seit einer Weile die Männer an der Reihe. Das Thema »Frauen« schien auch den Medien, zumindest für den Augenblick, weitgehend »ausgereizt«, und die Verlockung, sich an ein zugkräftiges und damit absatzförderndes Gebiet »dranzuhängen«, war groß, zumal die Männergemeinde momentan sehr empfänglich für einschlägige Berichte zu sein scheint.

Als Professor Johannes Huber und ich mit den Recherchen für dieses Buch begannen, war uns schnell klar: Gerade ich als Frau könnte in diesen männlich dominierten Themenbereich eine Menge einbringen. Die Erkenntnisse, die angesehene Forscher über den Männerkörper bereits gewonnen haben, und natürlich diejenigen, die in naher Zukunft noch über uns hereinbrechen werden, sind faszinierend. Noch reizvoller aber erscheinen mir die daraus erwachsenden gesellschaftlichen

Veränderungen, zumal mit Sicherheit nicht nur der klassische Lebemann oder Playboy betroffen sein wird. Eine ganze Generation von Männern, die sich mit einem Bein bereits im Altersheim wähnte, dürfte aus ihrem Dornröschenschlaf erwachen und erneut ihre berechtigten Ansprüche stellen.
Eine spannende Zeit bricht an, die für beide Geschlechter packende Überraschungen bereithält. Wie die im Einzelnen aussehen werden und was für Sie persönlich dabei von Bedeutung ist, haben wir gemeinsam zusammengetragen.
Oft trafen wir uns in Hubers gleich hinter der Ambulanz für Frauenheilkunde gelegenen Räumlichkeiten an der Wiener Uniklinik, saßen und diskutierten inmitten von Ordnern und Papieren voller wissenschaftlicher Abhandlungen. Jedesmal schleppte ich eine Menge davon mit nach Hause und versuchte zu verstehen, was uns die Untersuchungen sagen sollen und welche Auswirkungen das auf unsere Gesellschaft und auf das Zusammenleben der Geschlechter haben wird. Und das wird eine Menge sein.
Kaum hatte ich das Material halbwegs verdaut, drängte ich auf Nachschub, um den Abgabetermin für das Manuskript einzuhalten. Huber, nimmermüder Mediziner und Wissenschaftler, erprobte ein wenig mein Nervenkostüm. Eine drängende, wissbegierige Journalistin und ein ruhiger Forscher entwickelten einen amüsanten Arbeitsstil, der mich nur einmal ratlos machte. Huber hatte mir Arbeiten über Experimente an Spermien mitgegeben (siehe Seite 23) und berichtete über Untersuchungen an weiblichen Genen. Stundenlang grübelte ich darüber und verstand kein Wort. Das klärte sich erst im persönlichen Gespräch auf: Huber hatte »Gänse«statt »Gene« gemeint; das passte und machte Sinn.

Viel Spaß beim Lesen!

Elisa Gregor / Prof. Dr. Johannes Huber

Ein Mann für fruchtbare Tage

Jeder Irrtum ist ausgeschlossen: Dieser Typ ist heiß. Er ließ alle anderen Konkurrenten hinter sich und machte locker das Rennen. Viele Wochen lang wurde er von britischen und japanischen Frauen[1] begutachtet. Andere Männer fanden keine Gnade vor den prüfenden Augen, sein Typ aber war gefragt. Er wurde so lange mit statistischen Daten überprüft, bis die Wissenschaftler[2] sicher waren: Bundeskanzler Gerhard Schröder erfüllt alle Voraussetzungen, er ist ein prachtvoller Ovulationstyp, soll heißen: idealer Samenspender, geschaffen für die fruchtbaren Tage der Frau. Ein maskuliner Typ mit harten Zügen, einem guten Immunsystem und Spermien vom Feinsten. Diese ständig weiterzugeben wäre seine Hauptbeschäftigung gewesen, hätte er vor mehreren hunderttausend Jahren gelebt.

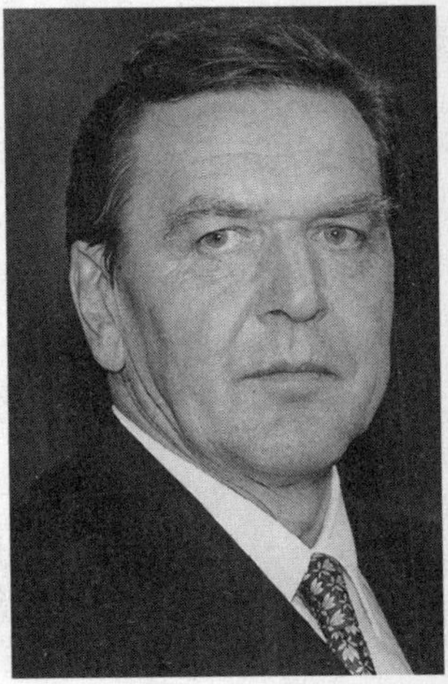

Für Ex-Verteidigungsminister Rudolf Scharping hingegen wäre die Aufzucht der Kinder übrig geblieben. Er hat weichere Gesichtszüge, wirkt weniger maskulin. Ganz klar, er ist der gutmütige Menstruationstyp. Einer, der mehr für die alltäglichen Verrichtungen des Lebens und weniger für den Akt der Zeugung zuständig ist.

Warum Schröder dem lendenstarken und Scharping dem spermienschwachen Typus zuzuordnen ist, lässt sich aufgrund neuer wissenschaftlicher Erkenntnisse leicht nachvollziehen. Im Wissenschaftsmagazin Nature[3] beschreibt der schottische Wissenschaftler Jan Benton von der St.-Anderes-Universität haarklein eine Versuchsreihe, die vor allem eines beweist: Die Eierstöcke sind die wahren Entscheidungsträger.

Pompöse Werbesujets mit stromlinienförmigen Modellathleten, muskelgestählte Filmstars mit mächtigem Brusthaar, zarte Männerbodys in liebevoll gestalteten Fernsehspots – sie alle mögen weibliche Vorlieben in die eine oder andere Richtung lenken. Gegen den biologischen Takt der Eierstöcke allerdings kommt keiner an.

Die Versuchsreihe zeigt auch in aller Deutlichkeit, warum: Zahlreiche Frauen mussten aus Computerbildern männlicher Durchschnittsgesichter das für sie attraktivste auswählen. Während ihrer fruchtbaren Tage entschieden sie sich durchweg für maskuline Männer mit kantigen Gesichtszügen, eben Ovulationstypen wie Schröder. Hatten sie aber ihre Periode, gefielen

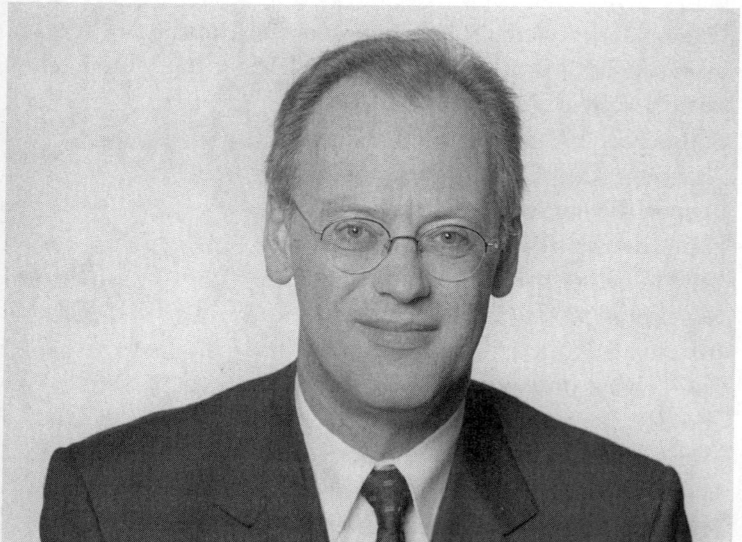

ihnen weichere Formen mit weniger ausgeprägten Wangenknochen, eben Menstruationstypen Marke Scharping. Menstruationstypen werden vom anderen Geschlecht als ideale Väter gesehen, Ovulationstypen als bestmögliche Spermienlieferanten.

Frauen, die verhüten, blieben von den Hormon-Kapriolen unbeeindruckt und entschieden sich instinktiv für den scheinbar liebevollen Vater in Gestalt des Menstruationstyps.

Das schottische Forscherteam wollte auch wissen, welcher Männertyp den Frauen einen Seitensprung wert wäre. Die meisten Probandinnen erkoren eher stattliche Männer für einen »Quickie«, obwohl gerade dieser Typus in anderen Untersuchungen als unverlässlich, unehrlich und kalt beschrieben worden war. Langzeitbeziehungen hingegen wollten die meisten mit femininen Typen eingehen, die in anderen Untersuchungen als treu und fürsorglich bezeichnet wurden.

Das alles lässt sich wunderbar erklären. Man muss, um es zu begreifen, nur ein paar Millionen Jahre zurückgehen und die Entwicklungsgeschichte der Menschheit betrachten: Seit der Entstehung der Einzeller vor vier Milliarden Jahren haben sich Millionen verschiedener Lebensformen entwickelt. Arten bildeten sich heraus, verschwanden wieder oder konnten sich anpassen. Diese Abfolge der Arten beschreibt die Evolution. Die Evolutionstheorie verdanken wir dem englischen Naturforscher Charles Darwin. Er erkannte, dass sich Pflanzen und Tiere über Millionen von Jahren entwickeln können, wenn sie es denn schaffen, sich der Umwelt – die sich permanent verändert – anzupassen.

Und plötzlich wird klar, was diese Untersuchungsreihe beweist: Die Evolution hat solche Frauen bevorzugt, die sich einen verlässlichen Gefährten suchten. Der hatte allerdings einen kleinen Makel, er war kein samenstrotzender Herkules. Rein genetisch gesehen verkörperte er also nicht das Optimum. Während der fruchtbaren Tage versuchte die Frau deshalb, einen maskulinen Mann aufzutreiben. Mit ihm machte sie sich an die Arbeit und löste das Nachwuchsproblem. Die hormonellen Wogen glättete sie je nach Bedarf: zu Hause der treue Schlaffi, außer Haus der lendenstarke Sexprotz.

Wenn sich Männer heute Gedanken darüber machen, ob sie auf das andere Geschlecht verlockend wirken, sollten sie wissen: Bestimmte Mechanismen im Menschen funktionieren noch immer so wie vor einer Million Jahren.

Dass Idealgesichter heutzutage in Computerprogrammen komponiert werden, um sie einem repräsentativen Publikum vorzulegen, ist eine Tatsache. Da kann getrickst und getäuscht werden, dass sich die Balken biegen. Doch etwas lässt sich aus solchen Tests sehr wohl ableiten: ein sich entwickelnder Trend, den berechnende Marketingstrategen sofort kommerziell verwerten. Das Männergesicht, das derzeit »angesagt ist«, wirkt feminin. Zu Beginn des 21. Jahrhunderts bevorzugen Frauen Männer, in deren Gesichtszügen bis zu 15 Prozent an weiblichen Varianten vorhanden sind. Ob das eine unbewusste Abkehr vom Typus des harten Sexprotzes bedeutet, ist nicht bekannt.

Es verblüfft immer wieder, wie sich das Wesen *Homo sapiens* über Hunderttausende von Jahren wacker gehalten hat. Attraktiv wollte der Mensch aber zu allen Zeiten sein.

War es in der Zeit des Spätindustrialismus der Intellektuelle, der ein besonderes Image besaß und dadurch die entsprechende Ausstrahlung hatte, ist zu Beginn des 21. Jahrhunderts der Körper das Zentrum der Selbstverwirklichung. Mittlerweile ist eine gigantische Industrie damit beschäftigt, die Attraktivität des Menschen zu definieren, zu kolportieren, zu retuschieren und zu reproduzieren.

Der große Wandel?

Was kommt da jetzt eigentlich auf uns zu, in diesem 21. Jahrhundert? Ein Jahrhundert, in dem sich die Zahl der 100-Jährigen allein in Deutschland in den nächsten 50 Jahren verdreißigfachen wird und topfitte Greise das Sagen haben werden? Wie wird es sein, wenn all die Anti-Aging-Strategien, an denen Heerscharen von Forschern Tag und Nacht arbeiten, greifen und ein Stillstand des Alterns erreicht wird, wie Wissenschaftler prophezeien? Haben wir dann vielleicht einen lustigen »Klub von Freien Radikalen«[4]? Und welche Möglichkeiten werden die fröhlichen Oldies nutzen, um ihr Erscheinungsbild und ihr Befinden zu optimieren?
Laut einer Emnid-Umfrage[5] würde sich jeder zweite Deutsche über 50 Jahre die »ewige Jugend« etwas kosten lassen. Zehn Prozent der deutschen Männer über 50 wären bereit, monatlich über 50 Euro für Anti-Aging-Produkte auszugeben. Es existiert also ein Riesenmarkt, den man nur noch besetzen muss. Alterswissenschaftler liefern immer rascher neue Erkenntnisse, und eine Gesellschaft wartet gebannt auf den Tag, an dem die Ära beginnt, in der man »viele Jahre als 30-Jähriger herumschweben kann«, wie der New Yorker Professor Michio Kaku prophezeit.

Fliegen, Mäusen und Würmern, uns genetisch nicht unähnlichen Tieren, wird in wissenschaftlichen Versuchen bereits verlängertes Leben eingehaucht:

- Spezielle Würmer erlebten im Labor des Biologen Dr. Siegfried Hekimi aus Montreal statt der üblichen 9 ein bis zu

50 Tage währendes Wurmdasein. Auf den Menschen übertragen würde das eine durchschnittliche Lebenserwartung von 440 Jahren bedeuten.

- Japanische Wissenschaftler haben ein Mäusegen entdeckt, das bestimmte Alterungsprozesse unterdrückt.
- Der Molekulargenetiker Gerald Schnellenberg von der Universität Seattle knackte den Kode eines Gens, das bereits bei 30-Jährigen zur Vergreisung führt (Werner-Syndrom).
- Prof. Michael Rose von der Universität von California, Irvine, züchtete über 500 Tau-Fliegen-Generationen und verdoppelte einfach ihre Lebensspanne. Das entspräche einem Menschenalter von 200 Jahren.
- In Wisconsin setzte Prof. Richard Weindrusch von der Universität Madison den Nagerbestand aus Mäusen und Ratten auf eine Radikaldiät. Sie bekamen zwar alle nötigen Spurenelemente und Vitamine, aber nur ein Drittel der normalen Kalorien. Erstaunlich: Die mageren Nager lebten gut ein Drittel länger als ihre gut genährten Artgenossen.

Erwartet uns eine Methusalem-Gesellschaft?

Werden schwächliche Männer, die heute noch mit tröpfelnder Prostata verschämt zum Arzt schleichen und auch ansonsten lustlos durch den Alltag dümpeln, schon morgen von fröhlichen, energiegeladenen Methusalems mit aufgeklebten Hormonpflastern abgelöst? Werden künftig zerbröckelnde Herzkranzgefäße gekittet, ein lahmer Stoffwechsel frisch angeworfen, müde Hoden neu befeuert werden?
Können sich 80-Jährige wie 20 fühlen und »Oldie-Power« ausrufen? Und wird die häufig in Männermagazinen gestellte Frage »Waschbrett oder Wampe« endlich flachfallen, weil die Wampe weggebügelt oder schon am Entstehen gehindert wird? Muss der spitzzüngige Wunsch »Hoffentlich wirst du ein-

mal so alt, wie du aussiehst« durch einen anderen frommen Wunsch ersetzt werden?
Das Alter sei, sagte Israels ehemalige Ministerpräsidentin Golda Meir einmal abgeklärt, als ob man mit einem Flugzeug in einen Sturm gerate. Einmal an Bord, könne man nichts mehr daran ändern. Eine weltweit tätige Forscherarmada versucht unverdrossen, den Inhalt dieser Aussage radikal zu revidieren.
Zukunftsforscher haben bekanntlich die Aufgabe, jeden Wandel in Gesellschaften aufzuspüren und festzumachen. Damit wir alle verstehen, was läuft. Das Deutsche Zukunftsinstitut[6] sagt uns eine »Methusalem-Gesellschaft« voraus, ebenso eine »neue Leiblichkeit«, was wirklich hübsch klingt, dazu Epoche machende Veränderungen in der Medizin, was sich auch gut anhört.

Männer – das schwache Geschlecht

Die Berufspropheten beschreiben das als einen Paradigmenwechsel, was das Gleiche bedeutet wie das soeben Gesagte, aber nach noch gewaltigeren Veränderungen klingt. Fest steht, dass sich im Bereich der Medizin und damit bei unserer Gesundheit in Zukunft am allermeisten tun wird.
Ursprünglich konzentrierte sich ja die gesamte Forschung auf Frauen, weil man herausfinden wollte, wie man ihren Beschwerden der Menopause beikommen könnte. Man entdeckte die Hormontherapie und merkte, dass sie nicht nur die medizinischen Probleme beseitigte, sondern die Frauen auch wieder jugendlich erblühen ließ. Viele Jahre sollten danach vergehen, bis man sich des anderen Geschlechts annahm.
Lustigerweise waren es Frauenärzte, die begannen, sich mit Männerproblemen auseinander zu setzen. Weil Urologen all die Jahre hindurch zwar fleißig Blasen, Nieren und Prostatae

der Männer therapierten, die übrige Befindlichkeit aber außer Acht gelassen hatten, war eine medizinische Marktlücke entstanden. Endokrinologen, meist Frauenärzte mit dem Spezialgebiet Hormone und Drüsen, begannen, sich speziellen Männersorgen zuzuwenden.

Statistische Bestandsaufnahmen zwischen Männern und Frauen fördern alljährlich die gleichen niederschmetternden Daten zutage. Zwischen 30 und 65 Jahren ereilt Männer sechsmal häufiger der Herztod als Frauen; an Herz-Kreislauf-Erkrankungen sterben sie dreimal häufiger; sie werden viel öfter von Lungenkrebs, Leberkrankheiten, Diabetes und Zwölffingerdarmgeschwüren dahingerafft als Frauen.

Der Londoner Kinderpsychiater Sebastian Kraemer hat in einer Forschungsarbeit an Ungeborenen und Neugeborenen[7] die Gründe dafür gesucht und gefunden. Das starke Geschlecht, entdeckte er, sei in Wahrheit das schwache Geschlecht.

Jungen würden in ihrer Entwicklung ewig hinterherhinken, weil sie ein X- und ein Y-Chromosom haben. Am X hängen die genetischen Informationen für viele wichtige Körperfunktionen. Gibt es da einen Defekt, wirke sich das wesentlich ungünstiger aus als bei Frauen, die ja noch ein zweites X in Reserve haben.

Männer müssen radikal umdenken

Das mag schon stimmen. Aber ganz egal, wie die Chromosomen verteilt sind – der männliche Lebensstil, der sich in den letzten Jahrzehnten breitgemacht hat, ist bis heute gleich schlecht geblieben. Männer achten kaum auf ihre Ernährung, wenig auf ihr Gewicht und schon gar nicht auf ihre Körpersignale. Sie reagieren oft aggressiv und neigen zur Sucht. Dass die Gesundheit ein wertvolles Gut ist, um das man sich kümmern muss, hat der Mann bisher noch nicht richtig begriffen.

Dabei gibt es derart viele Erkenntnisse, dass es eine wahre Freude sein müsste, zumindest aus einem Teil davon Nutzen für sich zu ziehen. Als man merkte, dass auch beim alternden Mann müder werdende Organe bestimmte Substanzen nicht mehr produzieren und ihm dadurch Probleme machen, begann man in zaghaften Versuchen, Mangelndes aufzufüllen. In erster Linie, um seine Beschwerden zu lindern. Doch auch beim Mann erreichte man damit überraschenderweise einen verjüngenden Effekt, von dem jetzt alle profitieren.

Gebannt beobachtet eine Gesellschaft, wie derzeit ein Heer an Forschern mit Tabletten, Spritzen, Cremes, Zäpfchen, Implantaten und Pflastern versucht, aus welken Körpern stramme Bodys zu machen. Das männliche Geschlecht wird nachhaltig dazu angehalten werden, umzudenken.

Die Masse der übergewichtigen, unsportlichen, rauchenden, trinkenden und Junkfood essenden Männer wird erkennen, dass nur ein veränderter Lebensstil den Weg zu einem gesunden Leben freigibt. Der Körper, bald »letztes Refugium des Individualisten« und künftig von Millionen zum »Träger erotischer Freude und energetischer Erfahrung«[8] auserkoren, wird die turbobeschleunigte Lebensweise des Mannes auf Dauer nicht mitmachen.

Männer, die in sich ruhen und mit sich und der Welt zufrieden sind, bleiben von solchen Entwicklungen unbeleckt. Im Vergleich mit frustrierten und aggressiven Geschlechtsgenossen haben sie doppelte Chancen, in 20 Jahren noch am Leben zu sein.[9] Das ergab eine Studie an 22 000 erwachsenen Männern, unter denen die Missmutigen ihren Ärger eher mit Alkohol hinunterspülten oder mit Nikotin abreagierten – beides Faktoren, die der Gesundheit abträglich sind.

Wenn die Vorhersagen über den »Megatrend Gesundheit« stimmen, werden sich Männer sehr heftig mit dem Gedanken der Vorsorge für ihren Körper anfreunden müssen. Sie werden erkennen, dass sie ihm nicht nur bedingungslos Leistung abverlangen können. Schließlich gönnen sie auch dem Motor ihres Autos einen Ölwechsel, lange bevor es im Getriebe knirscht. Ein breites Angebot an Servicemöglichkeiten, in welchen der Organismus wieder auftanken kann, gibt es bereits. Die Entwicklung geht aber viel weiter. Künftig wird der Arzt der Lebensstilberater seines aufgeklärten Patienten sein. Gemeinsam werden beide ein maßgeschneidertes Konzept für das Wohlbefinden des Patienten erarbeiten.

Im ausgehenden 20. Jahrhundert war es die Jugend, die den Ton angab. Jetzt werden »Neue Alte« mit jugendlichen Manieren das Sagen haben. Die Trendforscher glauben, dass sich daraus eine »Peter-Pan-Gesellschaft« entwickelt: Sie wird aus Menschen bestehen, die ihre Jugendlichkeit auch im fortgeschrittenen Alter zelebrieren. Bekanntlich lebte Peter Pan in Nimmerland und war ein kleiner Junge, der niemals erwachsen werden wollte.

Die geheimen Schönheitsmerkmale des Mannes

Vielsagende Blicke des weiblichen auf das männliche Geschlecht hat es zu allen Zeiten gegeben. Der deutsche Schriftsteller Karl Julius Weber beschrieb seine Empfindungen im 18. Jahrhundert anschaulich: »Es gibt Männer, welche die Beredsamkeit weiblicher Zungen übertreffen. Aber kein Mann übertrifft die Beredsamkeit weiblicher Augen.« Was immer er auch herauszulesen glaubte – was da in wenigen Augenblicken weiblicher Sinneswahrnehmung vor sich geht, haben Biologen erst jetzt herausgefunden.

Das inverse Dreieck

Frauen taxieren – unbewusst und nach ganz bestimmten Kriterien. Sobald sie einen Mann sehen, bombardiert sie das Gehirn mit einer Dauerfrage: Hat er genug Sperma? Etwas, das amerikanische Wissenschaftler mit drei Worten auf den Punkt brachten: »Fit for kids?« Sofort zieht sie ihn aus, natürlich nur virtuell, um zwei Stellen von ihm nackt zu sehen – Bauch und Schultern. Unmittelbar danach läuft in Sekundenbruchteilen ab, was später den Ausschlag geben wird.

Es wird vermessen, dividiert, ein Koeffizient ermittelt, der schließlich klarlegt: Dieser Mann ist attraktiv. Noch spielen sein Charakter, sein Können, seine Intelligenz, seine Augenfarbe oder sein Vermögen keine Rolle. Das Rennen macht derjenige, der so etwas wie eine Geheimformel besitzt – das inverse Dreieck.[10]

Je breiter die Schultern und je dünner der Bauchumfang, desto größer der Eindruck bei Frauen. Das lässt sich auch in Zahlen belegen. Man misst die Taille entlang des Nabels und dividiert sie durch die zuvor vermessene Breite der Schultern. Auf die darf sich der Mann klopfen, sobald er für sich einen Wert von 0,7 errechnet hat. Gratulation! Mit dieser Zahl repräsentiert er höchste Attraktivität. Nähert sich der Wert jedoch 0,9, ist Vorsicht geboten. Wenn Schultern und Taille gleich breit sind, senkt das den Kurs auf der Attraktivitätsbörse gewaltig.

Angesichts dieses Zahlenspiels stellt sich die wohl berechtigte Frage, was da seit Millionen Jahren im Hirn der Frau abläuft. Ungewöhnliches auf jeden Fall. Denn während sie unbewusst das inverse Dreieck ausmisst, macht sie nichts anderes als einen blitzschnellen Routine-Check. Ohne Blutabnahme, Teststreifen, Labor oder Chemie ist sie im Stande, den Hormonpegel des Mannes zu messen. Prachtkerle mit breiten Schultern und schmalen Hüften haben einen satten Spiegel an männlichen Hormonen, Geschlechtsgenossen mit Bierbauch erbringen nur matte Werte auf ihren Laborausdrucken.

Diese Blitzdiagnose funktioniert immer. Die männlichen Hormone haben vor allem in der Pubertät einen starken Anteil am Aufbau von Muskeln und Skelett. Die Energie dafür beziehen sie angenehmerweise aus dem Bauchfett, das dadurch abgebaut und an den Schultern als Muskeln wieder aufgebaut wird.

Wenn allerdings im Laufe des Lebens dieser Hormonspiegel langsam wieder absinkt, bleibt das Bauchfett dort, wo es sich angesetzt hat, nämlich in der Mitte des Körpers. Von hier aus dringt eine träge Melodie zu den weiblichen Ganglien, die etwa so zu übersetzen ist: Hallo, meine Damen, ich bin eigentlich nicht mehr so toll drauf. Mein Immunsystem ist ein wenig

wackelig, meine Fitness ist kraftlos, meine Lenden sind saftlos; mit meiner Zeugungsfähigkeit ist es also nicht weit her.
So viel zu den Resten der Evolution.
Doch mit platter Männlichkeit allein kommt in heutigen Zeiten ohnedies keiner sehr weit. In Wahrheit muss der Mann cool sein und sportlich, liebevoll, aber gleichzeitig auch durchsetzungsstark. Und seit die Werbung den Männerkörper entdeckt hat, braucht er auch noch eine makellose Haut, glänzendes volles Haar, einen strammen Körper, Markenklamotten.
Will er eine Pole-Position in der Leistungsgesellschaft haben, sollte er auch zumindest einen Teil seiner Energien und seines Geldes in medizinische Technologien investieren, um 80 Jahre lang wie 40 auszusehen – oder zumindest in guter Verfassung seinen Lebensherbst zu genießen.

Survival of the Fittest

Mit der Vorgabe aber, dass nur derjenige gut ankommt, der auch gute Dreieck-Werte hat, sind die Rennbedingungen für die besten Plätze ab jetzt festgelegt. Es gilt, mit Ernährungsberater, Fitness-Coach, schweren Hanteln, leichtem Essen und satten Kasteiungen die 0,7 zu erreichen. Dem »Waschbrettbauch«, wie ihn Männermagazine liebend gern propagieren, kann man mit gezielter Bauchgymnastik ein gutes Stück näher kommen. Wer's damit allein nicht schafft, darf unter Anleitung eines Arztes zusätzlich Hormonpillen schlucken. Gemütliche Typen mit Bäuchlein, wie sie zum Beispiel Loriot einst liebevoll gezeichnet hat, sind nicht mehr gefragt.
Endokrinologisch ist bekannt, dass eine schmale Taille mit einem höheren Testosteronspiegel verbunden ist als ein fettreicher Bauch. Das Testosteron, das über die Taille symbolisiert wird, ist auch heute noch für die Fortpflanzung notwendig.[11]

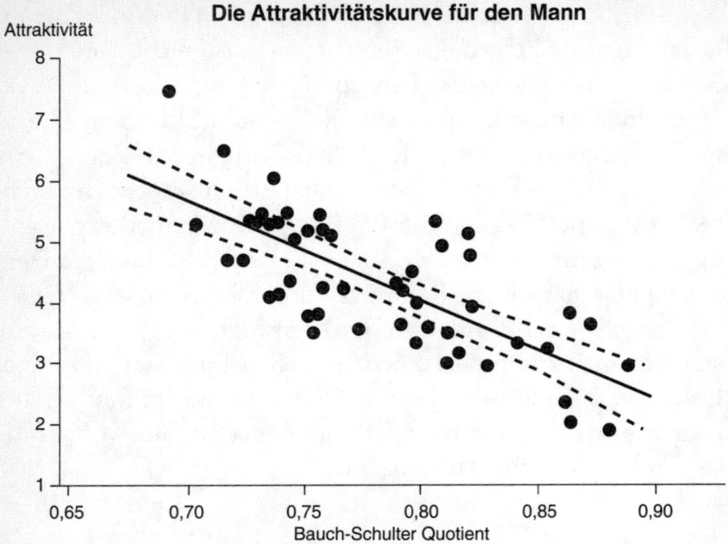

Auf der Abszisse ist das Verhältnis von Hüfte und Schultern, auf der Ordinate der Attraktivitätsgrad eingetragen. Frauen bilden beim Anblick eines Mannes intuitiv einen Quotienten aus Taillen- und Schulterbreite. Je kleiner dieser Quotient ist, desto attraktiver erscheint das männliche Gegenüber. Am attraktivsten ist demnach jener Mann, der eine schmale Taille und breite Schultern hat. Anthropometrisch weiß man, dass ein derartiger Körperbau mit starken Muskeln im Bereich der oberen Extremitäten und des Nackens einhergeht, als Zeichen von Vitalität und Kraft, die für den Schutz der Frau und der Nachkommen seinerzeit notwendig waren. Diesen hat es im Rahmen der Evolution erhalten. Obwohl die physische Schutzbedürftigkeit der Frau heute nicht mehr gegeben ist, blieb dem Mann dennoch dieses Attraktivitätsmerkmal, das durch eine einfache Messung selbst herausgefunden werden kann.

Schon seit Jahrhunderten versuchen die Biologen konsequent, aus den unterschiedlichen Paarungsritualen innerhalb des Tierreichs Schlüsse zu ziehen. Und wir wissen aus Erfahrung, was das bedeutet. Was heute in Wissenschaft und Technik erforscht und entwickelt wird, findet morgen Eingang in unsere Gesellschaft, aber auch in Wirtschaft und Politik. Also Vorsicht, wenn in Studien Animalisches beobachtet wird. Etwa das

Verhalten von so einfachen Lebewesen wie den Fruchtfliegen. Sie haben häufig Geschlechtsverkehr und legen das Sperma in ein Depot ab, von wo es für die Befruchtung wieder hervorgeholt wird. Lange wusste man nicht, welche der dort gelagerten Spermien zur Befruchtung vorgelassen werden.

Klarheit in diesen »Wettstreit der Spermien« brachten erst Untersuchungen an Gänsen. Und fast ist man versucht zu sagen, nichts Menschliches ist weiblichen Gänsen fremd, vergnügen sie sich doch mit verschiedenen Partnern. Allerdings ist nicht jede Vogelhochzeit von Erfolg gekrönt. Wenn das begattende Männchen nicht attraktiv genug ist, wird das Sperma verworfen und ausgeschieden. Möglicherweise besitzt auch dieses Federvieh eine ähnliche Hochrechnungsmaschinerie wie das Gehirn der Frau.

Man muss natürlich bei der Übertragung von Beobachtungen aus dem Tierreich vorsichtig sein, schließlich ist das tierische Verhalten weitgehend genetisch festgelegt. Es sind nur die attraktivsten Vogelmännchen – der Vergleich zwischen Schulter und Taille des Mannes drängt sich auf – zur Fortpflanzung zugelassen. Auch der eitelste Gockel weiß: Auf dem Misthaufen ist nur Platz für einen Hahn. Dahinter steckt eine beinharte biologische Auslese, und die hört sich im Englischen an wie ein spannender Buchtitel: »Survival of the Fittest«.

Und was geht im Gehirn eines Mannes vor, sobald er eine Frau sieht? Das ist doch sattsam bekannt. Berichte darüber lesen sich jedes Mal wie Formel-1-Rennen, geht es doch ausschließlich um Kurven oder Ideallinien. Männerhirne, so denkt man, dividieren immer nur zwei Zahlen – nämlich Taillenbreite durch Hüftbreite. Das stimmt so nicht ganz. Männer sind allerdings auch »berechnend«.

Mittlerweile scheint wissenschaftlich erwiesen, dass Männer genau die Frauen am attraktivsten finden, die eine Zahl zwischen 18 und 20 als BMI (Body-Mass-Index: Gewicht der Frau in Kilogramm, dividiert durch das Quadrat der Körpergröße

in Metern) vorweisen können. Das Reich der Tiere stand auch hier Modell: Der Nachwuchs muss gesichert sein.
Das entspricht natürlich nicht dem derzeitigen weiblichen Schönheitsideal der ätherischen Wesen mit den knabenhaften Hüften, aber die Natur hat Laufstege nicht einkalkuliert. Sie geht von anderen Voraussetzungen aus, nämlich die Nachkommen zu sichern. Allein die gigantische Zahl von 140 000 Kalorien braucht der weibliche Körper zusätzlich während der Schwangerschaft und einer dreimonatigen Stillzeit. Diese Reserven sind nur dann garantiert, wenn der Fettanteil im und am weiblichen Körper nicht zu gering ist. Ob diese Depots vor-

Wie wäre es, würden sie sich in ihrer natürlichen, männlichen Bestimmung – der Zeugung von Nachkommen – vorstellen? Zu welchem Schluss würden die Hochrechnungen der weiblichen Ganglien kommen? Natürlich wird diese Rechnung durch zusätzliche Faktoren wie gesellschaftliche Position und ökonomische Verhältnisse relativiert. Damit sind unter dem Strich auch Männer attraktiv, deren Sinnlichkeit sich vielleicht nur auf das Essen reduziert.

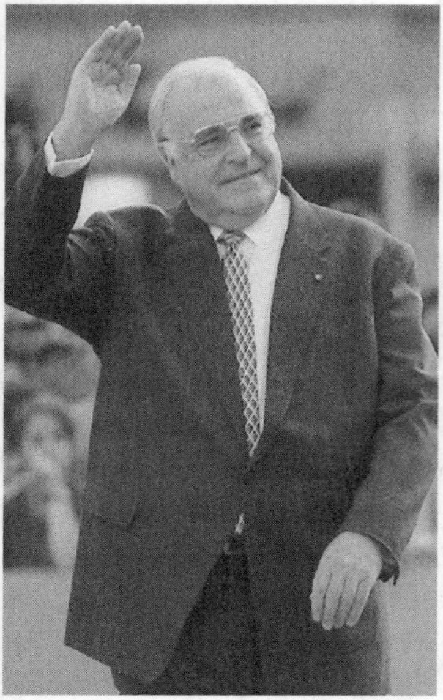

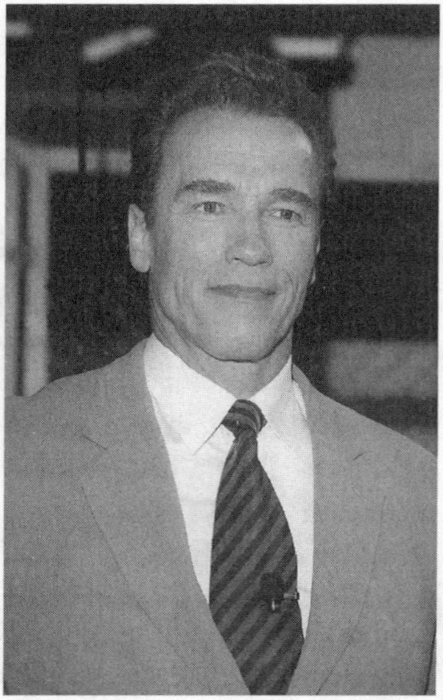

handen sind, errechnet auch das männliche Gehirn, ohne ein Labor zu bemühen.

Wie groß muss man(n) sein?

Erstaunlich, wie ein paar Zentimeter alles entscheiden. Genau drei Zentimeter mehr sorgen für ein Leben in hormoneller Harmonie mit klingelnder Leitmelodie: Let's talk about sex, baby. Nein, nicht was Sie denken. Es geht nicht um die Länge seines »besten Freundes«, sondern um die lichte Höhe seines Körpers.

Kleiner Mann, was tun? Gut, man kann mit belanglosen Sprüchen argumentieren: Männer kompensieren mangelnde Größe mit großen Autos. Andererseits wird immer wieder berichtet, wie das angebliche körperliche Manko als Triebfeder zu intellektuellen Höchstleistungen anspornt oder sich zu gnadenlosem Ehrgeiz auf dem politischen Parkett entwickelt.

Kleinere Männer ziehen im ersten Moment den Kürzeren, wenn Frauen ihre unsichtbare Rechenmaschine in Gang setzen. Ein jüngst im Wissenschaftsjournal »Nature« veröffentlichter Forschungsbericht britisch-polnischer Biologen packte einen erregenden Vorgang in dürre Worte: »Die sexuelle Auswahl ist ein gut etablierter Prozess, der auf der Bevorzugung bestimmter Merkmale eines Geschlechts durch Angehörige des anderen Geschlechts basiert.« Und was heißt das?

»Größere Männer«, so die Erklärung der Forscher, »sind in der Reproduktion erfolgreicher als kleinere Männer.«[12]

Die Grundlagenarbeit zu diesen Erkenntnissen lieferte schon Jahre zuvor ein polnisches Forscherteam. In Breslau wurden zwischen den Jahren 1983 und 1989 exakt 4490 gesunde Männer zwischen 25 und 60 Jahren bei vorgeschriebenen Reihenuntersuchungen »vermessen«. Jene Männer, die ein Kind hat-

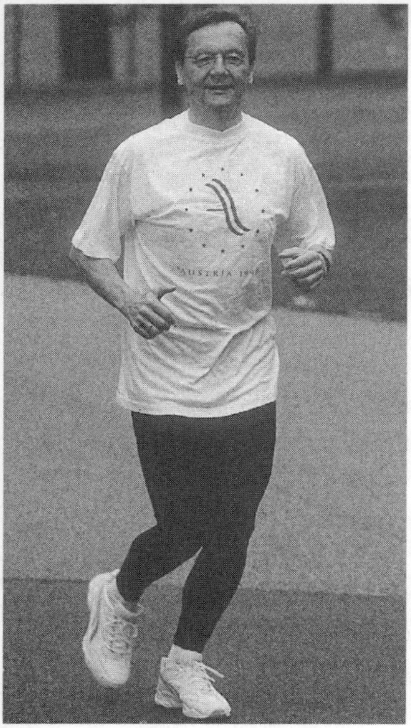

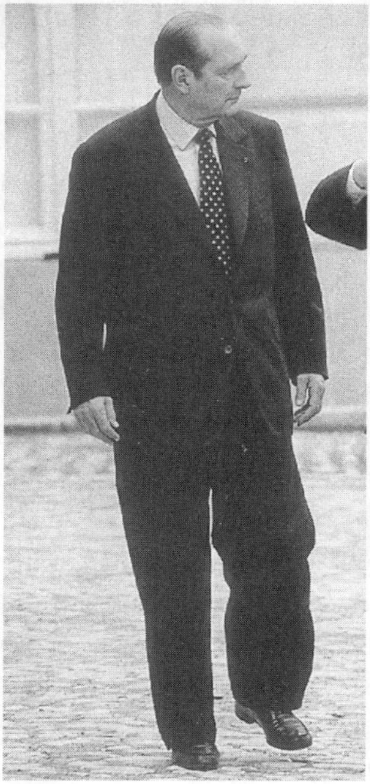

ten, waren um durchschnittlich drei Zentimeter größer als ihre kinderlosen Geschlechtsgenossen; Junggesellen waren generell etwas kleiner als verheiratete Männer. Kaum ist der Mann allerdings einmal Mangelware, wird seine Größe uninteressant. Nachzuvollziehen bei Männern, die um 1930 geboren wurden und kurz nach dem Zweiten Weltkrieg – als allgemeiner Männermangel herrschte – im heiratsfähigen Alter waren. Da fanden sich keinerlei Unterschiede zwischen Körpergröße und Nachkommenschaft.

Was sind schon die paar Jahrhunderte abendländische Zivilisation gegen unser Millionen Jahre altes Erbe? Mittlerweile haben wir zwar die Keule gegen den Computer eingetauscht, aber die alten Instinkte sind noch intakt. Wer klein ist und von schwächlicher Statur, wird in der Wirtschaft nicht so leicht als

Anführer akzeptiert. Da lassen unsere blutrünstigen Ahnen grüßen.
Dennoch: Länge allein reicht natürlich nicht. Ein Mann sollte intelligent, leistungsfähig und kommunikativ sein – und lendenstark, das schon. Das männliche Haupthormon Testosteron sollte also reichhaltig vorhanden sein. Auch dafür gibt es eine Blickdiagnose. Wer's wissen will, macht den Ringfinger-Test, an seiner Länge kann man den Testosteronspiegel messen.
Man lässt den Daumen außer Acht und vergleicht die vier restlichen Finger. Liegt die Länge des Ringfingers über dem Durchschnitt aller vier anderen, ist der Testosteronspiegel beträchtlich.

Attraktivitätsdüfte oder die Sache mit den Urinstinkten

Schweinisch mag so mancher Trieb sein – aber aus diesem Verhalten können wir eine ganze Menge lernen. Die Sau, die nach Trüffeln schnüffelt, wird eigentlich nur verführt. Der in den Trüffeln enthaltene Sexuallockstoff Pheromon zieht die Sau magisch an, weil sie glaubt, irgendwo warte ein geiler Eber. Ein ähnlich phänomenales Riechorgan hat der Hengst, der über hunderte Meter hinweg die Stute riecht. Das kann für den Reiter unangenehm sein, weil Hengste in solchen Augenblicken aggressiv und unberechenbar werden können – fast so wie triebgesteuerte Männer.
Der Mensch ist ein Kulturwesen und sollte im Unterschied zu seinen tierischen Verwandten sowohl von angeborenem als auch erlerntem Verhalten gesteuert werden. Das funktioniert aber nicht immer. Tiere zum Beispiel besitzen als eine Art sechstes Sinnesorgan das so genannte Jacobson'sche oder Vo-

meronasale Organ (VNO), das für Sexualverhalten und Paarung besonders wichtig ist.

Früher war man nicht sicher, ob dem Menschen etwas Adäquates zur Verfügung steht. Anatomisch bekannt war lediglich eine kleine Schleimhautnische in den Nasenflügeln, interpretiert als funktionsloser Rest der Evolution. Zwei Berliner Professoren räumten mit dieser Fehleinschätzung gründlich auf. Sie untersuchten 14 Männer und Frauen, denen bei Nasenoperationen dieses Restchen entnommen worden war. Ein dünner Schlauch von unterschiedlicher Länge, natürlich nur mikroskopisch sichtbar, rechts und links im unteren vorderen Teil der Nasenscheidewand. Bestimmte Schleimhautzellen der inneren Nasenmuschel zeigten eine höchst eigenwillige Struktur, ähnlich jener, wie man sie vom Vomeronasalen Organ der Tiere kennt.

So winzig dieses Organ auch ist, so kompliziert und einzigartig ist es aufgebaut. Jedenfalls kann es Moleküle in Flüssigkeiten transportieren. Wahrscheinlich, um Duftstoffe zu lösen und sie in die Sinneszellen diverser Körperteile zu befördern. Das weckt dann wieder diese verflixten Urinstinke.

So bekamen die männlichen Besucher der Reality-TV-Serie »Girls Camp« beim Einzug ein Fläschchen Pheromone als Scharfmacher überreicht, denn Riechstoffe steuern unser sexuelles und hormonelles Zusammenleben – auch unter gleichgeschlechtlichen Gruppen.

Pheromone – die Sexuallockstoffe

Pheromone sind chemische Botenstoffe, die der Informationsübertragung dienen. Sie werden benutzt, um Nachrichten an andere Individuen zu senden. Man findet sie von den einfachsten Wirbellosen bis zum Menschen. Bienenköniginnen, Ameisen und Ratten kontrollieren ihre Kolonien mit Pheromonen.

Sie dienen bei allen Tieren und beim Menschen zudem als Sexuallockstoffe.
Eine Forschergruppe wagte kürzlich folgendes, eher seltsam anmutendes Experiment. Sie sammelte auf Wattebäuschen Körpergerüche von Frauen, trug sie während mehrerer Menstruationszyklen an den Oberlippen einer anderen Frauengruppe auf. Bemerkenswertes kam zutage: All diese Frauen hatten plötzlich Eisprung und Monatsblutung zum gleichen Zeitpunkt. Das bedeutet: Der Zyklus kann durch diese Riechstoffe gewaltig beeinflusst werden, weil die Pheromone der einen Gruppe die Hormone der anderen entweder so anfeuern, dass es schneller zu einem Eisprung kommt und die Zyklusdauer damit verkürzt wird, oder genau umgekehrt, dass die Riechstoffe bei den Hormonen eine Verzögerung bewirken.
Diese Ergebnisse konnte ein Team von Männerforschern an der Universität von New Mexico nicht reaktionslos hinnehmen. Sie organisierten den »T-Shirt-Test« mit 40 Unterhemden (zwei Nächte hindurch getragen) von Männern, die vorher nach körperlicher Symmetrie (siehe auch Seite 33) eingeteilt worden waren. Frauen schnüffelten an den T-Shirts, rümpften danach die Nasen oder zeigten Begeisterung. Am meisten behagten Gerüche, die zu Männern mit dem »gleichmäßigsten« Aussehen gehörten.
Allerdings mit einer Einschränkung: Das empfanden wieder nur Frauen während ihrer höchsten Fruchtbarkeit. Während der übrigen Zeit ihres Zyklus konnten sie diesen Düften nichts abgewinnen. Körperliche Symmetrie und Geruch scheinen also miteinander in Verbindung zu stehen. Grund dafür ist ein männliches Sexualhormon mit dem absolut ernüchternden Namen Dehydroepiandrosteron (DHEA). Es regt die Duftdrüsen unter den Achseln und im Schambereich an. Also sind männliche Hormone sehr wohl daran beteiligt, wenn die Frau den Mann »nicht riechen kann«. Nimmt sein Pegel an Sexualhormonen ab, ist die Kommunikation über den Duft eher

spärlich, sein Stern sofort im Sinken. Da müssen dann Frauen her, um den vertrockneten Hormonstand wieder aufzufüllen.

Wenn die Hormone tanzen ...

Genau dafür wollten Endokrinologen der kanadischen Memorial Universität in St. Johns den Beweis erbringen, dass nämlich allein Duftstoffe von Frauen ausreichen, um die Produktion männlicher Hormone wieder in Fahrt zu bringen. Sie begannen mit ihrer Versuchsreihe bei unseren unmittelbarsten Verwandten, den Primaten. Man konnte an ihnen nachweisen, dass trächtige Weibchen ihre Männchen unbewusst auch hormonell auf eine bevorstehende Geburt vorbereiten.
Bei 34 menschlichen Paaren konnte man das Gleiche beobachten. Und spätestens seit die Blutproben vor und nach den Schwangerschaften ausgewertet waren, wusste man: Spezielle Hormonschwankungen der werdenden Mutter spielen sich auch im Körper des künftigen Vaters ab – vorausgesetzt, das Paar lebt zusammen.
Das Verhalten und die chemischen Botenstoffe seiner schwangeren Partnerin lassen auch beim Mann die Hormone tanzen. Und umgekehrt. Wir beeinflussen also gegenseitig unsere Hormonproduktion, ohne diese Vorgänge wirklich wahrzunehmen. Das dient der Fortpflanzung und der Erhaltung der Art. Will auch der angegraute Mann beim Spiel der Hormone noch mithalten, muss er sich verstärkt um seinen Organismus kümmern.
Wer in unserem Kulturkreis lebt, hat sich längst damit abgefunden, dass der Jahrmarkt der Eitelkeiten immer vielfältiger wird. Das kann zweierlei zur Folge haben: Entweder man klinkt sich in das Geschehen ein und macht mit oder man wird zum belustigten Zuschauer, denn nirgends auf der Welt wird dem jeweils herrschenden Körperideal ein so zentraler

Stellenwert eingeräumt wie in der euro-amerikanischen Kultur. Und in einer visuell orientierten Welt, in der die Kluft zwischen schlanken, jungen Idealen und übergewichtigen realen Menschen immer größer wird, ist guter Rat manchmal teurer, als man glaubt. Vor allem, wenn man an die demographische Zukunft denkt: In Deutschland wird die Hälfte der Bevölkerung bald über 40 Jahre alt sein.

Dominanz der Symmetrie

Am besten geht es einem Mann, wenn er eine Kreuzung aus Leonardo Di Caprio, Graziano Roccigiano, Stephen Hawkins und einem Wolf ist. Von Di Caprio hat er den stromlinienförmigen Körper, von Roccigiano die Muskelpakete, von Hawkins die Intelligenz und vom Wolf das Verlangen nach Sex, weil ihn das karrieregeil macht und für Rangkämpfe im Rudel stählt. Was als schönes Gesicht oder schöner Körper gilt, bestimmen Eliten; sie definieren auch Trends und Moden. »Schönheit ist Macht«, erklärte die Feministin Nancy Friday einst, aber Schönheit kann man heutzutage auch machen.
Chirurgen modellieren mittlerweile längst auch Männergesichter, zurren Falten aus Männerbäuchen, unterspritzen Männerfurchen und straffen männliche Denkerstirnen. Millionen hungern sich schlank, immer mehr hungern sich krank. Der Wunsch nach einer schönen äußeren Fassade geht durch alle Generationen und alle Schichten. Wer ebenmäßig gebaut ist, gilt nicht nur als schön, der ist auch sexy. Irgendwie tierisch. Kein Wunder, ist doch dieser Reflex bekannt aus der Verhaltensbiologie: Asymmetrische Tiere haben es schwerer, Partner für die Fortpflanzung zu finden.

Relikte aus der Urzeit

Wahrscheinlich schleppen wir da Relikte aus der Zeit des Urknalls mit uns herum. Denn die ersten Lebewesen unseres Planeten hatten zwar etwas, das unserem Auge ähnlich war, ein so genanntes Lichtepithel,aber sie waren ohne Körperachse. Vor über einer Milliarde Jahren gab es für diese Lebewesen plötzlich eine Verdoppelung der Steuerungsgene. Die machte sie stark und fit und sorgte für eine rechte und eine linke Körperhälfte: Die Symmetrie war geboren. Symmetrische Tiere

Frisuren sind nie symmetrisch, die Glatze schon. Zwei Erklärungen sind zulässig: zum einen, dass Frauen Glatzköpfe sexy finden, zum anderen, dass Männer mit Glatzen viele männliche Sexualhormone (zu viel Testosteron hemmt den Haarwuchs) haben – oder beides.

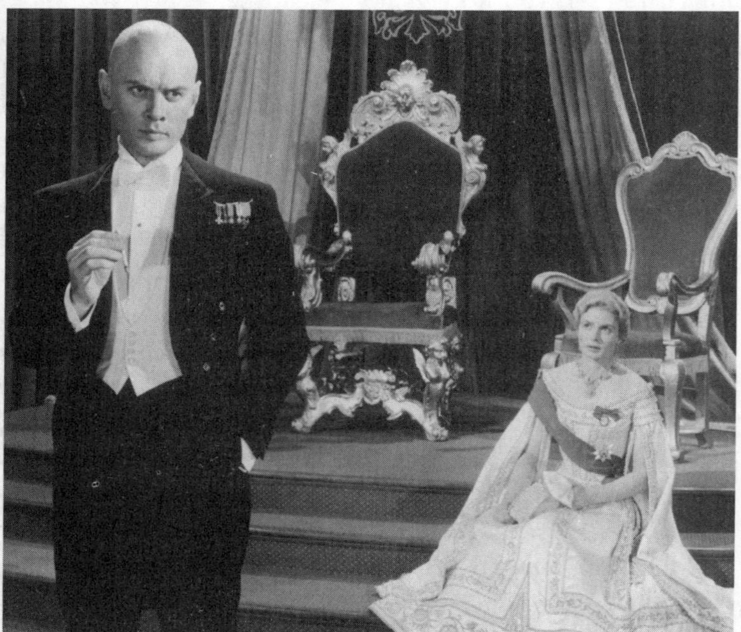

haben Vorteile. Sie haben zwei Augen, können also räumlich sehen, sie riechen und hören räumlich und können sich besser fortbewegen.
Vor allem aber ist auch im Inneren vieles doppelt angelegt, wie Lunge, Niere und Gehirn. Sobald eine Hälfte ausfällt, kann die andere Hälfte die Funktion übernehmen. Die Naturgesetze sind unbarmherzig: Während die Spiegelgleichen überlebten, landeten die Unsymmetrischen im paarungsmäßigen Out. In der Evolution war die Überlebensfähigkeit das Einzige, was zählte. Und daran hat sich bis heute wenig geändert.

Erotik Marke Kontostand

Auf Schritt und Tritt werden uns Abziehbilder präsentiert, die unerreichbar sind. Die Reaktion der Gesellschaft ist beeindruckend banal. Die Zahl der Menschen, die sich in ihrer Haut nicht wohl fühlen, steigt ständig. Vor 25 Jahren waren lediglich 25 Prozent mit der eigenen Erscheinung nicht zufrieden, 1998 zeigten bereits 56 Prozent der Frauen und 43 Prozent der Männer ein gestörtes Verhältnis zu ihrem Körper. Der Homo sapiens spaziert zwar aufrecht, aber verunsichert durch die Welt. Was einen Mann tatsächlich für das andere Geschlecht anziehend macht, bleibt erklärungsbedürftig. Hochglanzmagazine verkünden, ein pralles Bankkonto wirke erotisch; Soziologen versuchen es mit der Begründung, nichts mache einen Mann so attraktiv wie Macht; Intellektuelle meinen, unwiderstehlich sei seine Klugheit. Und schließlich gibt es diejenigen, die an das Gute im Menschen glauben. Also, gesucht wird der Mann mit Herz. Oder, um es mit den Worten des Dichters Christian Morgenstern auszudrücken: »Schön ist eigentlich alles, was man mit Liebe betrachtet.«

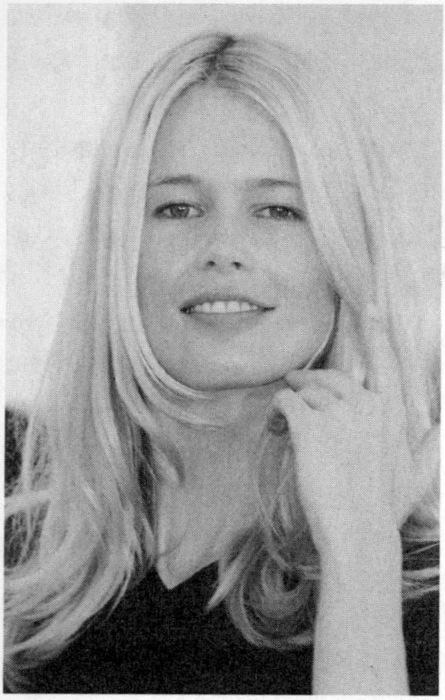

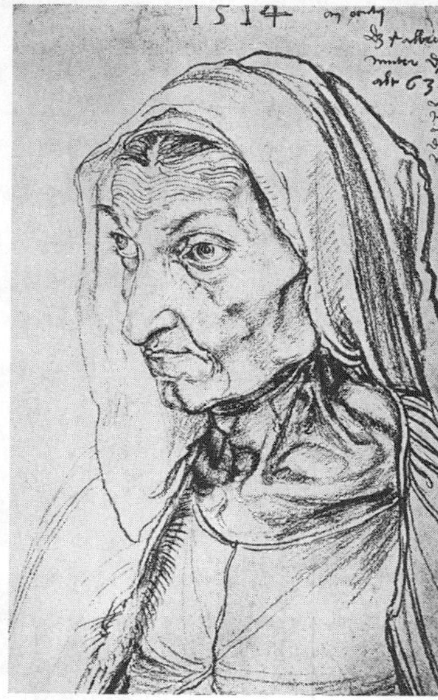

Schönheit ohne Menschlichkeit – Menschlichkeit ohne Schönheit?

Im Unterrichtsmaterial zum Thema »Schönheit«, das die Deutsche Angestellten-Krankenkasse entwickelt hat, finden sich einige kluge Tipps, entworfen für die von einer künstlichen Makellosigkeit verwirrten Kids beiderlei Geschlechts, um sie an den Badezimmerspiegel zu kleben.

»Sei gelassen«, ist da zu lesen, »und finde dich schön. Nichts macht so hässlich wie die Jagd nach der Schönheit.«

Wie wird man(n) attraktiv?

Körper und Seele, wir wissen es, stehen in ständiger Verbindung. Sie sind ein perfekt eingespieltes Team, verkehren über ein feines Netzwerk miteinander und spielen sich wechselseitig ununterbrochen Nachrichten zu. Wissenschaftlich gesehen laufen da unwahrscheinliche Dinge ab. Jede noch so kleine seelische Veränderung wird von winzig kleinen Molekülen – so genannten Neurotransmittern – sofort an die Organe gemeldet. Diese beantworten die eingegangene Meldung mit einer Gegenmeldung. Ebenso rühren sich die Gewebshormone, und auch die Muskeln benachrichtigen den »Teamchef« Gehirn. Dieser Informationsaustausch läuft permanent ab.

Umgekehrt produziert natürlich auch unser Gehirn selbst eine Fülle von Signalen. Diese chemischen Botschaften landen nicht nur in benachbarten Gehirnregionen, sondern auch im Körper, wo sie wieder Einfluss auf zahlreiche Organe haben. Wie das genau vor sich geht, weiß man derzeit nicht.

In einer Gesellschaft, die oftmals geprägt ist von Verdrängung und Täuschung, Wettkampf und Maßlosigkeit, sind viele auf der Suche nach einer Hängematte für die Seele. Auch immer mehr Vertreter des »starken Geschlechts« erkennen ihre Schwächen, führen einen inneren Dialog, horchen in sich hinein.

Wenn man seine Ruhe nicht in sich findet, ist es zwecklos, sie andernorts zu suchen, lautet eine Erkenntnis des französischen Schriftstellers François de La Rochefoucauld.

Es mag ein wenig nach Rosamunde Pilcher und ihren kitschigen Romanvorlagen klingen, aber es ist der Stoff, aus dem erfolgreiche Lebensrezepte geformt und mit den Zutaten statistischer Erfahrungswerte gewürzt werden. Innere Ausgeglichenheit, Müßiggang und Frieden mit sich selbst sowie eine glückliche Partnerschaft gelten als die wichtigsten Kriterien für ein langes und glückliches Leben in Gesundheit und Attraktivität. Man kann sein Leben – zumindest statistisch gesehen – um 35 Jahre verlängern, wenn man sieben kleine Regeln befolgt, zeigen Studien der amerikanischen Real-Age-Bewegung:

- Ein ehrenamtliches Engagement verlängert das Leben angeblich um 3,5 Jahre
- Einmal pro Woche Fisch: zusätzlich 2,7 Jahre
- Selten erkältet: 4 Jahre
- Ballaststoffreiche Kost: 3,5 Jahre
- Jahrelang mehr als drei Tassen Kaffee täglich: minus 12 Jahre
- Entspannende Musik beim Autofahren: 3,5 Jahre
- Freundschaften: 6,5 Jahre auf der Lebensskala

Doch welchen Weg muss der Mann nun einschlagen, um wirklich und wahrhaftig attraktiv für das weibliche Geschlecht zu werden? Er sollte es mit den folgenden fünf Punkten versuchen:

- Meditation
- Autosuggestion
- Gesunder Alltag
- Dinner-Cancelling
- Hormonbehandlung

Meditation – damit der Geist frei wird

Immer mehr Menschen sind auf der Suche nach einem ausgeglichenen Gemütszustand. Der folgende Meditationstext ist ein Beispiel für eine Art Entspannungstechnik. Sie verlangt von Ihnen, sich in eine meditative Stimmung zu versetzen, in

der Sie von der Außenwelt und ihren Belastungen abgeschottet sind.
Sie müssen nur den Text Ihrer Situation anpassen. Er ist allgemein gehalten, soll Ihnen aber das Prinzip der meditativen Selbstheilung vermitteln. Die konkreten Meditationsinhalte richten sich nach den einzelnen Organen, die sie beeinflussen wollen.
Wir beginnen zunächst mit einer Reise in das Innere unseres Körpers; es ist eine allgemein gehaltene Reise, die Sie nach Ihren individuellen Bedürfnissen gestalten können.
Am besten, Sie beginnen die Wanderung durch Ihren Körper, während Sie den Text langsam auf ein Tonband sprechen. Anschließend legen Sie sich mit geschlossenen Augen hin und lassen das Aufgenommene auf sich wirken. Wer mag, kann sich dazu – im Hintergrund – seine Lieblingsmusik auflegen.
Und während Sie die Reise erleben, überlegen Sie, welche Organe in besonderer Weise besucht und auch beeinflusst werden sollen. Das können Ihre Augen sein, die Haut, das Herz oder auch die Prostata – genau dort, wo Sie Probleme haben, dort bleiben Sie geistig stehen und versuchen, die meditative Kraft Ihres Geistes auf das betreffende Organ einwirken zu lassen.
Spielen Sie das Tonband, das Sie besprechen, immer wieder ab und wiederholen Sie so stets aufs Neue Ihre Reise. Sie werden jedes Mal Frisches entdecken und immer tiefer in die Geheimnisse des eigenen Ichs und der eigenen Attraktivität eindringen. Um den Entspannungseffekt genießen zu können, sollten Sie sich auf einen einzelnen Gedanken oder ein Wort konzentrieren.
Ziel der Meditation ist es, den Geist frei zu machen. Sie werden glücklicher, stärker und attraktiver von diesen Reisen zurückkommen.

Übung: Die Reise durch den eigenen Körper

- ✔ *Ich bin ganz entspannt und locker.*
- ✔ *Mein ganzer Körper ist ruhig. Er ist vollkommen ruhig und entspannt. Ich versenke alle meine negativen Gedanken, alle Sorgen und alle Ängste in die Erde. Alles, was mich belastet, verschwindet in der Erde.*
- ✔ *Die Erde reinigt mein Bewusstsein, wie sie das Wasser klärt. Die Erde reinigt meine Seele. Sie macht mich frei. Ich habe keine Angst mehr.*
- ✔ *Ich weiß, dass alle meine trüben Gedanken, alle meine Ängste und Schmerzen in die Erde abtropfen.*
- ✔ *Und jetzt spüre ich, wie ich vollkommen frei werde. Ich löse mich von meinen Sorgen. Ich mache mich frei.*
- ✔ *Ich schließe meine Augen. Ich habe die Augen geschlossen und konzentriere mich ganz auf mein Inneres.*
- ✔ *Ich möchte die Brücke zwischen meinem Bewusstsein und meinem Körper bauen. Ich spreche mit dem Geist, meiner Seele und dem Körper. Bewusstsein und Körper sprechen miteinander.*
- ✔ *Seele und Körper sind eins. Seele und Körper sind vollkommen eins. Sie reden in völliger Harmonie miteinander.*
- ✔ *Ich wandere jetzt in meinen Körper hinein. Ich beginne ganz unten im rechten Bein. Ich bin jetzt mittendrin in der großen Zehe. Ich bleibe ganz lange in der Zehe.*
- ✔ *Und jetzt wandere ich weiter. Ganz langsam von einer Zehe des rechten Beines zur nächsten.*
- ✔ *Ich bin nun im Inneren der kleinen Zehe. Ich betrachte ganz lange die kleine Zehe des rechten Beines von innen.*
- ✔ *Ich wandere weiter, von der kleinen Zehe des rechten Beines hinunter in die Ferse des rechten Beines.*
- ✔ *Ich bin im Inneren der Ferse des rechten Beines.*
- ✔ *Noch immer habe ich die Augen fest geschlossen und betrachte das Innere der Ferse des rechten Beines.*
- ✔ *Ich spüre, wie die Ferse des rechten Beines ganz ruhig und schwer*

daliegt. Die Ferse ist ganz ruhig. Schwer und zufrieden. Ich fühle mich ruhig und glücklich.

- ✔ *Ganz langsam wandere ich zur großen Zehe des linken Beines. Ganz langsam schaue ich ins Innere der großen Zehe des linken Beines.*
- ✔ *Ich habe noch immer die Augen fest geschlossen. Jetzt bin ich in der kleinen Zehe des linken Beines. Ich betrachte die kleine Zehe, ich bin dabei sehr glücklich.*
- ✔ *Alles ist ganz leicht. Ich bin in der kleinen Zehe des linken Beines.*
- ✔ *Ich wandere jetzt weiter hinunter in die Ferse des linken Beines. Ich verweile lange in der Ferse des linken Beines. Ich bin dabei unendlich ruhig. Ich habe keine Sorgen. Ich bin sehr glücklich.*
- ✔ *Ganz langsam steige ich jetzt nach oben. Ich bin jetzt im Knöchel des linken Beines.*
- ✔ *Ich sehe im Knöchel des linken Beines einen wunderschönen strahlenden Kristall.*
- ✔ *Ich betrachte diesen wunderschönen Kristall. Ich habe längst alle Sorgen abgestreift und betrachte den traumhaft schönen Kristall im Innern der Ferse des linken Beins.*
- ✔ *Ich begebe mich nun zum Knie des linken Beines. Ich betrachte aus dem Inneren die Kniescheibe.*
- ✔ *Ich bin ganz ruhig. Und glücklich.*
- ✔ *Dieses linke Bein ist mein Bein. Es gehört mir. Ich bin glücklich, dass dieses Bein mir gehört. Ich freue mich über das Bein. Ich habe keine Sorgen. Ich bin glücklich.*
- ✔ *Ich wandere jetzt das Bein ganz hinauf und bin glücklich. Das ist mein Bein. Und jetzt wandere ich ganz, ganz langsam von oben das rechte Bein hinunter.*
- ✔ *Ich bin sehr glücklich, denn auch das rechte Bein gehört mir. Ich bin sehr glücklich, dass auch das rechte Bein nur mir gehört.*
- ✔ *Ich befinde mich in der Kniescheibe des rechten Beines. Ich bin ruhig und habe die Augen ganz fest geschlossen. Ich betrachte das Knie meines rechten Beines von innen. Ich bin ruhig.*
- ✔ *Ganz langsam wandere ich hinunter in den Knöchel des rechten*

Beines. Wieder sehe ich den wunderschönen Kristall, dessen Ruhe ich spüre, der mich glücklich macht.
- ✔ *Die Freude ist groß, denn auch das rechte Bein gehört nur mir.*
- ✔ *Ich gleite hinunter und komme wieder in die große Zehe.*

- ✔ *Ganz ohne Hast und ganz ruhig wandere ich weiter in die kleine Zehe des rechten Beines. Noch einmal blicke ich mich um und sehe die kleine Zehe des rechten Beines von unten.*
- ✔ *Ohne Hast gleite ich noch einmal hinauf und freue mich über das rechte Bein.*
- ✔ *Noch einmal sehe ich den leuchtenden Kristall, die Kniescheibe und meine Knie von innen.*
- ✔ *Ich spüre, wie glücklich ich bin.*
- ✔ *Ich komme nun in den Bauchraum. Noch nie zuvor war ich im Inneren des Bauches. Ich spüre ganz deutlich die Auskleidung des inneren Raumes.*
- ✔ *Ich betrete erstmals den Bauchraum – den zentralen Raum meines Körpers. Ich bin glücklich, denn ich bin jetzt ganz im Inneren meines Körpers.*
- ✔ *Ich lasse mich tief hinabsinken in diesen Raum.*
- ✔ *Ich sinke hinein in den Bauchraum. Ich sehe mich um und betrachte erstmals das Innere des zentralen Raumes.*
- ✔ *Ich habe die Augen ganz fest geschlossen und dennoch sehe ich alles.*
- ✔ *Ich taste den Bauch von innen ab. Ganz vorsichtig taste ich die Wände des Bauches ab.*
- ✔ *Ja – hier spüre ich deutlich eine Verspannung. An dieser Stelle ist die Wand dieses Raumes hart. Ich spüre den harten Bauch an dieser Stelle, aber ich weiß, dass ich die Kraft habe, diese Verspannung zu lösen.*
- ✔ *Mit der Kraft meiner Gedanken löse ich jetzt die harte Stelle im Bauchraum auf.*
- ✔ *Ich bin glücklich über die Kraft meiner Gedanken – ich habe die harte Stelle mit der Kraft meiner Gedanken gelöst.*

- ✔ *Ich taste jetzt alle Seiten des wunderbar zentralen Raumes ab und löse alle Verspannungen mit der Kraft meiner Gedanken.*
- ✔ *Ich bin glücklich über diese schönen Kräfte.*
- ✔ *Ich wandere weiter – tiefer hinein. Ganz tief hinein. Ich wandere den Darm entlang.*
- ✔ *Ich spüre die verspannten Teile des Darmes, aber ich löse sie mit der Kraft meiner Gedanken.*

- ✔ *Ich sehe rote Entzündungen. Ich bleibe ganz ruhig. Ich habe keine Angst vor diesen Entzündungen, denn ich habe ganz wunderbare Kräfte.*
- ✔ *Die roten Entzündungsherde verschwinden jetzt.*
- ✔ *Ich denke an sie und sie verschwinden. Das macht mich glücklich.*
- ✔ *Ich bin ganz tief im Inneren des Körpers. Der gesamte Bauchraum ist ganz locker und entspannt. Er wird angenehm durchströmt und fühlt sich ganz wunderbar positiv an.*
- ✔ *Alles ist wunderschön und positiv. Alles im Inneren des Körpers wird jetzt wunderbar geordnet. Der gesamte Bauchbereich, in dessen Innerem ich bin, wird von positiven schönen Kräften durchströmt.*
- ✔ *Ich nütze diesen kraftvollen Strom der Ruhe und lasse mich bis in den Magen treiben.*
- ✔ *Im Magen, in dessen Zentrum ich jetzt bin, lasse ich die Kraft der Gedanken wirken. Ich werde positiv durchströmt. Die Kraft beseitigt alle Unordnung in mir. Ich habe die Augen noch immer fest geschlossen und ordne nun mit der Kraft meiner Gedanken mein Inneres.*
- ✔ *Ich habe die Kraft, mein Inneres zu ordnen. Ich besitze diese wunderschönen Kräfte. Die Gedanken meines Geistes haben unendliche Kraft. Sie haben unendliche Kraft. Meine Gedanken sind sehr stark und sie haben sehr viel Kraft. Ich bin sehr glücklich über die Kraft meiner Gedanken und die Kräfte, die diese Gedanken positiv steuern.*
- ✔ *Ich sinke jetzt ganz tief hinein ins Becken. Ich sinke schwer und tief hinein ins Becken und fühle mich sehr wohl dabei.*

- ✔ *Ich spüre, wie die inneren Organe meines Beckens ganz ruhig, ganz locker und entspannt sind. Sie sind vollkommen entspannt.*
- ✔ *Diese Organe werden eins mit mir und meinen Gedanken. Sie spüren Glück bringende Zufriedenheit. Die Organe sind wunderbar zufrieden. Sie sind wie meine Gedanken – glücklich. Eine glückliche Einheit.*
- ✔ *Ich bin als Ganzes glücklich und zufrieden. Sehr glücklich und sehr zufrieden.*
- ✔ *Ich habe noch immer die Augen fest geschlossen und bin noch immer im Zentrum meines Beckens.*
- ✔ *Irgendwo da drinnen hatte ich doch kürzlich Schmerzen. Da spüre ich noch einen Druck und ein merkwürdiges Ziehen.*
- ✔ *Ich suche in Gedanken die Stelle, die mir erst jüngst noch Sorgen machte, ich finde sie – da, genau da ist die Stelle. Und ich sehe vor mir diese Stelle, die mir damals Schmerzen zufügte. Da ist die Stelle. Da ist sie.*
- ✔ *Ich habe meine Augen geschlossen und lasse meine positiven Gedanken über die Stelle streichen, die mir Schmerzen bereitete. Mit der positiven Kraft meiner Gedanken entferne ich jetzt die Schmerzen.*
- ✔ *Ich habe unendliche Kräfte, unendlich positive Kräfte. Ich konzentriere meine starken Kräfte auf den Bauchraum und wische mit festem Willen alle Schmerzen hinweg.*
- ✔ *Alle roten Flecken sind verschwunden. Jetzt gibt es im Becken keine Unordnung mehr. Der gesamte Beckenraum ist wunderbar geordnet.*
- ✔ *Ich bin sehr stark und ich bin glücklich, so unendlich stark zu sein. Ich habe die positive Kraft, stark zu sein.*
- ✔ *Ich will diese Stärke noch einmal einsetzen. Ich wandere in meinem Körper weiter entlang. Ich bin im Rücken. Ich bin im Inneren des Rückens. Ich bin glücklich, im Inneren des Rückens zu sein. Ich wandere die Wirbelsäule von unten nach oben hinauf.*
- ✔ *Endlich bin ich in dieser Wirbelsäule drinnen, die mir in letzter Zeit so viel Ärger bereitet hat. Da gab es doch diese schrecklichen*

Verspannungen. Und erst recht diese Schmerzen an den Bandscheiben. Stöhnte da nicht kürzlich die gesamte Wirbelsäule, als ich mich zu den Schuhbändern bückte?

- ✔ *Jetzt sehe ich sie, diese bösen Stellen entlang der Wirbelsäule. Alle diese negativen Punkte. Ich sehe die Unordnung, die so dringend nach Ordnung verlangt.*
- ✔ *Ich habe die Augen geschlossen und konzentriere mich ganz fest auf die Wirbelsäule. Ich spüre mein positives Ich und nütze diese unendlich schönen Kräfte. Ich lenke diese Kräfte überall dorthin, wo positive Stärke benötigt wird.*
- ✔ *Ich lenke die Kräfte den ganzen Rücken entlang, in die Schulterblätter hinein, in alle Muskeln, an alle Stellen, die Schmerzen verursachen.*
- ✔ *Ich habe die Kraft, jeden Schmerz zu vertreiben.*
- ✔ *Ich habe unendlich viel positive Kraft.*
- ✔ *Meine Schulterblätter werden ganz locker. Sie entkrampfen sich und sinken entspannt hinunter. Der Oberkörper ist völlig frei. Der Geist ist frei. Meine Seele ist frei. Ich bin glücklich. Unbeschwert glücklich.*
- ✔ *Meine Gedanken wandern hinein in den Brustkorb. Ich bin mittendrin in der Brust. Ein Gefühl der positiven Unendlichkeit überkommt mich.*
- ✔ *Ich spüre die Atmung. Ich bin mittendrin in ihr.*
- ✔ *Ein gewaltiges Naturereignis, dessen Teil auch ich bin. Ich spüre, wie der Atem in den Brustkorb dringt und aus diesem wieder herausströmt.*
- ✔ *Ich bin jetzt im Zentrum dieser Ströme. Ich habe die Augen geschlossen, aber ich sehe, wie die Luft an mir vorbeifließt, mich umspült und gleich danach wieder zurückströmt.*
- ✔ *Mit jedem Atemzug fließt Energie. Gewaltige Energie. Sie stößt vor bis in den Bauchraum, den ich ja schon kenne. Die Energie strahlt, und auch der zentrale Raum strahlt.*
- ✔ *Zurückgespült reißt der Luftstrom alles Verbrauchte und Überflüssige mit. Das Schadhafte und Schlechte wird nach außen ge-*

spült. Im Körperinneren sehe ich Freude und Kraft. Ich sehe diese Freude und diese Kraft, denn ich bin ja mittendrin.

- ✔ *Bis in den Bauchraum wird diese positive Energie getragen.*
- ✔ *Ich liege mit geschlossenen Augen am Rücken und verfolge diesen wunderbaren Atemfluss. Das Schöne fließt zu, das Schlechte fließt ab.*
- ✔ *Ich berausche mich an der Rhythmik dieser Ströme. An der Gleichmäßigkeit. An der Ordnung, die dieser Energie innewohnt.*
- ✔ *Ich bewundere diese Schöpfung und ich denke an nichts anderes.*
- ✔ *Ruhe. Ich möchte jetzt eine Zeit lang ausruhen. Nur so daliegen. Die Energie, die Schönheit und die Kraft in mir genießen.*
- ✔ *Ruhe.*
- ✔ *Ruhe.*
- ✔ *Ich verlasse jetzt den Körper. Ich habe im Innern viel Schönheit gesehen, aber jetzt konzentriere ich mich auf das Außen.*
- ✔ *Ich halte die Augen weiterhin geschlossen. Ich konzentriere mich jetzt auf die rechte Schulter. Ich konzentriere meine Gedanken darauf, an der Schulter vorbeizugleiten, die Ellenbogen hinunter bis in meine Finger.*
- ✔ *Dabei bin ich glücklich.*

- ✔ *Ringfinger, Mittelfinger, Zeigefinger und Daumen: Ich durchwandere sie alle von innen.*
- ✔ *Ich spüre, wie meine Hand locker und schlaff wird. Die Haut ist so zart, aber die Unterlage, auf der sie liegt, ist rau.*
- ✔ *Meine Hand liegt mit ihrer glatten Haut auf einem rauen Bett. Die zweite Hand liegt auch am rauen Bett.*
- ✔ *Ich gleite mit meinen Gedanken zurück hinauf zur Schulter. Hinüber zur anderen Schulter. Den Arm hinunter, zur Hand. Spüre das raue Bett und schaue mir alle meine Finger von innen an.*
- ✔ *Ich gleite wieder hinauf. Bis zum Hals.*
- ✔ *Ich betrete den Kopf. Ein wunderbares, ein glückliches Ereignis.*
- ✔ *Ich betrete den Kopf.*
- ✔ *Ich bin in der Mundhöhle. Es ist feucht und warm hier. Der*

Strom des Atems umspült mich – vor und zurück. Regelmäßig: Ich lasse atmen. Ich lasse ein- und ausatmen.

- ✔ *Ich spüre die Zähne.*
- ✔ *Die raue Zunge.*
- ✔ *Die raue Zunge auf den glatten Zähnen.*
- ✔ *Ich spüre die Lippen. Die Lippen – umkost vom Atemstrom – spüren die Temperatur. Es ist warm. Warm und kalt. Der Atem macht die Lippen warm und kalt.*
- ✔ *Wieder eine Höhle. Wangen von außen, ein glattes Gehäuse innen. Ich spüre die Glätte der Wangen.*
- ✔ *Ich spüre meine Schläfen. Fühle deutlich das Pochen des Blutes in den Schläfen.*
- ✔ *Ich fühle die Stirn.*
- ✔ *Und die Augen. Diese wunderbar und ruhig gebetteten Augen.*
- ✔ *Ich bemerke es erst jetzt: Ich habe meine Augen geschlossen und dennoch sehe ich meinen ganzen Körper von innen.*
- ✔ *Jetzt bin ich im Hinterkopf. Er ist prall gefüllt mit Freude, Ruhe und Zufriedenheit.*
- ✔ *Ein großes Gefühl breitet sich vom Kopf aus durch den ganzen Körper bis zu den Zehenspitzen. Ich spüre ein unendliches Glücksgefühl.*
- ✔ *Ja – ich bin glücklich. Ich habe Ruhe und Kraft und Zufriedenheit. Es ist schön, diesen Körper zu besitzen.*
- ✔ *Das ganze Glücksgefühl dringt jetzt ganz tief in mich hinein. Es ist schön zu leben und glücklich zu sein.*
- ✔ *Ich lasse mich noch einmal ganz tief hineinfallen und spüre rundum und in mir das All, die Schöpfung und die Schönheit.*
- ✔ *Noch gebe ich mich diesem Gefühl hin.*
- ✔ *Noch.*
- ✔ *Noch.*
- ✔ *Und noch.*
- ✔ *Langsam kehre ich jetzt aber wieder zurück. Ich spüre Arme und Beine von außen. Ich strecke und dehne sie. Ich strecke die Arme und Beine ganz lang und höchst konzentriert.*

- *Und jetzt löse ich die Kraft in Armen und Beinen.*
- *Jetzt sind Arme und Beine, Hände und Füße wieder ganz entspannt.*
- *Jetzt öffne ich die Augen wieder.*
- *Ganz langsam kehre ich zurück in die Welt, die mir so viel Schönes zu bieten hat.*
- *Diese schöne, diese wunderbar schöne Musik.*

Die heilenden Wirkungen auf den Körper

Die heilende Wirkung der Meditation ist schwer zu beweisen, und bekanntlich findet alles, was schwer zu beweisen ist, nicht wirklich Platz in den Anwendungen der Schulmedizin. Das sollte Sie allerdings nicht davon abhalten, auf die Meditation zurückzugreifen, wenn Sie den Eindruck haben, dass es Ihnen gut tut. Dieses System hat aber auch umgekehrt Gültigkeit. Die Meditation darf Sie nicht daran hindern, einen Arzt aufzusuchen, sobald Sie das Gefühl haben, von Ihren Problemen erdrückt zu werden.

Die Meditation ergänzt die Methoden der Schulmedizin. Wahrscheinlich nimmt sie in der Verhütung und in der Abwehr von Krankheiten einen hohen Stellenwert ein. Erst kürzlich konnte durch wissenschaftliche Untersuchungen nachgewiesen werden, dass man mit Meditation sogar arteriosklerotische Veränderungen am Herzen wieder rückgängig machen kann.

Ein Wunder? Oder ein so genanntes Phänomen der Rückbildung, das in seltenen Fällen in der Schulmedizin vorkommt? Um Missverständnissen vorzubeugen: Zahlreiche Beispiele aus der Menschheitsgeschichte zeigen, dass Meditation ein wertvolles Instrument in der Beeinflussung des Körpers sein kann, und das auch, wenn es um sein äußerliches Bild geht. Im Tierreich sind die Männchen schöner als die Weibchen. Die

Schöpfung, hat jemand einmal im Scherz gesagt, hat diesen Irrtum bei den Menschen wieder gut gemacht. Deshalb, so dürfen wir frei daraus ableiten, müssen sich die Menschenmännchen auch besonders ins Zeug legen.
Aber wer ist attraktiv? Wer wirkt sexy? Eine heitere Internet-Gemeinschaft hat die Lösung für eitle Pfaue gefunden und ein Attraktivitäts-Barometer mit einer mehrteiligen Beurteilungsskala (www.binichsexy.de) ins Netz gestellt. Jeder, der wissen will, was andere von seinem Aussehen halten, kann dort ein Foto einreichen und sich benoten lassen. Die anonyme Internetgemeinde schätzt das Alter und vergibt gnadenlos ehrliche Punkte. Ein amüsanter Zeitvertreib für eine unsichtbare Jury, die selbstgefällige Zeitgenossen virtuell bewertet.

Auf Spurensuche gehen

In der realen Welt gibt es Menschen mit dem gewissen Etwas. Sie wirken faszinierend und sind im Stande, andere zu elektrisieren. Sie verfügen über eine besondere Ausstrahlung – manche nennen es Charisma, abgeleitet von der griechischen Göttin der Anmut, Charis. Charisma hat allerdings wenig mit der durch geschicktes Marketing aufgebauten Popularität oder der Bekanntheit eines Menschen zu tun.
Das Streben nach Ruhm ist in dieser nimmermüden Gesellschaft eine angesagte Disziplin. Talenten wird kaum Zeit gelassen, sich selbst zu entfalten, der Zufall führt nicht mehr Regie, und die Stars werden von perfekten Marketing-Managern auf dem Reißbrett entworfen. Das bedeutet, die eigene Lebensgestaltung anderen zu überlassen.
Die meisten glauben, sie hätten ihr Leben selbst im Griff, doch die wenigsten ahnen, was sie im Leben eigentlich erreichen wollen. Es mag vielleicht strapaziös sein, seine Lebensproblematik zu analysieren, um zu erkennen, was man im Leben

will. Aber es ist ein notwendiger Schritt, der in jedem Alter Sinn macht.
Schließlich war Livius 75, als er die Geschichte Roms niederschrieb, Tiberius 80, als er zu regieren aufhörte, und Bertrand Russel 95, als er seine dreibändige Autobiografie begann.
Meist handelt man in dem guten Glauben, seine Lebensplanung selbst zu entwerfen, und ist dabei doch nur ahnungsloser Erfüllungsgehilfe der Vorstellung anderer Menschen. Man muss also wie ein Archäologe auf Spurensuche gehen, um seine inneren Wesenszüge freizulegen.
Nicht jeder wird auf Anhieb fündig. Manch einer kann seine Quellen erst orten, wenn er gelernt hat, in sich hineinzuhorchen, innerlich auf Reisen zu gehen und seine Kräfte zu mobilisieren. Wer das geschafft hat, kann sich von unangenehmen Gefühlen frei machen und mit einem beruhigenden Polster an Selbstbewusstsein nach außen strahlen.
Damit können dann Gefühle wie Liebe, Mitgefühl, Ruhe und Gelassenheit mühelos ins Alltagsleben übertragen werden. Und mit der neu entflammten Lust auf das Leben kann die Verwandlung vom unscheinbaren Männchen zum unwiderstehlichen Romeo durchaus gelingen. Damit wäre das innere Schloss zur äußeren Attraktivität geknackt.

Autosuggestion: Aufbautraining fürs Gemüt

Als Bernd Kuchler, der durchschnittlich begabte Chirurg eines kleinen Provinzkrankenhauses, eines Tages beschließt, in seinem Leben eine Kleinigkeit zu ändern, kann er die Tragweite seiner Entscheidung noch nicht abschätzen. Er pflegt auf den langen Klinikgängen auf dem täglichen Weg in den Operationssaal halblaut mit sich zu reden. »Ich bin der beste, ich bin der größte Chirurg.« Das war vor knapp 30 Jahren.

Heute ist Kuchler Leiter einer großen chirurgischen Abteilung, gefragter Operateur und unterhaltsamer Redner. Freimütig erzählt er, wie sehr ihm seine Selbstaufmunterung geholfen und er sich damit in Richtung Erfolg aufgebaut habe.
Tatsächlich nimmt die Autosuggestion, die Selbsteingebung, in der Entwicklung der Persönlichkeit und der damit oft verbundenen Anziehungskraft auf das andere Geschlecht einen nicht zu unterschätzenden Stellenwert ein. Dabei muss man sich gar nicht hörbar auf die Schulter klopfen. Es reichen auch motivierende Gedanken.
Ganz egal, wie alt Sie sind, Sie sollten umgehend die wichtige Entscheidung treffen: Was wollen Sie tun, was wollen Sie sein, was wollen Sie besitzen, was erreichen. Fragen, die Sie sich stellen und allein beantworten müssen.

Selbstbewusstsein kann man(n) lernen

Sie müssen lernen, Ihr Leben selbst in die Hand zu nehmen, und dürfen sich nicht von äußeren Einflüssen lenken lassen. Sie gewinnen damit ungemein an Anziehungskraft, denn Sie sollten nicht außer Acht lassen, dass Ihre Attraktivität auch eine Menge damit zu tun hat, wie und ob Sie einen Standpunkt vertreten, eine Position einnehmen oder Haltung bewahren. Selbstbewusste Menschen brauchen keine Autoritäten, die ihnen sagen, was sie zu tun oder zu lassen haben. Sie sind den Herausforderungen des Lebens gewachsen und handeln eigenverantwortlich.
»Von Tag zu Tag geht es mir in jeder Hinsicht besser« – so lautet einer der Kernsätze dieser Form der Selbsthypnose, die die Heilungskräfte des Körpers freisetzen soll. Das Bewusstsein macht bekanntlich nie Pause. Unser Geist ist dauernd aktiv und hat jede Menge damit zu tun, Eindrücke zu verarbeiten, Probleme zu lösen oder Erinnerungen aus der Versenkung zu

holen. Es ist schon lange bekannt, dass sich schlechte Gedanken ungünstig auf Gesundheit und Psyche auswirken. Also sind fröhliche Gedanken Labsal für die Seele. Manche Psychotherapeuten meinen sogar, die Botschaft, die man sich selbst vermitteln will, sollte immer der letzte Gedanke vor dem Einschlafen sein. Für den Optimisten ist das Leben kein Problem, sondern bereits die Lösung – hat der italienische Schriftsteller Giovanni Guareschi (1908–1968) einst formvollendet niedergeschrieben. Wer also selbst für das Aufbau-Training seines Gemüts sorgen will, muss von der Methode der Autosuggestion genauso überzeugt sein wie von den unabänderlichen Formeln der Mathematik: Er muss die Ergebnisse als Wahrheit annehmen, darf sie nicht kritisieren, muss sie akzeptieren.

Oft genügen ein paar gute Gedanken – und aus mutlosen Kleingeistern werden charakterstarke Weltmänner. Es mag seltsam klingen, aber ein so banaler Satz wie: »Meine Person strahlt Güte aus; Güte und Liebe binden die Menschen an mich; ich habe nur gute Wünsche für alle Lebewesen und Dinge« kann bewirken, dass künftig in Ihrem Leben kein Stein auf dem andern bleibt.

Aber auch andere Imaginationen müssen mehrmals am Tage einfließen. »Ich habe meinen eigenen Willen und möchte diesen auch durchsetzen.« Oder: »Für mich ist die Wahrheit das Wichtigste – auch unter Freunden.« Sie werden früher oder später zum fixen Bestandteil unserer physischen Existenz.

Ein Leben ohne Ideale?

In eine erfolgreiche Lebensplanung kann man auch ein Ideal mit einbeziehen, jemanden, den man sich zum Vorbild nimmt, dessen Gedanken man mit vertritt. Allerdings sind derartige Gedanken einer konsumorientierten Gesellschaft fremd. In einem Zeitalter, in dem Selbstverwirklichung zur Verpflichtung wird, eifert man keinem Ideal nach. Lieber opfert man sich für ein Idol auf. Schließlich besteht fast jeder zweite Berufswunsch der mit dem Fernsehen aufgewachsenen Medienkinder darin, ein Star zu werden.

Der spanische Kulturphilosoph José Ortega Y Gasset (1883–1955) wollte sich ein Leben ohne Ideale nicht vorstellen. »Alles Leben«, schrieb er in seinem Werk »Über die Liebe«, »zumindest alles Menschliche, ist unmöglich ohne Ideale, oder, anders gesagt, das Ideal ist ein organischer Bestandteil des Lebens. Die Ideale sind das, was unsere vitalen Geisteskräfte anregt, biologische Sprungfedern, Zündstoff für explosive Energieentladungen.« Besser kann man es eigentlich nicht ausdrücken.

Man muss eine ganz schöne Strecke auf der Zeittafel der Geschichte nach hinten gehen, um in eine Zeit zu gelangen, in der man Idealen nacheiferte. In der klassischen Erziehung des Altertums etwa war der Staatsmann Perikles ein geschätzter Mann und hatte, umgelegt auf die heutige Zeit, jede Menge junger und alter Fans. Genauso der Philosoph Sokrates, der problemlos jede Freiluftbühne gefüllt hätte. Aber auch die großen Religionsstifter wie Jesus oder Mohammed waren Ideale ihrer jeweiligen Zeit.

Manchmal findet sich ein moderner Jünger und ergreift die Chance, die ihm geboten wird. Und der Erfolg gibt ihm Recht. Am Ruhm des mittlerweile einflussreichsten Designers der Welt hat sein Vorbild einen nicht unwesentlichen Anteil.

Der Wiener Helmut Lang schaffte den kometenhaften Aufstieg vom ungeliebten Sohn eines Lastwagenfahrers zum gefeierten Star der Modewelt. Er hatte in jungen Jahren instinktiv erfasst, wie eine Art Lehrmeister seinem Leben den entscheidenden Impuls geben würde.

Lang, damals unbekannt und von Gelegenheitsjobs zehrend, traf eines Tages im Wiener Traditionscafé »Hawelka« einen Mann namens Kurt Kocherscheidt. Ein Maler, der über jene mysteriös-dunkle Ausstrahlung verfügte, die ihn auch dann zum Star gemacht hätte, wenn er nie ein Bild vollendet hätte. Helmut Lang begann Kocherscheidt zu verehren wie einen Paten. Von Kocherscheidt lernte Lang alles, was sein Leben und auch seine Mode später radikal anders machen sollte. Er saugte alles begierig auf, was Kocherscheidt von sich gab. Er eignete sich von ihm an, alles Vordergründige »beschissen« zu finden; er lernte von ihm, alles zu hinterfragen, er erfuhr, wie es ist, nur die Essenz stehen zu lassen, und er lernte von ihm, dass es in der Kreativität zwei Sorten Menschen gibt: die Unterhaltungskünstler und diejenigen, die ewig auf der Suche sind. Und Lang zählte sich nicht zu den Unterhaltungskünstlern. Von da an hatte er seinen Weg gefunden.

Ein fester Blick

Da wir ohnedies täglich mit virtuellen Welten konfrontiert werden, müsste es ein Leichtes sein, sich etwas vor seinem geistigen Auge abzurufen. Zum Beispiel das Idealbild eines Menschen. Und je besser es vor dem geistigen Auge erscheint, desto perfekter kann es in die Wirklichkeit umgesetzt werden. Dabei kommt es tatsächlich auf jede Einzelheit an. Hören Sie also genau hin, wenn Ihr Ideal spricht, achten Sie auf den Tonfall und die Klangfarbe der Sprache. Oder denken Sie an die Art des Blickes, der anziehend wirkt, und stellen Sie sich intensiv die Augen vor.

Achten Sie auf Ihre eigenen Augen. Es sind die Fenster zur Seele. Sie offenbaren, was im Manne steckt. Mut, Kraft, Schwäche, Furcht – all das lässt sich herauslesen. Einen festen Blick kann man erlernen. Eine dazu geeignete Lern-Übung besteht darin, einen Gegenstand zu fixieren und zu probieren, wie lange man ihn ansehen kann, ohne zu blinzeln und ohne dass die Augen tränen. Manche Psychologen empfehlen, eine Zeit lang die eigenen Augen oder die Nasenwurzel im Spiegel

zu fixieren. Versuchen Sie, diese Übungen regelmäßig zu machen, bis die Augen mindestens zehn Minuten ein Objekt halten können.
Während dieses Trainings müssen Sie sich vorstellen, dass Sie eine Person anschauen und dass Sie diesem Menschen durch Ihre Augen Ihre Gedanken vermitteln wollen. Niemals darf man ins Leere starren, ein starrer Blick hat keinen kommunikativen Wert, ebenso unattraktiv ist ein wilder oder unverschämter Blick. Wer fest, ruhig, entschieden, aber durchdringend blickt, macht das Rennen. Haben Sie den Blick mit Ihrem Spiegelbild genug trainiert, können Sie damit in die »freie Wildbahn« gehen. Sehen Sie den Menschen, mit denen Sie zu tun haben, von jetzt an ruhig und fest in die Augen. Sie können das, weil Sie dafür trainiert haben!
Auch wenn dies alles nach Selbstinszenierung klingt, so ist es doch Teil eines angestrebten, aber durchaus legitimen Ziels: anziehend zu sein, etwas auszustrahlen, das andere neugierig auf Sie macht.

Eine ausgeprägte Stimme

Ähnliches gilt auch für die Kommunikation. Gehen Sie allein in einen Raum und üben Sie mit fester Stimme, einer nicht vorhandenen Person etwas zu befehlen. Üben Sie das so lange, bis Sie völlig unaufgeregt sprechen können. Stellen Sie sich ruhig vor einen Spiegel und versuchen Sie, während des Sprechens in harmonischem Einklang mit Ihren Augen zu sein. Ruhig und fest. Es gibt Menschen, die allein aufgrund Ihrer Stimme so erotisch wirken, dass Ihnen die halbe Welt zu Füßen liegt.
Die Faszination, die Sie jetzt ausstrahlen, ist zwar antrainiert, aber dennoch authentisch. Sie sind mehr als attraktiv, Ihre Ausstrahlung ist magisch.

Was Sie nun versprechen – mit Worten, Gesten, Blicken und Berührungen –, das werden Sie auch halten. Sie machen neugierig auf einen Mann, der aus irgendeinem Grund aus dem Rahmen fällt. Sie müssen nicht schön, mächtig oder reich sein. Als Ersatz für all diese Attribute verfügen Sie über eine ganz besondere Ausstrahlung.
In zwischenmenschlichen Kontakten können Sie Ihr Stimmtraining jetzt wunderbar verwerten. Werfen Sie einen kurzen Blick zu Boden, und sobald Sie oder Ihr Gegenüber zu reden beginnt, heben Sie den Blick und wenden ihn Ihrem Gesprächspartner zu. Hören Sie sich beim Reden auch selbst zu. Sprechen Sie klar, mit Gefühl, allerdings weder gedehnt noch verkrampft, achten Sie darauf, dass Ihre Stimme nicht zittrig wird. Sprechen Sie nicht zu laut, um Ihr Gegenüber zu veranlassen, seine Gedanken zu konzentrieren und Ihnen zuzuhören.

Elektrisierende Hände

Eine ebenso magische Ausstrahlung wie die Stimme können Hände haben, auch sie können mit Autosuggestion zusätzlich geformt werden. Eine nicht geringe Anzahl von Psychologen misst den elektrischen Schwingungen unseres Körpers einen hohen Stellenwert bei.
Manchmal kann man beobachten, wie sich Menschen, sobald sie sich die Hände geben, elektrisieren. Man mag diese elektromagnetische Ladung, die bei einem Handschlag entsteht, belächeln, aber man muss zugeben, dass Hände in unserem Leben eine wichtige Rolle spielen. Dass sie gepflegt sein sollten, ist eine Selbstverständlichkeit. Sobald Sie eine Hand ergreifen, tun Sie das schnell und fest und verbunden mit dem Gedanken, dass Sie Ihr Vis-a-Vis willkommen heißen und ihm nur Gutes wünschen. Beim Loslassen der Hand können Ihre

Finger über die Handfläche des anderen gleiten. Wieder können Sie dabei einen positiven Gedanken vor Augen haben.
Die Attraktivität eines Mannes hängt natürlich von vielen Faktoren ab; sie ist zu vielschichtig, um sie auf einige wenige Punkte reduzieren zu können.
Was Augen, Stimme, Hände oder Bewegungen auszulösen vermögen, können Wissenschaftler nicht in Tabellen fassen oder in Zahlen darstellen. Dennoch weiß jeder, dass sie die Ausstrahlung eines Menschen maßgeblich beeinflussen.

Ein gesunder Alltag

Wir wissen nicht wann, aber der Tag X kommt. An diesem ganz bestimmten Tag beginnen sich an der Halsschlagader und an den Herzkranzgefäßen Verkalkungsherde anzusetzen. Und dann gibt es wieder einen bestimmten Tag, an dem diese Herde eine kritische Größe erreichen. Und von da an stellen sie eine Gefahr für unseren Körper dar. Ganz konkrete Tage, Minuten und Sekunden sind mit den Veränderungen, die in unserem Körper stattfinden, verbunden. Und diese Daten sind für uns in diesem Moment viel wichtiger als zahlreiche andere Ereignisse, die Weltgeschichte machen.

Die persönliche Biografie

Auch die Prostata hat ein solches Ablaufdatum in unserer Biografie. Zu diesem Zeitpunkt beginnt diese Drüse, Probleme bei der Entsorgung alter Zellen zu machen. Diese sammeln sich und können eines Tages bösartig werden. Der Übergang erfolgt in Stufen, wobei jede dieser Stufen – könnten wir sie registrieren – einem bestimmten Datum zugeordnet werden könnte. Unser Dasein beginnt an ganz bestimmten Tagen, Schaden zu nehmen. Letzten Endes ist das Schadensausmaß so groß, dass sich die Gesundheit in Krankheit umzuwandeln beginnt.

Genau diese Tage zu erkennen ist die neue, große Herausforderung, der sich die Medizin stellen wird. Die wirklich brisanten Dinge des Lebens spielen sich nämlich Tag für Tag, Nacht für Nacht in unserem Körper ab.

Während der Organismus jede Sekunde ein wenig älter wird, versucht er sich mit hoher Genialität bis zu einem gewissen Grad selbst wieder zu erneuern. Deshalb ist die tatsächlich bemerkenswerteste Geschichte unseres Lebens auch eine unseres Körpers.

Das so genannte »biologische Tagesgeschehen« muss neu überdacht werden. Es wäre ein enormer wissenschaftlicher Fortschritt, würden wir wissen, an welchem bestimmten Tag unser Blutgefäß beschädigt oder die Prostata beleidigt wurde.

Die Ereignisse, die zu einer Krankheit oder zu vorzeitigem Altern führen, sind logischerweise nicht punktuell, dann wären sie ja keine wissenschaftliche Herausforderung. Es sind Begebenheiten, die sich über Monate oder Jahre hinziehen.

Die Biografie eines Menschen beschreibt meist seine politischen, finanziellen und persönlichen Erfolge, und garniert wird das Ganze mit Oberflächlichkeiten. Wissenschaftler träumen davon, Lebensgeschichten nach anderen Kriterien zu schreiben.

Die Biografie der Zukunft wird folgende Daten auflisten: die Tage, an denen uns die Haare auszugehen beginnen, die Schläfen grau werden und sich das Fett ansetzt. Andererseits kann in dieser Biografie aber auch stehen, dass ein übergewichtiger Mann in der Lage ist, innerhalb kürzester Zeit zwölf Kilo abzunehmen, und dabei Erlebnisse der besonderen Art hat. Er fühlt sich plötzlich wie neugeboren, der erhöhte Blutdruck sinkt auf Normalwerte, die Impotenz ist behoben, die sexuelle Kraft kehrt zurück.

In anderen Biografien wird vermerkt sein, wie es einem starken Raucher plötzlich gelingt, die Zigaretten beiseite zu legen, wie ein ständig Durstiger lernt, auf das abendliche Bier zu verzichten, und stattdessen auf dem Heimfahrrad strampelt und wie ein notorischer Partygänger sein Leben umstellt, vor Mitternacht ins Bett schlüpft und so zu einem bekömmlichen Schlafrhythmus findet.

Fit und gesund durch Eigeninitiative

Der markanteste Zeitpunkt in einer solchen Biografie dürfte allerdings jener sein, an dem es dem Mann erstmals gelingt, fortan regelmäßig Verzicht zu üben. Ein Verzicht, der nur auf den ersten Blick leicht zu fallen scheint, geht es doch um einen so primitiven Trieb wie den der Nahrungsaufnahme.

Das Konzept lässt sich im Englischen mit zwei Worten auf den Punkt bringen und hört sich trotzdem noch weltmännisch an: »Dinner-Cancelling«. Dieser Reiz will sich bei dem Satz »Abendessen weglassen« nicht wirklich einstellen. Dinner-Canceller bilden eine kleine, aber eingeschworene Gemeinde, deren Einsatz sich zu lohnen scheint.

Sie legen sich abends mit leerem Magen ins Bett, bilden dadurch vermehrt den Jungmacher Melatonin, der den in ihren Blutbahnen herumschwirrenden Fetten und bösartig geteilten Zellen den Garaus macht. Sie können fast sicher sein, dass ihre zweite Lebenshälfte mit höherer biologischer Qualität und ihre Lebensuhr um einiges später als die anderer Mitmenschen ablaufen werden.

Weil es aber noch eine Weile dauern wird, ehe Biografien nach medizinisch-wissenschaftlichen Kriterien geschrieben werden können, muss jeder Mann, bis es so weit ist, selbst die Initiative ergreifen. Er kann seinen Alltag so gestalten, dass er die besten Voraussetzungen hat, um fit und gesund in die zweite Lebenshälfte zu gehen. Lebenshilfe besteht oft aus den einfachsten Anleitungen, und deshalb mag der eine Ratschlag oder die andere Empfehlung vielleicht banal wirken, dennoch sollte es einen Versuch wert sein, und Sie werden feststellen, wie gut vieles tut.

Grüner Tee – ein »Schatzkästchen« der Natur

Jeder Morgen sollte mit grünem Tee beginnen. Er hat ja bereits einen Siegeszug durch heimische Regale angetreten. Im Land der aufgehenden Sonne gilt grüner Tee schon lange als wundersames Mittel zur Erhaltung der Gesundheit. Das Getränk ist ein wahres Schatzkästchen an wertvollen Inhaltsstoffen, enthält es doch Fluorid, Vitamin A, verschiedene Vitamine des B-Komplexes und Vitamin C. Außerdem finden sich Spurenelemente wie Magnesium, Nickel und Zink darin. Möglicherweise kann grüner Tee auch mithelfen, Herz-Kreislauf-Erkrankungen vorzubeugen, weil seine Inhaltsstoffe sowohl den Blutdruck als auch den Cholesterinspiegel senken.
In Tierversuchen wurde außerdem nachgewiesen, dass die Flüssigkeit aufgrund ihrer so genannten Katechine eine krebshemmende Wirkung hat. Bei Tieren, denen grüner Tee statt Wasser gegeben wurde, traten deutlich weniger Tumoren des Magen-Darm-Traktes sowie der Lunge und der Haut auf. Um einiges schwieriger ist es, diese Wirkungen beim Menschen nachzuweisen. Untersuchungen in Japan zeigten aber, dass grüner Tee das Wachstum von Magenkrebszellen hemmt. Auch Wissenschaftler sprechen ihm inzwischen eine Antikrebswirkung nicht ab.
Mittlerweile gibt es grünen Tee in diversen Geschmacksvariationen, sodass man den Gesundheitseffekt und ein gut schmeckendes Getränk in einem hat. Natürlich sind die ersten Tassen meist gewöhnungsbedürftig. Das hängt auch mit der Temperatur des Wassers und der Dauer des Ziehens zusammen.

Um die Vitalstoffe des Tees voll auszuschöpfen, sollte er lediglich mit heißem, nicht mit kochendem Wasser aufgegossen werden. Die Experten schätzen, dass sich mit sieben Tassen pro Tag die gesundheitsfördernde Wirkung einstellt.
Allein der Gedanke, dass man den Tag mit einer Antikrebstherapie beginnt, sollte den eben aus dem Bett geschlüpften Morgenmuffel schon fröhlich stimmen. Ein paar zusätzliche Gymnastikübungen würden nicht schaden. Entsteht dadurch allerdings Hektik, sollte man sie bleiben lassen und sich lieber den positiven Gedanken, mit dem man abends zu Bett gegangen ist, in Erinnerung rufen.

Sojabohnen – Proteine pur

Vormittags kann man nochmals in das Schatzkästchen der Küche des Fernen Ostens greifen. Es geht um eine Pflanzenart, die mehrere tausend Jahre alt ist. Sie wird nur einen knappen Meter hoch und ist trotzdem eines der wichtigsten Gewächse der Welt: die Sojabohne. Den Erfolg verdankt sie ihren Samen, von denen jeweils zwei oder drei in einer Hülse stecken. 3000 verschiedene Sorten von Sojabohnen gibt es mittlerweile.
Bei uns zu kaufen gibt es meist runde, hell- bis goldgelbe Bohnen. Doch wie immer sie auch aussehen, gemeinsam ist den Samen ein äußerst gesunder Nährstoffcocktail.
Von allen Hülsenfrüchten hat Soja mit fast 40 Prozent den höchsten Eiweißgehalt. Sojaeiweiß ist auch besonders gut zusammengesetzt und enthält alle wichtigen Eiweißbausteine, die der Mensch selbst nicht bilden kann. Rein theoretisch würde Soja als Eiweißquelle für unsere Ernährung ausreichen. Rund 20 Prozent des Samens bestehen aus Fett, knapp 30 Prozent aus Kohlenhydraten, der Rest sind Ballaststoffe. Und dann gibt es noch jede Menge an Mineralstoffen, Spurenelementen und Vitaminen.

Das, woran die Wissenschaftler in den letzten Jahren rege interessiert waren, sind die so genannten Isoflavine, die eine Ähnlichkeit mit den weiblichen Geschlechtshormonen, den Östrogenen, haben. Man vermutet, dass Isoflavine das Risiko von Frauen, an Brustkrebs zu erkranken, senken könnten – bewiesen ist diese Annahme allerdings nicht. Ebenso nimmt man an, dass diese Isoflavine vorbeugend gegen das Prostatakarzinom wirken können. Aber auch das ist noch nicht sicher bestätigt.
Ein paar Esslöffel Soja, in einen Joghurt mit Milchsäurebakterien gerührt, senken auf jeden Fall den Cholesterinspiegel, schützen die Knochen und normalisieren die Verdauung.

Mediterrane Kost mit Olivenöl und Knoblauch

Zu Mittag landet Mediterranes auf dem Tisch. Ernährungswissenschaftler stufen jene Kost, welche die Bewohner der Mittelmeer-Länder auf ihre Teller geben, als besonders gesund ein. Es ist eine faserreiche Ernährung, die aus viel Obst, Gemüse und Fisch besteht – zubereitet werden die Speisen in der Regel mit Olivenöl. Wer will, würzt alles mit Knoblauch, damit sich die Blutgefäße nicht verengen, aber eine Knoblauchtablette tut's auch. Meiden Sie Alkohol, solange die Sonne nicht untergegangen ist: Er beeinflusst die Konzentration ungünstig. Und statt mit einem Kaffee kann man diese Mahlzeit auch mit grünem Tee beschließen.
Das Mittagessen sollte der Höhepunkt der täglichen Nahrungsaufnahme sein, und auch dabei kann man sich nach der Sonne richten: je weniger Sonne, desto weniger Kalorien.

Was sonst noch gut für Sie ist

Ein Tässchen Ginseng-Tee kann den Abschluss des Essens bilden. Als Anti-Aging-Getränk ist Ginseng für unseren Gaumen zwar gewöhnungsbedürftig, dennoch ist er empfehlenswert.
Bringen Sie im Laufe des Tages den Körper 20 Minuten lang zum Schwitzen. Ideal ist sportliche Betätigung an der frischen Luft, aber auch das Training auf einem Heimfahrrad fördert Ihre Fitness. Interessanterweise hemmt das Auf-Trab-Bringen des Organismus das Hungergefühl der Dinner-Cancellers. Das mag ein wenig lustfeindlich klingen, ist aber nicht wirklich so gemeint. Es ist ein Denkansatz, der keineswegs verbissen durchgezogen werden soll.
Abendliches Hungern jedoch ist an zwei Tagen pro Woche durchaus sinnvoll. Wer es ein paar Mal durchgestanden hat, wird merken, dass es nur ein kurzfristiger Kampf ist, der sich im Kopf abspielt und auch dort entschieden wird. Viel Kräutertee kann eine zusätzliche Hilfe sein.
Diesen grob vorgegebenen Tagesablauf kann sich jeder Mann seinem Alter gemäß zurechtzimmern. Beginnt sich beispielsweise ab dem 50. Lebensjahr die Prostata zu melden, kann das Verzehren eines Sabalfruchtextraktes Abhilfe schaffen. Eine »Tagespille« kann nach Rücksprache mit einem Urologen zusätzlich in Erwägung gezogen werden. Die Prostata dankt es auch, wenn der Mann auf Alkohol verzichtet und sich täglich konsequent 20 Minuten lang sportlich betätigt.
Werden die Haare schütter, empfiehlt sich ein- bis zweimal pro Woche abends ein Jojobaölbad, zusätzlich wird täglich ein Medikament auf die Kopfhaut aufgetragen.
Ähnliche Mixturen gibt es auch gegen das Ergrauen der Haare, wobei aber der Nikotinkonsum beendet werden muss. Rauchen ist nicht nur ein Feind der Haare, sondern auch der Haut. Haut, die rasch altert, ist oft eine Folge hoher UV-Bestrahlung und vieler Zigaretten.

Die individuelle Tagesplanung hängt natürlich von den persönlichen Problemen des Mannes ab. Die Wissenschaft der Endokrinologie hat bereits sehr viele Erkenntnisse gewonnen, die dazu beitragen, das Altern des Mannes zu verzögern. Allerdings sind damit auch immer Änderungen des Lebensstils verbunden. Letzten Endes ist es der Alltag, der über ein langes Leben entscheidet.

Dinner-Cancelling

Ein 3000 Jahre altes chinesisches Sprichwort hat plötzlich ungeahnte Aktualität bekommen: »Das Abendessen überlasse deinen Feinden.« Das Sprichwort ist zu einer Art Glaubensgrundsatz einer zeitgenössischen Ernährungsgemeinschaft geworden.

Kardinal Franz König, 95 Jahre alt, früher Erzbischof von Wien, heute gefragte Autorität, bewunderter Redner, beliebter Tischnachbar bei Staatsbanketten. Sein Gesicht ist weitgehend faltenlos, sein Verstand arbeitet messerscharf, seine Antworten sind pointiert. Es mag schon sein, dass er, Kind einer Bauernfamilie, gute Anlagen mit in die Wiege bekommen hat, dass er von seiner regelmäßigen körperlichen Aktivität profitiert, dass er von Nächten zehrt, die nie von weinenden Kindern gestört waren, und von Tagen, an denen er niemals um seinen Arbeitsplatz kämpfen musste. Dennoch lebt der Kardinal nach bestimmten Prinzipien, die sicher einen beträchtlichen Anteil an seiner guten Verfassung haben.

Seit seinem 50. Lebensjahr, kurz nachdem er zum Bischof geweiht wurde, hat er sich antrainiert, womit sein Körper wahrscheinlich am besten zurechtkommt: Er verzichtet auf das Abendessen. Nur ab und an gönnt er sich einen gerösteten Apfel mit etwas Honig.

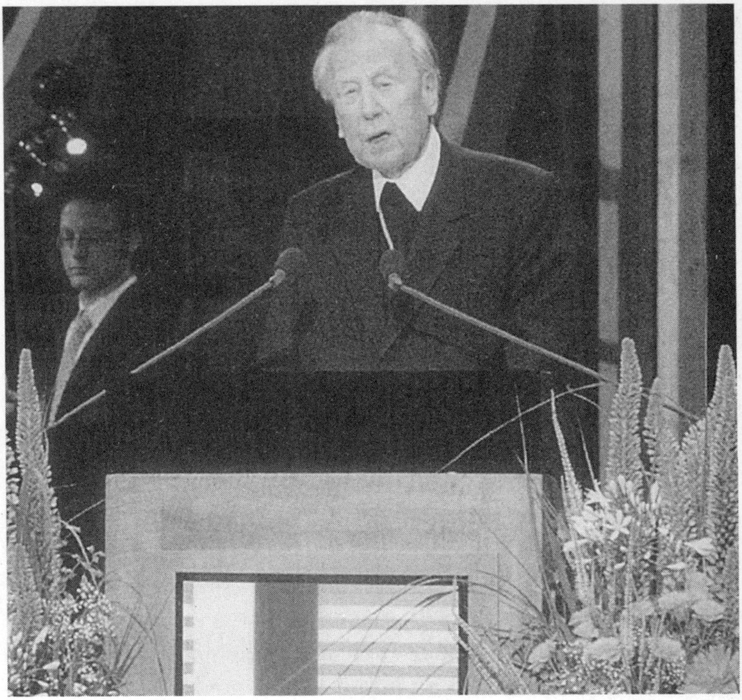

Kardinal Franz König: Selten ungesund gelebt, dabei immer auf das Abendessen verzichtet

Wer es einmal zu Stande bringt, abends auf das Schmausen zu verzichten, wird verblüfft sein. Ein Blick in den Spiegel am nächsten Morgen zeigt deutlich den Unterschied, denn das üppige Essen – aufgefettet mit Alkohol und Nikotin – hinterlässt im Gesicht augenfällige Spuren. Das Experiment, abends nichts zu essen, kann sämtliche Vorteile auf der Haben-Seite verbuchen: Es ist risikolos, nebenwirkungsfrei, preisgünstig und verjüngend – Faktoren, die das Dinner-Cancelling mit entsprechender Vermarktung längst börsenreif gemacht hätten. Gäbe es da nicht zwei klitzekleine Haken.

Mit List und Tücke gegen die Gewohnheit

Bekanntlich ist ja die Macht, unter der sich Menschen am wohlsten fühlen, die der Gewohnheit. Der menschliche Körper macht da keine Ausnahme. Bekommt er jeden Abend eine leckere Mahlzeit zu essen, meldet er sich stereotyp und verlangt etwas zum Beißen. Das Abendessen zu streichen kann mitunter also ein größeres Opfer sein, als man glaubt. Natürlich kann man den Körper ein wenig hintergehen. Noch bevor sich ein unerträgliches Hungergefühl einstellt und der leere Magen Signale ans Gehirn sendet, trinkt man einige Tassen warmen Kräutertee.

Wird man erneut hungrig, muss man dieses Gefühl sofort wieder mit einer Tasse Tee unterdrücken. Natürlich wird der Magen nur getäuscht und durch die Flüssigkeit gedehnt. Doch die kurzfristige Sättigung unterbindet weitere Hungersignale an das Gehirn.

Das zweite Problem kommt nachts auf uns zu. Kaum schläft man mit viel Tee und einem vermeintlichen Sättigungsgefühl ein, wird man plötzlich aus dem Schlaf gerissen. Eine Heißhungerattacke bemächtigt sich des Körpers! Schlafwandlerisch folgt ein Gang zum Kühlschrank. Auch hierbei muss man mit List und Tücke vorgehen, wird doch das Hungergefühl durch komplizierte Mechanismen ausgelöst. Wer etwa weiß, dass Zuckermangel im Gehirn den Magen aktiviert, wird dementsprechend vorsorgen.

Kohlenhydrate beispielsweise sind geringere Energieträger als Fette. Letztere sollte man abends unbedingt meiden. Dafür darf man Ausgefallenes tun. Um sich den Schlaf nicht zu verderben, kann man das gute alte Betthupferl aktivieren. Ein kleines Stück Schokolade oder ein Teelöffel Honig mit warmer Milch fördert nicht nur den Schlaf, sondern gilt unter erfahrenen abendlichen Nicht-Essern als ausgezeichneter Kompromiss.

»Es ist der Geist, der sich den Körper baut«, schrieb Friedrich Schiller in Wallensteins Tod. Das ist schon deshalb eine gute Aussage, weil sie genau das trifft, worum es im Leben geht: die Vernunft als Voraussetzung dafür, unsere Lebensgewohnheiten zu ändern. Oder banaler formuliert: Der Kopf muss es kapieren, dann kann er den Körper entsprechend dirigieren.
Wenn man erfährt, was Dinner-Cancelling tatsächlich bewirken kann, fällt der abendliche Verzicht auf den gefüllten Teller vielen wahrscheinlich leichter.

Askese verlängert das Leben

Und es gibt eine ganze Reihe von interessanten Dingen, die man durch Askese bewirken kann. Jeder von uns hat bösartige Zellen in sich, die aber in den meisten Fällen vom Immunsystem erkannt und zerstört werden.
Manchmal verkriechen sich die Zellen und bleiben über Jahrzehnte hinweg unerkannt in unserem Körper. Reduziert man allerdings die Kalorien – das ist beim Weglassen einer Mahlzeit der Fall –, wird Energie gespart, und Zellen, die der Körper nicht mehr braucht, werden aufgelöst und abgestoßen.
Aus Gründen, die wissenschaftlich noch nicht erklärt werden können, tötet der Körper in Hungerzuständen vor allem bösartige Zellen ab. Er entledigt sich von selbst der Krebszellen, indem er ihnen die Nahrung entzieht.
Das, was da in unserem Körper vorgeht, nennt die Wissenschaft Apoptose, das heißt nichts anderes als der programmierte, durch Kalorienreduktion ausgelöste Zelltod. Juristisch hieße das: Anleitung zum Selbstmord.
Wir hätten noch Schwimmhäute zwischen den Fingern, unser Gehirn wäre mit unzähligen Zellen vollgestopft, unsere Immunzellen würden die eigenen Körperzellen angreifen und vernichten und vor allem – wir wären gar nicht erst auf die

Welt gekommen, gäbe es die Apoptose nicht. Ohne sie kann kein Leben existieren. Sie ist ein Prozess des Lebens, höhere Organismen hätten sich gar nicht entwickeln können und schließlich würden selbst ausgewachsene Tiere ohne Apoptose an Krebs oder Autoimmunkrankheiten verenden.
Wahrscheinlich ist die Apoptose auch Teil jenes Phänomens, vor dem die Altersforscher staunend stehen und das demnach lautet: Kalorienaskese verlängert das Leben. Dinner-Cancelling ist ein erfolgreicher Weg dazu und steht deshalb auf gutem wissenschaftlichem Fundament.

Heat-Shock-Proteine formen Eiweißstrukturen

Eine weitere Erklärung, die für den lebensverlängernden Aspekt des abendlichen Fastens spricht, liegt in einem bestimmten, biologischen Mechanismus. Unser Körper produziert permanent Proteine. Das sind Eiweißkörper, die eine komplizierte Struktur haben und – erst nachdem sie die Zellfabrik verlassen – in ihre endgültige Form gebracht werden. Proteine bauen Muskeln auf, bilden Organe und sind für die chemischen Vorgänge zwischen Hormonen und Immunglobulinen absolut notwendig.
Für das endgültige Design der Proteine – und diese sind die Grundlagen unseres Körpers – sind Strukturen verantwortlich, die in der Wissenschaft Heat Shock heißen.
Durch das abendliche Aushungern steigen die Heat-Shock-Proteine an und stellen sicher, das die Eiweißstrukturen in unserem Körper auch die richtige Form und den letzten Schliff bekommen. Dadurch ist ihre Funktionsfähigkeit garantiert. Warum es gerade das Fasten ist, dass dieses »Proteindesigning« zu Höchstleistungen anregt, kann die Wissenschaft noch nicht beantworten.

Fit durch Wachstumshormone und Melatonin

Es gibt allerdings noch weitere Motive, die für das Streichen des Abendessens sprechen. Sinken nämlich die verfügbaren Kalorien, bildet der Körper zwei Hormone, die seit einiger Zeit mit dem Aufhalten des Alterns in Zusammenhang gebracht werden: Melatonin und das Wachstumshormon.

An dieser Stelle ist ein Blick in die weiten Gefilde der körpereigenen Systeme unvermeidlich. Und es ist faszinierend zu begreifen, dass der menschliche Körper ein hochkomplizierter Organismus aus etwa 50 Billionen Zellen ist. Das Nervensystem und die Hormone kontrollieren und steuern die Gesamtheit der Körperfunktionen.

Das Wachstumshormon der Hirnanhangsdrüse hat einen ganz eigenen Tag-Nacht-Rhythmus, Endokrinologen nennen ihn den »zirkadianen Rhythmus«. Kurz nach Mitternacht wird die größte Menge an Wachstumshormonen freigesetzt. Sie nehmen im Körper Ausbesserungen vor, um ihn für den nächsten Tag wieder fit zu machen.

Wer sich abends den Bauch vollstopft, verhindert, dass die Wachstumshormone ausschwirren und ihre Reparaturarbeiten im Organismus verrichten. Ist der Magen hingegen leer, strömen während der Nacht ungeahnte Mengen an Wachstumshormonen durch den Körper und sorgen für einen perfekten Service.

Das Dinner-Cancelling-Konzept bewirkt, dass man ein teures, gentechnisch hergestelltes Wachstumshormon mit einem körpereigenen ersetzen kann und dabei jung und frisch bleibt.

Ähnlich funktioniert die Sache bei Melatonin, dem erst kürzlich entdeckten Jungmacher. Die Epiphyse (Zirbeldrüse) produziert während der Nachtstunden hohe Mengen an Melatonin, das für Ordnung im Körper sorgt. Ein leerer Magen regt erstaunlicherweise auch in diesem Fall das Gehirn an, vermehrt Melatonin zu bilden.

Megatrend Anti-Aging

Alles Mechanismen, die einer allgemein gültigen Lebensformel dienen: Anti-Aging. Der aus dem angloamerikanischen Wissenschaftsvokabular übernommene Begriff trat einen Siegeszug durch alle Bereiche der Gesellschaft an. Mittlerweile kann niemand mehr genau sagen, ob es sich um einen Schlachtruf oder einen kategorischen Imperativ handelt. Das vorgegebene Ziel ist auf jeden Fall, das Leben zu verlängern und sich selbst zu verjüngen. Manche begeben sich dabei in Gefahr. Sie setzen zunehmend ihre Gesundheit aufs Spiel bei dem Versuch, gesünder zu werden.

Und manches, was heute unter angeblich wissenschaftlichen Prämissen geschieht, um den Zellstoffwechsel und den Alterungsprozess zu beeinflussen, gleicht eher einem waghalsigen Experiment als einer gesicherten Therapie. Der umsatzträchtige Verkauf vermeintlicher »Wunderpillen« verdrängt grundsätzliche Denkansätze. Ohne veränderten Lebensstil und ohne ein neues Genussverhalten zu entwickeln, kann man weder leistungsfähiger noch aktiver werden.

Der genetische Anteil des Alterns macht ungefähr 20 Prozent aus. Den Rest, prophezeien Biologen hoffnungsfroh, könne man beeinflussen. Die biologische Uhr, so sagen sie, könnte mit entsprechenden Maßnahmen um Jahre zurückgedreht werden.

Wir leben in Zeiten verschiedener Trends, die immer wieder neu ausgerufen werden. Etwa der Trend der Globalisierung, der Demokratisierung, der Ethnomedizin; es gibt den Trend der Genompflege, auch hier bewegt sich medizinisch vieles. Aber die wirklich gewaltige Strömung, von den Zukunftsforschern als Megatrend ausgewiesen, ist eine Strategie gegen das Altern. Wahrscheinlich, weil die sich verändernde Bevölkerungsstruktur die tiefgreifendste soziale Umgestaltung erfordert, die auf uns zukommt.

Voller Hingebung werden unter dem Qualitätssiegel der Wissenschaftlichkeit eine Menge an Marketingmythen konstruiert. Hunderttausende Zahlen, Daten und Fakten verlassen ununterbrochen die Labors auf der ganzen Welt, gierig aufgesogen von den Medien, die sie hübsch verbrämt an eine gläubige Fangemeinde weitergeben.

Unser genetisch vorgegebenes Alter soll bei 115 Jahren liegen. Das entspräche der Lebenserwartung sämtlicher uns bekannten Säugetiere, die der so genannten »Siebener-Regel« folgt: Die Lebensdauer ist siebenmal so lang wie jene Zeit, die das Lebewesen benötigt, bis sein Skelett ausgewachsen ist. Nur beim Menschen, der dafür zwischen 18 und 20 Jahre braucht, ist dieser Wert noch deutlich niedriger. Also haben wir noch einiges aufzuholen.

»Jede Epoche und jede Kultur stilisiert den Körper auf ihre Weise. Körper sind sinnlich, Teil der Natur, Ware, Schönheitsideal oder Sportgerät. In der Informationsgesellschaft hat sich die Bedeutung des Körpers verändert. Solange virtuell im Umgang mit Wissen Geld verdient wird, sitzt der Körper nutzlos herum. Das hat persönliche und gesellschaftliche Folgen. Körper werden zunehmend als Rohstoff betrachtet, den es zu bearbeiten gilt. Der Body wird trainiert, gebräunt, gestrafft, um ihn als Ausdruck des eigenen Ichs zur Geltung zu bringen.«[13]

Bodymanagement

Und für den Body wird künftig auch vorgesorgt werden. Die deutsche Soziologin Barbara Lemke ortet in diesem Zusammenhang eine veränderte Einstellung zu medizinischen Fragen. »Die Überlebensmedizin wird zur Lebensstilmedizin.« Es ist nicht mehr nur der Arzt gefragt, der Experte für Krankheiten, sondern der versierte Gesundheits- und Lebensstilberater. Dieser muss firm sein in Fragen der Bewegung und Ernährung, sollte aber auch Bescheid wissen über Lifestyledrogen. Der arbeitssüchtige Manager wird genauso seinen vom Arzt erstellten Plan zur gesunden Bewältigung des Alltags einfordern wie der Beamte mit Rückenproblemen oder der impotente Geschäftsmann.

Doch inmitten all der eifrigen Menschen, die um ihr Bodymanagement bemüht sind und in Massen in Fitness- und Diätwellen schwimmen, bahnt sich eine problematische Entwicklung an. Der amerikanische Autor Douglas Coupeland hat dieses bizarre Phänomen in seinem Buch »Generation X« wunderbar beschrieben. Er nennt es »Dorian Graying«, in Anlehnung an die mystische Geschichte »Das Bildnis des Dorian Gray« von Oscar Wilde. Darin geht der eitle Dandy Dorian Gray einen teuflischen Pakt ein: Er tauscht seine Seele gegen die ewige Schönheit seines Porträts, das an seiner Stelle altert. Fortan beginnt er ein zunehmend ausschweifendes und verdorbenes Leben zu führen, sein naiv-natürliches Verhalten wandelt sich in eine rücksichtslos-egoistische Vorgehensweise.

Dieser Stoff ist nach wie vor faszinierend. Der Konflikt zwischen dem Streben nach Genuss und materiellem Besitz auf der einen und dem fragenden Gewissen auf der anderen Seite lässt sich problemlos in unsere Zeit übertragen. Auch der wachsende Unwille, dem Körper zu erlauben, Alterszeichen zu zeigen, und die Unfähigkeit, würdig zu altern, sind Zeichen der Zeit.

Die biologische Uhr zurückdrehen

Wir müssen uns im Klaren darüber sein, was all diese Entwicklungen zu bedeuten haben. Unser Jahrhundert ist zwar noch jung, aber Zukunftsforscher und Soziologen meinen zu sehen, wohin die Reise geht.

Während Millionen von Jahren hat die Natur den Menschen geformt. Jetzt ist es genau umgekehrt. Heute formt der Mensch die Natur und legt fest, wo sich die Grenzen zwischen dem Künstlichen und dem Natürlichen befinden. Empfängnisverhütung, assistierte Fortpflanzung oder genetische Manipulation sind nur einige Beispiele dafür. Bei einer wissenschaftlichen Diskussion wurde das sinngemäß so formuliert: Wir nehmen unsere Evolution in unsere eigenen Hände. Dabei sind wir unbeirrbar. Etwas, an das keine Generation zuvor je zu denken gewagt hätte. Dazu gehört auch das Vorhaben, die biologische Uhr zurückzudrehen.
Dass in diesem Fall der Verzicht auf das Abendessen seinen Teil dazu beiträgt, ist ein glücklicher Zufall.
Dass Melatonin und Wachstumshormone die körpereigene Leistung so anspornen, dass sie künstliches Zuführen von anderen Substanzen ersparen und dabei den Körper am Altern hindern, ist ein erfreulicher Zusatzaspekt.

Der Natur ist das Fasten nicht fremd

Der größte Gegner der abendlichen Nichtesser ist die Berufstätigkeit. Viele Familien arbeiten den ganzen Tag und finden erst abends Zeit, den Tag bei einem gemeinsamen Essen ausklingen zu lassen. Würde man täglich das Abendessen ausfallen lassen, wäre man über kurz oder lang ein asoziales Familienmitglied.
Auch hier sollte man, wie so oft im Leben, einen Kompromiss eingehen. Das Wochenende bietet sich für eine gemeinsame Mahlzeit am Mittag an, dafür darf man sie dann abends verweigern. Natürlich ist auch eine andere Regelung möglich. Man wählt zwei Tage in der Woche, an denen man das Abendessen streicht. Das bedeutet natürlich eine gewisse Überwindung und eine Entscheidung, die jeder für sich treffen muss.

Alles im Leben, also auch es zu verlängern und verjüngen, hat seinen Preis. Er scheint allerdings für diesen konkreten Fall nicht allzu hoch.

Gelegentliches Fasten entspricht der Menschheitsgeschichte weit mehr als das Leben im Überfluss. In den vergangenen 100 000 Jahren hatte der Mensch nie so viel Nahrung zur Verfügung wie jetzt. Unser Körper war konditioniert, ab und an Hunger zu entwickeln. Dies erklärt auch, warum er die Krankheiten der Zivilisation buchstäblich so schlecht verdaut. Einen hohen Cholesterinspiegel gab es in den vergangenen Jahrtausenden nicht, hatten doch die Menschen niemals so viel zu essen, dass sich ein Zuviel an Fetten in den Blutgefäßen hätte absetzen können.

Mutter Natur hat für solche Fälle vorgesorgt. Sie hatte gelegentliches Fasten einprogrammiert. Es kann also nur von Vorteil sein, wenn der Teller abends einfach leer bleibt.

Die erhöhte Melatonin-Ausschüttung, die dadurch zu Stande kommt, wird von der Wissenschaft noch in einem ganz anderen Zusammenhang untersucht. Melatonin vermag nämlich auch unsere Körpertemperatur zu senken und Nacht für Nacht den so genannten »Hibernisations-Effekt« auszulösen. Die Geschlechtshormonsekretion wird gedrosselt, die Nebennierenrinde und die Keimdrüsen arbeiten langsamer, der Blutdruck sinkt. All das sind Veränderungen, die sowohl bei Tieren im Rahmen des Winterschlafs als auch bei Menschen während der Nacht stattfinden. Gleichzeitig sinkt die Körpertemperatur um drei bis vier Zehntel Grad, Billionen Zellen unseres Körpers arbeiten daraufhin langsamer und werden weniger belastet. Der Mensch läuft sozusagen auf Sparflamme.

Die Absenkung der Körpertemperatur ist ein Gebiet der Altersforschung, das für die Verlängerung des Lebens, aber auch für die Verbesserung zahlreicher Organfunktionen schon in naher Zukunft große Bedeutung haben wird. Würde Michael Schuhmacher seinen Ferrari Tag und Nacht auf Hochtouren durch die Straßen jagen, würde das Auto sicher bald den Geist aufgeben.

Mit dem menschlichen Organismus verhält es sich ganz ähnlich. Sobald die zahllosen biologischen Reaktionen der Zelle auf niedrigen Touren fahren können, sinkt auch ihre Anfälligkeit für eventuelle Irrtümer deutlich ab. Unser Körper hat darüber hinaus Zeit und genügend Energie, notwendige Ausbesserungen innerhalb der einzelnen Organe vorzunehmen.

Das Melatonin kann allerdings nur dann die Geschwindigkeit der biologischen Reaktionen abbremsen, wenn dem Organismus nicht gleichzeitig eine gewaltige Menge an Kraftreserven angeboten wird. Wer abends nichts mehr zu sich nimmt, hebt bekanntlich den Melatonin-Spiegel an, und das kommt vielen Zellfunktionen zugute. Bei einem angefüllten Magen müssen die angebotenen Energiequellen verwertet werden – gleichzeitig Energie zu sparen und zu verwerten, das schafft niemand.

Korrektur von Hormonstörungen

Die Anziehungskraft der Geschlechter stellt in der Natur keinen eigenen Wert dar, dafür ist sie nicht vielseitig genug. Schließlich dient sie ausschließlich der Reproduktion, beim Mann genauso wie bei der Frau.

Die gleichen Hormone, die sich um die Fortpflanzung kümmern, sorgen auch für die Entstehung und die Erhaltung der menschlichen Reize. Das ist innerhalb eines genügsamen Kreislaufs verständlich. Nach wie vor sind die Hormone ein unermesslich großes Erkundungsfeld für verschiedene Wissenschaftler wie Physiologen, Biologen, Endokrinologen und Pharmazeuten.

Die Unterschiede zwischen Nerven und Hormonen sind geklärt. Die Empfindungsstränge sind für eine schnelle und zielgerichtete Steuerung der Körperstrukturen ausgelegt. Das Hormonsystem hingegen ist ein langsameres Verfahren zur Übertragung von Informationen. Dafür ist die Wirkung auch nachhaltiger. Über das Hormonsystem werden insbesondere die Fortpflanzung, Wachstum und Entwicklung, Mobilisierung von Abwehrkräften gegen Stress, Aufrechterhaltung des Elektrolyt-Wasser- und Nährstoffgleichgewichts des Blutes, der Zellstoffwechsel und das Energiegleichgewicht reguliert. Während das Nervensystem zur Informationsübertragung spezielle Leitungen und elektrische Impulse einsetzt, gibt das Hormonsystem seine Informationen über das Blut in Form von speziellen chemischen Stoffen, den Hormonen (griech. hormao = antreiben), weiter.

»Wirtschaftskonzern« menschlicher Körper

Den menschlichen Körper kann man sich wie einen riesigen Wirtschaftskonzern vorstellen. Er verfügt über verschiedene Produktionsstätten und hat, damit auch alles richtig funktioniert, ein umfassendes Nachrichtensystem. Schließlich müssen ausnahmslos alle »Konzernangehörigen« wissen, was sie im Einzelnen zu tun haben und wie die Lage gerade ist. Ein Teil dieses Nachrichtensystems besteht aus den Hormonen, ihren Bildungsstätten, Überträgersystemen und ihren Kontroll- und Steuerungsmechanismen.
Die Erzeugung der meisten Hormone findet in den so genannten endokrinen Drüsen statt. Der Begriff endokrin kommt aus dem Griechischen (endo = innen und krinein = absondern). Endokrin bedeutet in diesem Fall, dass die Drüsen ihre Produktion nach innen, in den Raum zwischen den Zellen, abgeben. Im Unterschied zu den exokrinen Drüsen, die das, was sie herstellen, nach außen abgeben, wie etwa die Schweißdrüsen.

Die endokrinen Drüsen findet man an verschiedenen Stellen des Körpers. Dazu gehören:

- der Hypothalamus (der untere Abschnitt des Zwischenhirns)
- die Hypophyse (Hirnanhangsdrüse)
- die Epiphyse (Zirbeldrüse)
- die Schilddrüse
- die Nebenschilddrüse
- der Thymus, der sich nach Erlangung der Geschlechtsreife wieder zurückbildet
- die Nebennieren
- die Langerhanschen Inseln in der Bauchspeicheldrüse
- die Eierstöcke
- die Hoden

Die Hormondrüsen sind wie ein gut funktionierendes Ministerium angelegt, in dem der Hypothalamus wie ein Minister die oberste Befehlsinstanz darstellt. Er hat, vielleicht von manchem Minister beneidet, den Gesamtüberblick über die Hormone im Körper. Hier treffen die Verbindungen des vegetativen Nervensystems zusammen. Dieses System koordiniert alle wichtigen Lebensvorgänge des menschlichen Körpers, zum Beispiel die Wärmeregulation, den Wasserhaushalt, das Schlafen, die Atmung, den Hunger und die Sexualfunktionen. Alle diese Funktionen werden maßgeblich durch Hormone beeinflusst.

Treten Veränderungen im Körper auf, gibt der Hypothalamus entsprechende Befehle an die zweite Instanz, die Hypophyse; sie wird als die wichtigste Hormondrüse des Körpers angesehen.

Die Hypophyse hat zwei Aufgaben:

- Sie kann Befehle zur Produktion von Hormonen an andere hormonelle Drüsen weiterleiten. Das geschieht, indem sie so genannte trope Hormone produziert, die über die Blutbahn an die entsprechenden Organe weitergeleitet werden und dort den Befehl zur Produktion des eigentlich vom Organismus benötigten Hormons übergeben. Beispiele sind die Gonadotropine, die wiederum Vorgänge in den Hoden und Eierstöcken anregen.

- Sie kann selbst Hormone produzieren, die direkt ihre regulierende Wirkung ausüben, beispielsweise das Wachstumshormon Somatotropin (STH).

Die endokrinen Drüsen, die auf Befehl der Hirnanhangsdrüse ihre Hormone herstellen, sind insbesondere die Schilddrüse, die Nebennieren, die Hoden und die Eierstöcke.
Die Epiphyse wird nicht von der Hypophyse gesteuert und hält eine ganz besondere Stellung. Bis vor etwa drei Jahrzehnten hatte man der Zirbeldrüse keine besondere Bedeutung beigemessen. Man dachte sogar, diese Drüse sei ein Restbestand aus der menschlichen Entwicklung und im Laufe der Evolution überflüssig geworden.
René Descartes, einer der Väter neuzeitlichen philosophischen Denkens, glaubte, in der Zirbeldrüse sitze die menschliche Seele; im fernöstlichen Denken stellt sie die Verbindung zwischen Mensch und Kosmos her.
Erst 1958 isolierten zwei Forscher aus der Epiphyse eine Substanz, die sie Melatonin nannten. Ein paar Jahre später konnte man nachweisen, dass Melatonin die Geschlechtsfunktion von Ratten beeinflussen kann. Infolgedessen wurde es als Hormon eingestuft.

Der schnelle Wechsel in der Forschung

Während mehr als drei Jahrzehnten intensiver Altersforschung stieß man in unterschiedlichen Zusammenhängen immer wieder auf die Zirbeldrüse und ihr Hormon. Eine der Hauptaufgaben dieser Drüse und ihres Wirkstoffs ist danach der Schutz des Energiesystems unseres Organismus.

Kaum taucht man ein wenig in die Welt der Methoden und Experimente ein, drängt sich unwillkürlich ein Vergleich auf. Die völlig unterschiedlichen Bereiche Mode und Medizin haben etwas gemeinsam: den schnellen Wechsel kleiner Neuigkeiten. Ein Universum, in dem heute schon überholt ist, was gestern noch Gültigkeit hatte, in dem Menschen sich problemlos verführen lassen und morgen verdammen, wofür sie gestern noch Geld ausgaben.

Atemlos hecheln wir den neuen Meldungen hinterher, um aus spannenden Versuchsreihen zu lernen: Zwischen Zeugungsfähigkeit und Anziehungskraft gibt es einen deutlichen Zusammenhang. Unabhängige Psychologen setzten sich im jüngsten Versuch mit Block und Bleistift in eine Wechselambulanz, um das Alter von ein und aus gehenden Patientinnen zu schätzen.

Danach verglich man das geschätzte Alter mit dem Östrogenspiegel, der unabhängig davon von den Ärzten erhoben worden war. Siehe da: Frauen mit durchschnittlichem oder erhöhtem Östrogenspiegel sahen wesentlich jünger aus als ihre Geschlechtsgenossinnen, die nur einen kärglichen Stand an weiblichen Hormonen zu Stande brachten.

Beim männlichen Geschlecht läuft es ähnlich. Das in den Hoden hergestellte Testosteron prägt die sekundären männlichen Geschlechtsmerkmale aus und verwandelt den Jungen in einen Mann. Heranwachsende Jungen haben fünf bis sieben Testosteronschübe am Tag. Männliche Hormone, aber auch das DHEA der Nebennierenrinde sind maßgeblich an jenen männlichen Merkmalen beteiligt, die ihn attraktiv machen sollen: Haare, breite Schultern, psychische Bestimmtheit.

Die Hormonbehandlung des Mannes muss ebenso vorsichtig erfolgen wie jene bei der Frau. Es gibt hier natürlich mehrere

Denkansätze, doch prinzipiell sollte eine Vorgangsweise gelten: Fehlt dem Mann ein Hormon und hat er wegen dieses Tiefs keinen Höhepunkt, muss man es ersetzen. Verbessert sich das Befinden des Betreffenden, war die Wiederbefüllung der Hormonspeicher gerechtfertigt.

Männer, die sich wohl fühlen und gesund sind, brauchen keine Hormone. Bekommen sie dennoch welche, heißt das Doping und ist abzulehnen. Ein derartiges Vorgehen bringt die durchaus gerechtfertigte Hormonersatztherapie, die ausschließlich zuführt, was fehlt, in Verruf.

Attraktivitätshormone – die Reise vom Hoden zur Nebenniere

Nicht jedes Tierchen hat sein Plaisierchen. Bei manchen Gattungen dürfen ausschließlich Männchen mit einem hohen Spiegel männlicher Hormone eine reguläre Begattung vornehmen. Hormonschwächlinge scheiden aus. Beim Menschen-Männchen läuft es anders. Sobald es sich zum Koitus anstellt, gestattet das weibliche Gehirn eine nicht ganz so enge Betrachtungsweise. Doch die Wechselbeziehung zwischen männlichem Hormon und männlicher Anziehungskraft ist erhalten geblieben. Die Welt der Hormone ist eine Welt voll wundersamer Ereignisse, die zum Teil noch unerforscht sind. Und schwierigste Vorgänge, die von Wissenschaftlern in nüchterne Zahlen gekleidet werden, versetzen den laienhaften Beobachter auch im dritten Jahrtausend noch in staunende Bewunderung. Man muss nur, schon im eigenen Interesse, bereit sein, sich auf das erregende Spektakel, das sich im Inneren unseres Körpers abspielt, einzulassen.

Testosteron – zielstrebig und direkt

Das Testosteron ist das Haupthormon des Mannes. Es wird im Hoden gebildet und von dort direkt in die Blutbahn abgegeben. Das Testosteron kommt ohne Umschweife zur Sache. Es gehört zu jenen Botenstoffen des Körpers – übrigens genauso wie das Östrogen bei der Frau –, die direkt und ohne besondere Vorsichtsmaßnahme bis zum Zellkern vordringen können. Da sie fettlöslich sind, durchbrechen diese Hormone leichter die Zellmembran und schwirren im Zytoplasma der Zelle umher, bis sie einen Carrier finden, der sie zielsicher wie in einem Schnellzug zu den Chromosomen führt.

Jede Zelle enthält bekanntlich den gleichen Lebensfaden. Würde man ihn entwirren, hätte er pro Zelle die stattliche Länge von ungefähr zwei Metern. Auf dieser Perlenschnur gibt es Abschnitte, welche einen »Testosteronbahnhof« besitzen.

Dort kann sich das Testosteron direkt an die Gene binden und für einige Zeit verweilen. In der Zwischenzeit beginnt der Lebensfaden in diesem Abschnitt zu arbeiten und Eiweißstoffe anzufertigen, die für die Entstehung der Barthaare, der tiefen Stimme, der Samenbildung und für den Muskelaufbau verantwortlich sind. Aber auch ganz kleine Moleküle, die im Gehirn aktiv werden und die Libido heben, werden nach Anbinden des Testosterons im DNA-Faden erzeugt.

Das im Hoden gebildete Testosteron ist demnach der Befehlshaber. Er teilt dem Genom, in dem sämtliche Erbinformationen des Menschen gespeichert sind, mit, welche Proteine, also Eiweißstoffe, es herstellen soll. Das trifft übrigens auf alle so genannten »Steroidhormone« zu, die beachtliche Fähigkeiten haben. Sie gehören zu den ältesten Regulatoren unseres Lebens und können einerseits die DNA beeinflussen, andererseits sind sie an einer Fülle anderer Aufgaben beteiligt, die von immunologischen Funktionen bis zur Ejakulation reichen.

Der Hormonpegel schwankt im Tagesverlauf, lässt sich aber auch gezielt beeinflussen. Bekommen Männer erotische Fotos zu sehen, schießt der Hormonsaft schon nach einer Minute in die Höhe. Sobald sie die Bilder beiseite legen, sinkt der Spiegel wieder ab, weil die Halbwertszeit der männlichen Hormone im Blutkreislauf nur zwölf Minuten beträgt. Da hat sich die Hälfte der frisch produzierten Portion schon wieder verflüchtigt.

Das Testosteron, einmal gebildet und an das Blut abgegeben, muss aber nicht für alle Zeiten ein männliches Hormon bleiben. Verschiedene Organe sind nämlich in der Lage, das Testosteron in andere Hormone, die noch stärker wirken als der Ausgangsstoff, umzuwandeln.

Wenn die Androgen-Werte im Keller sind …

Man schätzt, dass bei fünf bis zehn Millionen Männern in Deutschland die Testosteronwerte im Keller sind. Diese Männer leiden darunter – allerdings fehlt ihnen weit mehr als das Testosteron, sie haben einen komplexen Androgenmangel. Soll heißen: Ihnen fehlt alles. Androgene ist der Sammelbegriff für alle männlichen Geschlechtshormone: Das sind außer dem Testosteron noch die Verwandten Dehydrotestosteron (DHT), Androstendion und Androsteron.
Gibt es im männlichen Körper von alldem nur kümmerliche Bestände, lässt alles nach: Potenz, Libido, Tatendrang, Muskelumfang, Körperkraft, Optimismus, sogar das Gedächtnis. Das Einzige, was zunimmt, ist der Bauchumfang. Betroffen davon sind auch immer mehr 30- bis 40-jährige Männer, bei denen psychischer und physischer Stress das Testosteron killt. Die Zeitung »Men's Health« wagte im Februar 2001 einen Selbstversuch. Zehn Mitarbeiter meldeten sich, um herauszufinden, wie es tatsächlich um ihren Hormonhaushalt bestellt ist. Zweimal pro Tag (morgens und abends) wurde den Freiwilligen Blut abgezapft. Ein Speziallabor untersuchte es nicht nur auf Testosteron, sondern auch auf dessen Angehörige Dehydrotestosteron (DHT) und das Protein SHBG (sexualbindendes Globulin), das als Hormonbremse wirkt.
»Die Ergebnisse bestätigen die Theorie von den jungen Schlaffis – zumindest in weiten Teilen.« Zwar hätte es in Sachen SHGB, von dem sich nicht allzu viel fand, noch ganz gut aus-

gesehen, würde doch dieses Globulin 70 bis 80 Prozent der im Blutkreislauf zirkulierenden Androgene binden und sie unwirksam machen. Ein Zuviel an SHGB ist also ein genauso bedauernswerter Umstand wie ein Zuwenig an Hormonen.
Doch die Werte für das männliche Geschlechtshormon wären niederschmetternd gewesen. Normalerweise sollten zwischen 3,5 und 10 Nanogramm (= Milliardstel Gramm, Abkürzung ng) in einem Milliliter Blut eines 30- bis 40-jährigen Mannes herumschwimmen. Zwei Drittel der Versuchsmänner hätten sich aber nur mit Mühe über die 3,5-ng/ml-Marke gerettet und wären im unteren Referenzbereich gelandet.

Bei der Behandlung ist Fingerspitzengefühl gefragt

Das bedeutet natürlich nicht, dass all diese Schlappis jetzt sofort mit einer Riesenladung Testosteron turbobeschleunigt werden. Vielmehr ist Feingefühl gefragt. Wie ein maßgeschneiderter Anzug muss dann auch zum Gesamtbild passen, was sich aus Befunden und Lebensumständen ergibt. Manchmal reichen gezielte Hinweise, mit deren Hilfe man die verdorrten Testosteronbehälter wieder nachfüllen kann.
Wie bei einigen Men's-Health-Mitarbeitern auch: Ein 31-jähriger Versuchsteilnehmer mit zart ausgeprägtem Hüftspeck und einem Wert von 4,1 ng/ml hatte berichtet, dass Sex für ihn und seine Freundin schon lange kein Thema mehr gewesen wäre. Er ging mit dem gut gemeinten Rat nach Hause, sich ins Fitnessstudio zu begeben, um durch gezieltes Training die Testosteronproduktion anzufeuern. Einen fast schon dürren Probanden hingegen, der sich zweimal pro Woche im Fitnessstudio abrackert, bekümmerten spärliche Muckis und die Flaute seines Testosterons. Dass sein Training all die Jahre falsch gelaufen war, erfuhr er erst bei der Auswertung der Befunde. Er

wird es ändern und damit beides steigern: Bizeps und Hormonwerte.
Generell erfordert die Bewertung dessen, was der Organismus an männlichen Hormonen aufzubieten hat oder was er nicht mehr zu Stande bringt, mehr als Feingefühl. Die Ziffern, die eine gut programmierte Labormaschine auswirft, können höchstens die Basis für ein ausführliches Gespräch sein, in dem sich der Arzt ein genaues Bild machen kann. Ist der Testosteronspiegel unter einem Wert von 3 ng/ml und klagt der Betreffende zusätzlich über Müdigkeit, Libidoprobleme und Muskelschwäche – Symptome, die er in früheren Jahren nicht hatte –, legt das den Schluss nahe: Der Saft ist draußen. Die Bestätigung dieser Beurteilung ergibt sich allerdings erst durch die Therapie. Regen sich im Mann plötzlich neue Energien, verspürt er wieder seine Triebe und entwickelt ungeahnte Kräfte, sobald er seine Hormone bekommt, dann besteht kein Zweifel: Die Diagnose war richtig.
Fühlt sich jemand – ohne Anzeichen einer Osteoporose – trotz eines niedrigen Testosteronspiegels pudelwohl, wird ihm kein vernünftiger Mensch Hormone andienen, denn dann kommen seine Zellen mit dem niedrigen Testosteronspiegel offensichtlich gut zurecht.

Ein Bösewicht: Der Testosteron-Abkömmling Dehydrotestosteron

Für den Aufbau der Muskeln wäre eigentlich das DHT, der enge Anverwandte des Testosteron, zuständig. Wie es dazu kommen kann, dass ein aus der gleichen Hormonsippe stammender Verwandter plötzlich zum Bösewicht wird, kann man am Beispiel des DHT gut nachvollziehen. Das umgewandelte Hormonmitglied wird so aggressiv, dass man nichts lieber täte, als es zu zerstören. Prinzipiell wird es in der Prostata, aber auch im Haarfollikel und in der Haut mit einem zusätzlichen Wasserstoffatom ausgestattet. Dadurch ist es in der Zusammensetzung zwar nur wenig anders als das Testosteron, aber genau das befähigt das DHT, noch stärker an die Kette mit den Erbinformationen anzudocken und dadurch eine intensivere Wirkung zu entwickeln als Testosteron.

Genau diese fehlgeleitete Kraft des Dehydrotestosterons ist dann auch dafür verantwortlich, dass die Prostata unter bestimmten Bedingungen massiv zu wachsen beginnt und dass sich daraus bei gewissen Konstellationen ein Prostatakarzinom entwickeln kann. Die Situation dabei ist ähnlich wie bei Brustkrebs, wo man auch vermutet, dass das Östrogen einen wachstumsanregenden Einfluss auf die Brustdrüse hat. Zweifellos sind die beiden Geschlechtshormone stark anregende Verbindungen für die Zelle, weil sie ihr Wachstum und ihre Teilung beschleunigen.

Andererseits aber müssen noch andere Veränderungen stattfinden, damit beide Hormone Krebs auslösend wirken.

Das Dehydrotestosteron ist zwar ein »Kofaktor«, also an der Entstehung der Prostatavergrößerung und des Prostatakarzinoms beteiligt, aber – nach letztem Wissensstand – kein direkter Auslöser von Krebs.

Die moderne Medizin hat fast alle Register gezogen, um die Umwandlung des unentbehrlichen Testosterons in das böse Dehydrotestosteron zu blockieren. Allerdings ergab sich ein Problem: Behinderte man das Testosteron an seiner Tätigkeit, litt auch die Produktivität der Hoden. Mittlerweile fand man, was man suchte. Ein so genannter »Enzymblocker« ist bereits auf dem Markt. Er verhindert die Verwandlung des männlichen Haupthormons in seinen Abkömmling Dehydrotestosteron und die damit verbundene anregende Wirkung auf das Wachstum des Prostatagewebes.

Die Androgene sind geschlechtsspezifisch wirksam, indem sie die Geschlechtsdifferenzierung der männlichen Fortpflanzungs-

organe fördern. Sie sind auch für die Ausbildung der sekundären Geschlechtsmerkmale (Bartwuchs, Körperbehaarung, Stimmbruch) verantwortlich. Derzeit beschäftigen sich Wissenschaftler mit der Frage, ob Männer, die an einem Androgenmangel leiden, außer Hormonen auch den Enzymblocker bekommen sollen. Damit wäre eine massive Sicherheitsschleuse eingebaut. Einerseits kämen die Vorteile des Testosterons in diversen, außerhalb der Prostata befindlichen Geweben voll zum Tragen. Andererseits wäre die Vorsteherdrüse nicht weiter durch das Dehydrotestosteron, das sich ja dann nicht mehr bilden kann, irritiert oder sogar gefährdet.
Der umtriebige Testosteron-Verwandte sorgt aber auch an anderen Körperstellen für Ärger. Zwar ist auch der Haarwuchs vom aktiven Dehydrotestosteron abhängig, doch lässt es genau dort Haare sprießen, wo man sie nicht unbedingt braucht. Während es im gesamten Körperbereich für üppige Behaarung sorgt, werden die Kopfhaare schütter und fallen schließlich aus.
Um abzuschätzen, wie viel Testosteron der Hoden bildet, empfiehlt sich eine Testosteronbestimmung im Blut. Durch eine einfache Blutabnahme kann mit immunologischen Methoden der Pegel gemessen werden. Er liegt beim Mann normalerweise zwischen 3,5 und 7 ng/ml, bei der Frau zwischen 0,4 bis 0,8 ng/ml. Testosteronwerte, die beim Mann unter 3,0 ng/ml liegen, sind meist zu gering.

Leitsymptome bei Testosteronmangel:

- Hitzewallungen
- Schlaflosigkeit
- Schweißausbrüche
- Libidoverlust

Dehydroepiandrosteronsulfat (DHEA) – das Sexualhormon des Mannes

Ob die Achselhöhle des Mannes, seine Schambehaarung und schließlich auch seine Vorhaut Düfte aussenden, die zwar von der Frau nicht wissentlich wahrgenommen werden, sie aber doch in ihrer Beurteilung beeinflussen, hängt ganz wesentlich von einem Hormon der Nebennierenrinde ab: vom DHEA.
Die Hormonbühne Hoden hat einen unangefochtenen Hauptdarsteller: das Testosteron. Allerdings gibt es ein zweites männliches Hormon, das im Organismus des Mannes eine wichtige Nebenrolle spielt: das Dehydroepiandrosteron. (Im allgemeinen Sprachgebrauch werden Abkürzungen verwendet, die sich aus dem englischen Medizin-Sprachbegriff ableiten.) DHEA wird nicht vom Hoden, sondern von der Nebennierenrinde hergestellt.
Es gibt eine Unmenge an Substanzen, die sich in unserem Körper tummeln, und ständig entdecken Hormonforscher neue Stoffe und Zusammenhänge. »Wer zählt die Völker, nennt die Namen, die alle im Körper zusammenkamen?«, fragt man da als amüsierter Laie mit einem leicht abgewandelten Schiller-Vers.
Um sich nicht rettungslos im Begriffswirrwarr zu verheddern, sollte man auch im eigenen Interesse kurz durchgehen, um welche Körpersäfte es sich gerade handelt. Wer kann schon Androgene, Östradiol, Östrogen zuordnen, wenn er die Unterschiede der einzelnen Bezeichnungen nicht kennt?
Als kurze Chemie-Einführung nur so viel: Die Hormone der Keimdrüsen haben eine besondere chemische Struktur und werden unter der Bezeichnung Steroide zusammengefasst. Es sind jene Botenstoffe, die aus vier typischen Ringen bestehen und eine bestimmte Anzahl von Kohlenwasserstoffatomen aufweisen. Auch das Gelbkörperhormon (Progesteron) der Eierstöcke gehört zu den Steroiden, es hat die höchste Anzahl

dieser Kohlenwasserstoffatome, nämlich 21 (!). Chemische Verbindungen, die vier Ringe besitzen und über 19 Kohlenwasserstoffatome verfügen, heißen Androgene. In diese Kategorie fallen die verschiedenen männlichen Hormone, zu denen das Testosteron und auch das DHEA gehören. Daneben gibt es die Östrogene, das sind Steroide, die 18 Kohlenstoffatome besitzen. Die häufigsten Vertreter der Östrogene sind Östradiol, Östron, Östriol. So weit, so klar. DHEA beschleunigt den Aufbau von körpereigenem Eiweiß; es wirkt als männliches Sexualhormon, weil es in Testosteron, aber auch in Vorstufen von Östrogen umgewandelt werden kann.
Beide Hormone sind entscheidend in den Beginn der Wechseljahre involviert. Zwar ist das Testosteron das Pendant zum Östradiol, das in den Eierstöcken der Frau hergestellt wird. Allerdings ist es nicht im gleichen Ausmaß Ursache für die Wechseljahre des Mannes, wie es das Östrogen bei der Frau ist. Bekanntlich produziert der männliche Hoden länger Testosteron als der Eierstock Östrogen. Dadurch treten manche Wechseljahresbeschwerden des Mannes nicht in der gleichen Intensität auf, aber die Verdrießlichkeiten für das männliche Geschlecht werden mit zunehmendem Alter immer mehr.

Leitsymptome bei DHEA-Mangel:

- Gewichtsveränderungen
- Immunschwäche
- Gedächtnisreduktion

Auch der Mann braucht sie: Östrogene

Bereits Aristoteles muss etwas geahnt haben. Ihm war aufgefallen, dass es eine Verbindung zwischen Frauen und Eunuchen gab: Beide hatten keinen Haarausfall. Die Vermutung des weisen Mannes konnte mittlerweile durch gesicherte Fakten ersetzt werden. Mit einem verblüffenden Ergebnis: Auch Männer brauchen Östrogene. Ihr Körper ist also auf die weiblichen Hormone angewiesen.

Die Nöte des Mannes, die aufgrund eines Östrogenmangels entstehen, sind derzeit noch am allerwenigsten erforscht. Dass das Fehlen der weiblichen Substanzen aber Probleme schafft, zeigen die vielfältigen Aufgaben, die dieser Hormongruppe üblicherweise im männlichen Organismus zufallen.

Im männlichen Nebenhoden findet sich das weibliche Hormon Östrogen in höherer Konzentration als im zirkulierenden Blut der Frau. Die Eierstöcke sind in der Lage, direkt Östrogene herzustellen. Der männliche Hoden schafft das nicht. Was aber weiter nichts ausmacht, weil er stattdessen Androgene produziert. Kaum landet dieses männliche Hormon in diversen Geweben des Körpers, macht es eine Verwandlung durch und wird zu Östrogen. Fettgewebe und Muskelzellen gelingt das besonders gut. Bei Frauen ist dieses Phänomen schon seit langem bekannt.

Der männliche Organismus hält in diesem indirekten Geschlechterwettbewerb gut mit. Nicht nur die Nebenhoden, auch die männlichen Blutgefäße können aus Androgenen Östrogene machen. In einer neuen Testreihe ist es gelungen, das nachzuvollziehen: Männern mit verengten Blutgefäßen wurde das männliche Hormon Testosteron direkt in die Vene gespritzt. Die erweiterten sich daraufhin genauso schön, als hätten sie Östrogen bekommen.

Die Verwandlung der männlichen Hormone in Östrogene ist damit noch längst nicht zu Ende. Das Testosteron wird zu Östradiol, das Androstendion, ebenfalls ein männliches Hormon, zu Östron umgewandelt.

Mit ungebrochener Dynamik arbeiten Wissenschaftler daran, die große Bedeutung der Östrogenproduktion für das männliche Geschlecht herauszufiltern. Und weil man erkannt hat,

dass im männlichen Gewebe weibliche Hormone entstehen, will man künftig das Testosteron-Östrogen-Verhältnis noch genauer ausloten.
Unter normalen Umständen wird ein Teil des Testosterons in Östradiol umgewandelt, das im Blut vorhanden und messbar ist. Verändert sich aber das Verhältnis zwischen männlichem und weiblichem Hormon, kann das ein Signal dafür sein, dass plötzlich nichts mehr umgewandelt wird. Dann hat auch der Mann einen Östrogenmangel. Noch bleiben die Wissenschaftler die Antwort schuldig, wenn es um die Frage geht, wie sehr bestimmte männliche Beschwerden und ein Tiefstand an weiblichen Hormonen zusammenhängen. Denn dass leere Testosteron- und DHEA-Speicher dem Mann unmittelbar Probleme bereiten, ist abgeklärt.
Es gibt eine Unmenge an Einzelbeobachtungen, die deutlich zeigen, dass der maskuline Organismus unter der Einbuße weiblicher Hormone sehr wohl leidet. Überdies sind die physiologischen Vorgänge, die sich im Männerkörper abspielen, zwar Indizien, aber keine Beweise. Doch die Wissenschaft hat einen anderen Denkansatz. Wenn männliche Organe Enzyme besitzen, die Testosteron in Östrogene umwandeln, muss diesem weiblichen Hormon auch beim Mann eine Bedeutung zukommen. Sonst hätte die Evolution keine Veranlassung gehabt, das weibliche Hormon im männlichen Körper herzustellen.

Wenn die weiblichen Hormone fehlen …

Eine wichtige Funktion scheint der Einfluss des Östrogens auf männliche Gewebshormone zu haben, die gelegentlich in Muskeln freigesetzt werden und dort Schmerzen verursachen. Das kann zu eigentümlichen Konstellationen führen. Klagt ein Mann über Gelenkschmerzen, könnten Stoffe schuld sein, die

ihm fehlen: weibliche Hormone. Selbstverständlich muss man auch nach anderen Ursachen fahnden, könnte es sich doch auch um eine rheumatische Arthritis handeln.
Scheiden andere Gründe aus, ist die Therapie mit einem Geschlechtshormon sinnvoll. Die Frage ist nur, mit welchem. Nimmt man das männliche Testosteron, das in den Gelenken des Mannes in Östrogen umgewandelt wird, oder nimmt man gleich Östrogen, das man in Form von Pflastern oder Cremes über die Haut einströmen lässt?
Bekommt der Mann Östrogen, muss man seine Prostata genau im Auge behalten, denn der mittlere Teil der Vorsteherdrüse ist vom Östrogen abhängig. Gibt es zu viel davon, beginnt dieser Teil der Prostata zu wachsen. Deshalb ist auch vor einer Östrogenbehandlung des Mannes stets ein Urologe zu konsultieren.
Noch bewegen sich die Endokrinologen bei der Anwendung weiblicher Hormone im männlichen Körper auf glattem Parkett. Das hat zur Folge, dass die Behandlung eher nach freundlicher Empfehlung klingt als nach beinharter Verschreibung. Doch die Forscher wittern hinter der Tatsache, dass sowohl die Hauptschlagader des Mannes Östrogene herstellt, aber auch die übrigen Blutgefäße das Gleiche können, eine medizinische Sensation. Man könnte auch bei Männern eine Östrogen-Vorbeugung betreiben und sie dadurch möglicherweise vor einem Herzinfarkt bewahren.

Die schützende Wirkung

Bei Frauen ist bekannt, dass sie – solange ausreichend Östrogene im Körper sind – seltener Herz-Kreislauf-Erkrankungen erleiden. Kaum machten die Erkenntnisse rund um die Östrogen-Vorbeugung des Mannes die Forscherrunde, begann der Wettlauf der Pharmakonzerne. Seither arbeiten Wissenschaftler in den Labors mit Vehemenz an der Kreation eines neuen Östrogens. Es soll Knochen und Blutgefäße schützen, gleichzeitig aber auch die Prostata und die Brust unangetastet lassen.

Natürlich gibt es, wie in vielen anderen Bereichen auch, einen wissenschaftlichen Disput. Es melden sich kritische Stimmen zu Wort, die glauben, dass ein Östrogenmangel des Mannes über das Testosteron ausgeglichen werden kann. Sie empfehlen: Erst dann handeln, wenn der Organismus des Mannes bereits so schwächelt, dass er nicht mehr in der Lage ist, aus dem männlichen Haupthormon das Östrogen zu gewinnen. Dann wäre eine direkte Zufuhr von Östrogen angebracht. Die nächsten Jahre werden wahrscheinlich zeigen, wer Recht erhält.

Recht hat auf alle Fälle eine Forschergruppe, die beweisen konnte, dass auch Männerknochen zerbröseln, wenn sie nicht genug Östrogen bekommen. Wir wissen mittlerweile, dass es zu einer Störung bei der Umwandlung vom männlichen zum weiblichen Hormon und damit zu einem Östrogendefizit kommen kann. Und schon rutscht der Mann ins Klimakterium.

An einer amerikanischen Universität wollte ein Team herausfinden, wie die Dichte der Knochen, Östrogen- und Testosteronspiegel zusammenhängen. Untersucht wurden 93 Männer, die über 67 Jahre alt waren. Herausgekommen ist ein interessanter Teilaspekt. Knochendichte und Östrogenspiegel hängen unmittelbar zusammen, während die Verbindung zum Testosteronspiegel nicht nachzuvollziehen war.

Man kann daraus schlussfolgern, dass die Osteoporose des Mannes sehr wohl durch einen Östrogenmangel ausgelöst wird, dass am Skelett sowohl der Östrogen- als auch der Testosteronmangel festzustellen ist und beide Formen des männlichen Klimakteriums – eine testosteron- und eine östrogenbedingte – existieren.

Leitsymptome bei Östrogenmangel:

- erhöhter Blutdruck
- Gelenkschmerzen
- Muskelschmerzen
- Zuckungen (Palpitationen)

Pregnenolon – Schutz für Nerven und Gehirn?

Jeder Botenstoff, und nichts anderes sind Hormone, kann geschlechtsspezifisch zugeordnet werden. Was bei der Frau Progesteron heißt, wird beim Mann Pregnenolon genannt. Bei der Frau wird aus dem Pregnenolon das Gelbkörperhormon (Progesteron), das für die Einnistung des befruchteten Eis und für die Schwangerschaft von großer Bedeutung ist. Da der Mann keinen Eisprung hat, kommt bei ihm kein Gelbkörperhormon vor. Erst seit kurzem weiß man: Das Gelbkörperhormon der Frau ist nicht nur für die Gebärmutterschleimhaut wichtig. Es wirkt darüber hinaus auch im Gehirn und sorgt für die Vermehrung der Nährzellen der Nerven. Es schützt also Gehirn und Nervengewebe.

Progesteron und Pregnenolon stellten sich – aus dem Blickwinkel des Biochemikers betrachtet – immer wie nette Verwandte dar und boten viele Ähnlichkeiten. Was also lag näher, als daran zu denken, dass auch Pregnenolon eine Wirkung auf das zentrale Nervensystem, vor allem aber auf das Gehirn hat? In Rattenhirnen war das nachzuweisen. Jene Zone des Gehirns, die mit der Gedächtnisleistung der Nager in Zusammenhang gebracht wird, wies hohe Mengen an Pregnenolon auf.

Anfang der 90-er Jahre bekamen Ratten bei einem Experiment Pregnenolon ins Futter. Plötzlich merkten sich die kleinen Tie-

re mehr als zuvor. Bereits kleine Gaben des Botenstoffes konnte die Gedächtnisleistung der Rattenhirne deutlich steigern.
Im Unterschied zum Progesteron fand man in den Hirnzellen keinerlei Andockstellen für das Pregnenolon. Dafür spürte man aber, und jetzt wird es sehr wissenschaftlich, das Pregnenolon als Bestandteil einer Andockstelle namens NMDA (N-Methyl-D-Aspartat) auf. Das ist eine Struktur, welche für intellektuelle Reaktionen, aber auch für den Wachzustand von großer Bedeutung ist.
Pregnenolon hat, ebenso wie Progesteron, eine besondere Wirkung auf die Markscheiden (Myelinscheiden) des Nervengewebes, es veranlasst ihre Regeneration. In klinischen Studien verwendet man Pregnenolon unmittelbar nach einer Verletzung des Rückenmarks, um die Wiederherstellung anzuregen. Ob dem Pregnenolon der gleiche Stellenwert zukommt wie dem Progesteron oder dem DHEA, bleibt vorläufig abzuwarten. Man kann es zwar im Blut leicht bestimmen, allerdings zieht der Blutwert allein keinerlei Konsequenzen nach sich. Außerdem muss auch hier ein Grundgebot gelten, das in der Medizin stets gefordert wird: dass man das Gesamtbild eines Menschen betrachtet.
Subjektive Beschwerden, die jemand hat, und ein objektiver, biochemisch erfasster Hormonwert müssen gleichzeitig erörtert werden. Bei starkem Gedächtnisverlust und einer nicht anders beherrschbaren extremen Müdigkeit kann man an niedrige Pregnenolon-Dosen von 50 mg pro Tag denken. Natürlich muss der Patient entsprechend aufgeklärt werden. Obwohl es kaum Nebenwirkungen gibt, existieren andererseits aber auch kaum Studien, die den klinischen Einsatz des Hormons überprüft haben.

Gonadotropine – Hüter der männlichen Keimdrüsen

Sie ist nur ein kleines bohnenförmiges Organ, aber das, was sie auszulösen vermag, ist beachtlich – die Hirnanhangsdrüse (Hypophyse). Sie hat, wie ein Dirigent, ein gut eingestimmtes Orchester an Hormonen zur Verfügung, das für die richtige Melodie im Organismus sorgt.

Eines dieser Hormone steuert zum Beispiel die Schilddrüse. Ähnliche Steuerungshormone, die Gonadotropine, überwachen auch die Keimdrüsen des Mannes. Und diesen Bewachern entgeht so gut wie nichts. Wird die Schilddrüse faul und stellt zu wenig Hormone her, sendet die Hirnanhangsdrüse ihren Boten, der die Schilddrüse dazu auffordert, ihre Hormonproduktion wieder aufzunehmen.

Ebenso wachsam wie bei der Schilddrüse verhält sich die Hirnanhangsdrüse gegenüber den Hoden. Erlahmen die Keimdrüsen bei der Hormonerzeugung, versucht die Hirnanhangsdrüse die schlappen Keimdrüsen wieder anzufeuern. Daraufhin steigt der Spiegel der Gonadotropine an.

Ebenso wie die Schilddrüsenuntersuchung ist dies auch für die Diagnose des männlichen Klimakteriums von großer Bedeutung. Stellen nämlich die Hoden ihre Arbeit komplett ein, lässt die Hirnanhangsdrüse noch lange nicht locker. Sie versucht beharrlich, den letzten Rest aus ihnen herauszupressen. Je weniger der Hoden arbeitet, umso mehr steigt eines der beiden Gonadotropine, vor allem das follikelstimulierende Hormon (FSH) an. Was schließt der Arzt daraus? Ein hoher FSH-Wert ist ein verlässliches Indiz dafür, dass das vom Hoden ausgehende (»testikuläre«) Klimakterium des Mannes eingetreten ist.

Prolaktin – Killer von Libido und Potenz

Prolaktin ist das Stillhormon der Frau. Es bewirkt, dass vor der Entbindung die Milchgänge wachsen und nach der Geburt in ihnen die für die Ernährung des Kindes notwendige Milch produziert wird. Unmittelbar nach der Geburt steigt deshalb bei der Frau der Prolaktinspiegel an, stimuliert die Brustdrüse und hat darüber hinaus noch einen anderen Effekt: Er verhindert, dass die Frau gleich wieder schwanger wird.

Das hat die Natur alles sehr gut eingerichtet: Das Prolaktin sorgt nicht nur für Ernährung des soeben geborenen Säuglings, sondern garantiert auch, dass sich die Mutter die nächste Zeit intensiv mit ihrem Kind beschäftigen kann, weil keine neue Schwangerschaft möglich ist. Das Stillhormon sendet Signale an das Gehirn, das stellt die Keimdrüsen ruhig, um alle Energie der jungen Mutter auf ihr Neugeborenes zu konzentrieren. Steigt durch das Stillen das Prolaktin an, unterdrückt es auch jene Zentren, die für die Reifung der Eibläschen, den Eisprung und die erneute Befruchtung verantwortlich sind. Dies begründet außerdem, warum während der Stillzeit einige Monate hindurch keine Blutung auftritt. Der Eierstock steht still. Für all das sorgt das Prolaktin.

Im Gehirn sind kleine Steuerungshormone, welche normalerweise über die Hirnanhangsdrüse Eierstöcke und Hoden dirigieren und beide Drüsen veranlassen, Geschlechtshormone zu bilden. Ist das Prolaktin erhöht, sind die Steuerungszentralen blockiert.

Auch Männer können an einem Prolaktin-Überschuss leiden. Allerdings ist diese Störung nicht so häufig wie bei der Frau. Bei Potenzproblemen und Libidostörungen muss aber der Prolaktinspiegel abgeklärt werden, um sicher zu sein, dass das nicht die Ursache dieser beiden Probleme ist.

Zu wenig Testosteron und zu viel Prolaktin sind die häufigsten Hormonstörungen, die zu Lustverlust und Potenzproblemen führen. In seltenen Fällen kann sich der erhöhte Prolaktinspiegel beim Mann auch durch eine größer werdende Brust zeigen, manchmal kann sich aus den Brustwarzen sogar ein Sekret absondern. In einem solchen Fall heißt es, sofort den Prolaktinspiegel bestimmen lassen.

Dabei sollte man nicht außer Acht lassen, dass das Prolaktin, wie einige andere Hormone auch, einem Tagesrhythmus unterliegt. Morgens ist es am niedrigsten, abends und in der Nacht steigt es an, sodass das Blut, welches in den Abendstunden abgenommen wird, ein falsches Resultat ergeben kann. Ebenso können auch Stresssituationen beeinflussend wirken.

Schilddrüsenadenom und Vergrößerung der Hirnanhangsdrüse

Ein Mann, der über Impotenz und Erektionsschwäche klagt und einen hohen Prolaktinspiegel hat, ist noch lange nicht ausdiagnostiziert. Es müssen nämlich zwei Gründe, die ebenfalls zur Prolaktinerhöhung führen können, ausgeschlossen werden: eine Schilddrüsenunterfunktion und eine Vergrößerung der Hirnanhangsdrüse.

Ist das erfolgt, entscheidet das Ausmaß der Hormonstörung. Prolaktinwerte, die zwischen 20 ng/ml und 50 ng/ml liegen, lassen eigentlich eine Schilddrüsenunterfunktion vermuten. Bei solchen Werten sollte man einen Internisten kontaktieren und eine spezielle Untersuchung der Schilddrüse vornehmen lassen. Findet man einen Prolaktinspiegel, der über 50 ng/ml hinausgeht, muss überprüft werden, ob die Hirnanhangsdrüse vergrößert ist.

Ähnlich einem Muskel, der permanent aktiv ist, kann auch die Hirnanhangsdrüse durch andauernde Prolaktinproduktion größer werden. Das wäre weiter nicht aufregend, läge nicht in unmittelbarer Nähe der Hirnanhangsdrüse der Sehnerv. Vergrößert die Drüse ihr Volumen, kann es vorkommen, dass sie den Sehnerv abzutöten beginnt. Die Sehfunktion und das Gesichtsfeld können dadurch in Mitleidenschaft gezogen werden.

Um die Größenzunahme der Hypophyse abschätzen zu können, sollte man bei einer Ziffer von über 50 ng/ml eine Computertomographie (CT) oder Magnetresonanzaufnahme der Hirnanhangdrüse machen lassen. Damit kann man erkennen, ob sie vergrößert oder ob ein abgekapseltes Drüsengewebe (Adenom) vorhanden ist, das für eine isolierte Prolaktinbildung verantwortlich gemacht werden kann.

Genauso wie bei der Frau kann auch beim Mann der hohe Prolaktinspiegel durch ein Medikament gesenkt werden. Dadurch erreicht man auch meist, dass die Hirndrüse wieder ihre normale Gestalt annimmt. Ist die Hypophyse deutlich vergrößert oder liegt ein Adenom vor, ist es ratsam, einen Neurochirurgen aufzusuchen. Gemeinsam wird man beraten, ob möglicherweise eine Operation notwendig ist oder ob es ausreicht, die Größe der Drüse mit Medikamenten zu reduzieren und so das Prolaktin zu senken.

Jüngste Untersuchungen zeigen, dass das Prolaktin die Wirkung des männlichen Hormons der Prostata, des Dehydrotestosterons, verstärkt. Damit hat die Bestimmung des Prolaktins für die Abschätzung einer Prostataerkrankung wahrscheinlich große Bedeutung bekommen.

Prolaktin ist das Anti-Stress-Hormon, das die negativen Wirkungen des Kortisols ausgleicht. Deswegen ist dieses Hormon auch für den Mann von einer gewissen Bedeutung.

Wenn die Schilddrüsenhormone durcheinander geraten

Eine Schilddrüsenstörung kann die Wechseljahre des Mannes vortäuschen.

Auch ihre Hormone werden in der Hirnanhangsdrüse gebildet, weil diese zentrale Drüse die fünf wichtigsten Funktionen unseres Körpers regelt: Fortpflanzung, Stillen, Körperwachstum, Stressabbau und Verwaltung der Energie. Eben deshalb wurde diese Drüse früher als Sitz des Lebens angesehen.

Bevor die Säugetiere die Bühne der Evolution betraten, also vor über 200 Millionen Jahren, gab es weder einen Säugeakt noch Milchbildung. Das Prolaktin hatte noch eine andere Aufgabe: Es war für die Immunabwehr zuständig. Diese Funktion hat bei den Säugetieren dann ein anderes Hormon übernommen, das ebenfalls in der Hirnanhangsdrüse bereitgestellt wird, das ACTH (adrenocorticotropes Hormon).

Auch das Wachstum des Kindes nach der Geburt bis zur Pubertät und die Regeneration des Menschen ist eine lebenswichtige Funktion, die vom vierten Hormon der Hirnanhangsdrüse gesteuert wird, nämlich vom Wachstumshormon (somatotropes Hormon). Die Fortpflanzung, eine weitere lebenswichtige Facette, wird von der fünften Hormongruppe der Hirnanhangsdrüse, von den gonadotropen Hormonen, gesteuert.

Damit setzt der Hypophysenvorderlappen Hormone frei, die im Körper die entsprechenden Zielorgane ansteuern und sie dazu ermuntern, ihre entsprechenden biologischen Aufgaben zu erfüllen.

Jedes der Hormone in diesem Kreislauf weiß, was zu tun ist. Die Gonadotropine stimulieren beim Mann den Hoden, bei der Frau die Eierstöcke. Das Prolaktin wirkt auf die Brustdrüse, das somatotrope Hormon auf die Leber. Dort erzeugt es weitere Wachstumsfaktoren, die zahlreiche Organe unseres Körpers beeinflussen.

Das ACTH hat seinen Ansprechpartner in der Nebenniere, dem Stressmodulator unseres Körpers. Das thyroxinstimulierende Hormon wirkt auf die Schilddrüse und regt sie an, hauptsächlich Tetrajodthyronin, das Thyroxin, zu produzieren.

Hypothalamus – das Steuerungsorgan des endokrinen Systems

Die Hirnanhangsdrüse steuert auf diese Weise die wichtigsten Funktionen unseres Körpers. Sie hat aber noch eine Instanz über sich, nämlich den Hypothalamus. Dieser untere Abschnitt des Zwischenhirns ist das oberste Steuerungsorgan des endokrinen Systems. Am Hypothalamus hängt wie ein dicker Tropfen die Hypophyse, also die Hirnanhangsdrüse. Der Hypothalamus ist trotz seiner Wichtigkeit so klein wie ein Zweicentstück. Hier werden kleine Steuerungshormone hergestellt, die ihrerseits wieder die Hirnanhangsdrüse überwachen. Der Hypothalamus ist das Verbindungsstück zwischen dem Körper und den übrigen Regionen des Gehirns. Hypothalamus und Hypophyse bilden damit eine Funktionseinheit. In unmittelbarer Nähe der beiden befindet sich das limbische System, das Steuerungssystem unserer Emotionen. Eine perfekt durchorganisierte Einteilung, auf die jeder Konzernchef neidisch werden könnte.

Durch all diese Mechanismen ergeben sich wechselseitige Einflüsse. Die einen melden, die anderen reagieren. Zellen im Hypothalamus empfangen Botschaften von den Gehirnzellen. Das veranlasst den Hypothalamus, Hormone in die Hypophyse auszuschütten. Also steuern die Hormone des Hypothalamus die Funktion der Hypophyse.

Störungen der Schilddrüsenhormonproduktion

Die Schilddrüse ist wohl die bekannteste »Drüse«. Störungen ihrer Funktion sind recht häufig. Deshalb ist das Wissen um die Aufgabe und Wirkungsweise dieser endokrinen Drüse sehr wichtig. Drüsen, die ihre Produktion in den Raum zwischen den Zellen abgeben, nennt man endokrin. Die Schweißdrüsen, die ihre Produktion nach außen abgeben, nennt man exokrin. Beachten muss man vor allem einander ähnliche Symptome mit völlig unterschiedlichen Ursachen: Sowohl eine Schilddrüsen- als auch die Hodenunterfunktion verursachen ähnliche Beschwerden. Deshalb sollte man nicht nur die Hormone der Schilddrüse ermitteln, sondern auch die der Hirnanhangsdrüse.

Die Schilddrüsenhormone haben die Bezeichnung T3 (Trijodthyronin) und T4 (Thyroxin). T4 hat eine wesentlich schwächere Wirkung als T3, das in der Lage ist, in fundamentale Stoffwechselprozesse einzugreifen.

Die Ausschüttung der Schilddrüsenhormone wird über einen Regelkreis gesteuert. Wenn man diesen ein wenig kennt, weiß man nicht nur, wie Schilddrüse und Hypothalamus miteinander in Verbindung stehen. Man begreift auch ein wenig, dass in dem komplizierten Gebilde Mensch ein wunderbares Puzzle zu einem gut funktionierenden Ganzen zusammengesetzt worden ist.

Der untere Abschnitt des Zwischenhirns schüttet das TRH (Thyreotropin-Releasinghormon) aus. TRH regt die Hirnanhangsdrüse zur Ausschüttung von TSH (Thyroidea-stimulierendes Hormon) an, einem Hormon, das die Schilddrüse zur Arbeit antreibt. Die Schilddrüse erzeugt daraufhin verstärkt die Schilddrüsenhormone T3 und T4. Diese beiden Hormone gelangen über die Blutbahn an die Zielzellen und entfalten dort ihre Wirkung.

Sie schwimmen im Blut, aber auch in dem Bereich von Hypo-

thalamus und Hypophyse. Beide haben spezielle Melder zur Verfügung, die ihnen berichten, wie hoch die T3- und T4-Spiegel im Blut sind. Demzufolge wird die Bildung von TRH und TSH entweder gehemmt oder angeregt. Je fauler die Schilddrüse wird, umso höher ist das Hormon, das Hypothalamus und Hypophyse produzieren, um die Schilddrüse wieder aufzuwecken.
Schilddrüsenfunktionsstörungen sind für eine Reihe von Symptomen verantwortlich, die an die Wechseljahre erinnern: Hitzewallungen, Schweißausbrüche und Herzklopfen, aber auch genau das Gegenteil: depressive Verstimmung, Libidoverlust, chronische Müdigkeit, trockene Haut.
Befallen den Mann derartige Zustände, müsste man nicht nur die Schilddrüse untersuchen, sondern auch an eine Funktionseinschränkung der männlichen Keimdrüsen denken: Sie lösen die gleichen Symptome aus.

Somatotropin: Wachstumshormon als Jungbrunnen

Ähnlich wie das Schilddrüsensteuerungshormon und die Gonadotropine, die den Hoden kontrollieren, wird in der Hypophyse noch ein besonderer Stoff hergestellt: das Wachstumshormon. Gäbe es dieses Hormon in Form von Aktien, hätten Spekulanten längst alle aufgekauft, werden sie doch auf allen Medizinerbörsen als ultimativer Jungbrunnen gehandelt.
Noch ist die Pille für das ewige Leben eine Vision, doch Genetiker sind ihr hartnäckig auf der Spur. Zumindest bei den Fliegen sind sie ihrem Traum ein Stück näher gekommen. US-Forscher fanden eine Genveränderung, die Fruchtfliegen doppelt so lang leben lässt wie gewöhnlich.
Das Gen ist ohne diese Mutation auch im menschlichen Erb-

gut vorhanden, berichten Stephen Helfand, Blanka Rogina und Kollegen von der Universität von Connecticut in Farmington im US-Fachmagazin »Science«. Die Wissenschaftler nennen das Gen, nicht ohne Sinn für Humor, »Indy«, was weder für Indianapolis steht noch für Indiana Jones, sondern für »I'm not dead yet« – ich bin noch nicht tot.

Das Indy-Gen

Dieser Erbfaktor, meint der Genetiker Seymour Benzer vom California Institute of Technology in Pasadena, stimme optimistisch, dass es in der Tat eines Tages möglich sein werde, die aktive Lebensspanne zu manipulieren. Denn Indy kann, wonach die ganze westliche Welt sucht: das Leben nicht einfach nur verlängern, sondern auch die Lebensqualität in dieser geschenkten Zeit erhalten.

Insekten mit der mutierten Variante des Indy-Gens fliegen genauso gut, essen genauso viel und werben genauso intensiv um Partner wie ihre Artgenossen mit einer kürzeren Lebensspanne. Außerdem stellen sie die Vermehrung nicht so schnell ein. Helfand wertet das als Zeichen für den Erhalt ihrer jugendlichen Vitalität bis ins hohe Alter. Das sind im Fall der Fruchtfliege *Drosophila melanogaster* 70 statt der sonst üblichen 37 Tage.

Erste Daten lassen erkennen, dass das vom »Indy«-Gen kodierte Eiweiß beim Stoffwechsel ansetzt, indem es den Transport und die Wiederaufarbeitung bestimmter Substanzen verändert. Die Wissenschaftler um Helfand glauben, dass die Gen-Variante den Stoffwechsel bremst und somit weniger effizient macht. Ähnlichen Erfolg bringe auch eine eiserne Diät, erläutert der Forscher in »Science«. Doch Fruchtfliegen mit dem leicht veränderten »Indy«-Gen müssen sich nicht einschränken, um länger zu leben. Andere Studien hatten zum

Beispiel gezeigt, dass Affen ein Drittel älter werden, wenn man ihr Futter um ein Drittel reduziert.
Das »Indy«-Eiweiß ähnelt einem Membran-Protein (Natrium-Dicarboxylat-Cotransporter), das in unzähligen Organismen von Bakterien bis hin zum Menschen aktiv ist. Bei Säugetieren sitzt es in Zellen des Verdauungssystems, der Leber, der Nieren und im Gehirn. Außer dem lebensverdoppelnden »Indy« sind noch zwei weitere lebensverlängernde Gene der Fruchtfliege bekannt. Eines enträtselte der Kalifornier Benzer 1998 und benannte es sinnigerweise »Methusalem«. Es verlängert das Leben jedoch »nur« um 30 Prozent.

Die Aufgaben des Wachstumshormons

Während die Gene, die das Leben ausdehnen, noch erforscht werden, ist das Auftreten des Wachstumshormons geklärt: Man weiß, dass es im Alter weniger wird. Kaum wird es aufgefüllt, werden aus bekümmerten älteren Menschen beschwingte Senioren. Man kann also annehmen, dass der Alterungsprozess so wahrscheinlich verlangsamt werden kann.
Das Wachstumshormon hat schon in der Schwangerschaft, vor allem aber in den ersten Lebensjahren und am Beginn der Pubertät eine große Bedeutung, weil es auf Zellen und Organe aufbauend wirkt. Einerseits macht es das direkt, andererseits nimmt es dazu einen Stoff der Leber, den »Insulin-like Growth Factor«, zu Hilfe und leitet damit die Botschaften des Wachstumsorgans an zahlreiche andere Organe unseres Körpers weiter.

Das Wachstumshormon sorgt für eine ganze Reihe von Dingen:

- Es kümmert sich darum, dass genug Proteine in Muskelzellen und Membranen eingelagert werden.

- Es ist mitverantwortlich dafür, dass genügend Kollagen in der Haut vorhanden ist und die Knochendichte entsprechend gesichert wird.
- Es sorgt dafür, dass die Immunabwehr stimuliert und gesteuert wird.
- Es verhindert, dass sich zu viel Fett unter der Haut ansammelt, weil es veranlasst, dieses sofort zu nutzen, um daraus Energie oder neue Proteine herzustellen.

Ab dem 40. Lebensjahr wird das Wachstumshormon spärlicher. Lange rätselten die Forscher herum, ob dies ein Zeichen für den Alterungsprozess sei oder – genau umgekehrt – den Alterungsprozess verzögere. Doch seit amerikanische Mediziner damit begannen, Wachstumshormone zu verabreichen, danach hoffnungsfrohe Studien veröffentlichten und sich die wissenschaftliche Literatur dieses Themas anzunehmen begann, ist klar: Das Hormon ist für den Mann von Wichtigkeit. Allerdings, und vielleicht ist das ein europäisches Denkmodell, erscheint es den Medizinern nur dort sinnvoll, das Wachstumshormon zu verabreichen, wo es zu einer Verknappung kommt und dieser Mangel Beschwerden verursacht. Demnach besteht der erste Schritt darin, den Wachstumshormonmangel festzustellen.

Wie ein Mangel festgestellt wird

Allerdings sagt eine einfache Blutuntersuchung, wie sie für andere Hormone durchgeführt wird, nichts aus, weil die Werte des Somatotropins stark schwanken und dieses Hormon vor allem in der Nacht freigesetzt wird. Man muss einen so genannten Stimulationstest vornehmen und die Hirnanhangsdrüse bildlich gesprochen ein wenig an der Nase herumführen. Man injiziert das Hirnhormon (Releasinghormon) des

Hypothalamus in die Vene und zapft zunächst nach 20 und dann nach weiteren 40 Minuten Blut ab. Normalerweise müsste nach der Injektion des Hirnhormons das Wachstumshormon im Blut anzusteigen beginnen (und 4 ng/ml übersteigen). Diese Konzentrationsschwelle wurde einfach eingeteilt: als jene Marke, die entscheidet, ob es tatsächlich zu wenig davon im Körper gibt. Gelingt es nicht, die Hirnanhangsdrüse zu bewegen, mehr als 4 ng/ml somatotropes Hormon auszuschütten, so kann man davon ausgehen, dass es eine Verknappung dieses Hormons gibt. Vor allem auch dann, wenn die entsprechenden Beschwerden dazukommen.
Auf die Zufuhr des Wachstumshormons wird später noch eingegangen. Wichtig ist allerdings, dass während der Behandlung laufend überprüft wird, ob man nicht zu viel davon abbekommt. Es wäre zu einfach, könnte man das direkt durch eine Messung des Hormons feststellen. Vielmehr muss man den verlängerten Arm des Somatotropins in Augenschein nehmen. Diesen Wachstumsfaktor stellt die Leber bereit. Die Hirnanhangsdrüse schickt das Wachstumshormon in die Leber, die bildet daraus den Wachstumsfaktor, der dem Insulin sehr verwandt ist und hervorragende Wirkung auf die Ausbildung der Organe und deren Regeneration hat.
Doch wo viel Licht ist, ist auch viel Schatten. Der Wachstumsstoff regt nicht nur Muskel- und Hautzellen an, sich zu erneuern. Er kann mitunter auch Krebszellen dazu aktivieren, sich zu teilen. Deshalb ist es besonders wichtig, unter einer Somatotropin-Therapie den Wert des in der Leber hergestellten Faktors (IGF-1-Wert) zu bestimmen, dieser darf nicht höher als 250 ng/ml sein.

Leitsymptome des Somatotropin-Mangels:

- Gewichtsprobleme
- Veränderung der Körpersilhouette und des Körperaufbaus

- Infektanfälligkeit
- Soziophobie
- chronische Antriebsarmut

Melatonin – das Schlafhormon

Unser Gehirn hat außer der Hirnanhangsdrüse noch die Epiphyse – die Zirbeldrüse, sie ist im hinteren Teil des Gehirns angesiedelt. Es ist eine viele Millionen Jahre alte Drüse, die unseren, aber auch den animalischen Körper auf den Tag-Nacht-Rhythmus einstellt. Die Amerikaner konsumieren Melatonin ungefähr so begeistert wie Europäer Schokobonbons: bei jeder sich bietenden Gelegenheit.

Welche langfristigen Folgen zu viele Schokoladebonbons haben, ist bekannt, beim Melatonin tappen die Experten noch ein bisschen im wissenschaftlichen Dunkel. Dennoch spricht einiges dafür, Melatonin zu schlucken. Allein die Tatsache, dass im räumlich begrenzten Gehirn – es ist ja durch die nicht dehnbare Schädeldecke (Ausnahme Kindesalter) begrenzt – die Zirbeldrüse erhalten geblieben ist, müsste einen Grund haben: Wissenschaftler nehmen an, dass sie für die Gesundheit des Menschen wichtig ist.

Die Tätigkeit der Zirbeldrüse hängt mit den Augen und damit mit unserer Außenwelt zusammen. Reptilien haben ein kleines, von einer lichtdurchlässigen Membran überzogenes Loch am Schädel, durch dieses Fenster findet die Verbindung zwischen Licht und Zirbeldrüse statt. Bei den Säugetieren, aber vor allem beim Menschen, ist die Situation komplizierter geworden. Die Schädeldecke hat sich im Laufe der Entwicklung vollständig verschlossen, das Fenster wurde mit einem Knochen verbarrikadiert, als Ausgleich gibt es eine zusätzliche Hirnbahn, also Nerven.

Diese Nerven leiten die Wahrnehmungen des Auges über die Sehbahn direkt an die Zirbeldrüse. Und weil die Zirbeldrüse so eng mit dem Sehnerv unseres Auges verbunden ist, reagiert sie auch sofort. Sobald es dämmert, beginnt sie Melatonin zu produzieren. Bei Helligkeit wird die Produktion von Melatonin gehemmt. Melatonin senkt die Aktivität, bremst und macht müde. Es ist für die Entstehung des Schlafes mitverantwortlich. Allerdings gibt es eine ganze Reihe an Hormonen, die sich auf den Schlummer auswirken. Noch ist es nicht möglich, ein genaues Bild über die hormonelle Steuerung des Schlafes zu zeichnen. Welche Mischung das Sandmännchen da genau ausstreut, konnte bisher nicht eindeutig geklärt werden.

Der einfach wirkende Mechanismus, der im Detail natürlich äußerst kompliziert ist, regelt den Tag-Nacht-Rhythmus und ist eine Erklärung dafür, warum man abends, wenn das Sonnenlicht verschwindet, vom Schlaf übermannt wird. Zusätzlich hat das Melatonin noch einen anderen Effekt: Da im Schlaf eine große Zahl unserer Organe auf Sparflamme läuft, hat das Hormon einen »beruhigenden Effekt« auf zahlreiche Systeme. Die Geschwindigkeit unseres Körpers wird gebremst, damit könnte man auch die oft erwähnte, verjüngende Wirkung dieses Hormons erklären.

Die Melatoninmenge ist genetisch programmiert und ändert sich in der ersten Lebenshälfte wenig. Es gibt Menschen, die von Haus aus einen hohen Melatoninspiegel haben, andere einen niedrigen. Mit zunehmendem Alter scheint die Melatoninproduktion der Zirbeldrüse abzunehmen. Das kann zu Einschlafstörungen einerseits, aber auch zu einem Blutdruckanstieg führen. Diese Symptome gilt es durch saubere Untersuchungen abzuklären.

Müsste man Nachtarbeiter werden, um die nächtliche Produktion des Melatonins feststellen zu können? Noch dazu, wenn man im Zimmer kein Licht machen darf, weil das sofort den Melatoninspiegel verändert?

Findige Köpfe sind auf eine andere Art der Messung gekommen. Das während der Nacht gebildete Melatonin wird über den Harn als Metabolit ausgeschieden.
Dieses Produkt (Sulfatoxymelatonin) kann aus dem Morgenurin gefiltert werden. Derzeit tüftelt man an entsprechenden Normkurven für die Ausscheidung des Sulfatoxymelatonins. Nach dem heutigen Wissensstand kann man davon ausgehen, dass ein Sulfatoxymelatonin-Spiegel im Urin unter 30 mg/ml als zu niedrig anzusehen ist.
Wie bei den anderen Hormonen auch muss man sich ansehen, über welche Beschwerden der Einzelne klagt und wie sie in Relation zu den gemessenen Laborwerten stehen. Ist der Spiegel niedrig und berichtet der betroffene Mann über Einschlafstörungen am Abend und hohen Blutdruck am Morgen, dann kann man Melatonin verschreiben und schauen, ob die beiden Übel verschwinden. Wenn ja, war die Melatoningabe richtig.

Leitsymptome Melatonin-Mangel:
- Einschlafstörungen
- nächtliche Hypertonie

»Insulin-like Growth Factor« (IGF-1): Stimulator des Prostatagewebes

Eine Substanz, die das Gewebe der Prostata ungehemmt anschwellen lässt, kann nur Schaden anrichten, glaubt der Laie. Es gibt eine Reihe von teilerprobten Untersuchungen, die davon ausgehen, dass dieser Wachstumsfaktor – in der Leber hergestellt – für die Abschätzung eines Brustkrebs- oder Prostatakrebsrisikos von höchster Bedeutung ist. Und weil der Faktor in verschiedenen Ausführungen vorliegt, hat man ihn der Einfachheit halber nummeriert: IGF-1 und IGF-2. IGF-1, das ist mittlerweile in Hormonforscherkreisen bekannt, verstärkt die Wirkung des männlichen Hormons auf die Prostata und die des weiblichen Hormons auf die Brust. Dadurch kann sich eine paradoxe Situation ergeben: Ein niedriger Östrogenspiegel kann trotzdem stark auf die Brustdrüsen, ein niedriger Testosteronspiegel stark auf die Vorsteherdrüse wirken. Also ist IGF-1 im Stande, die Wirkung der Geschlechtshormone zu verändern.

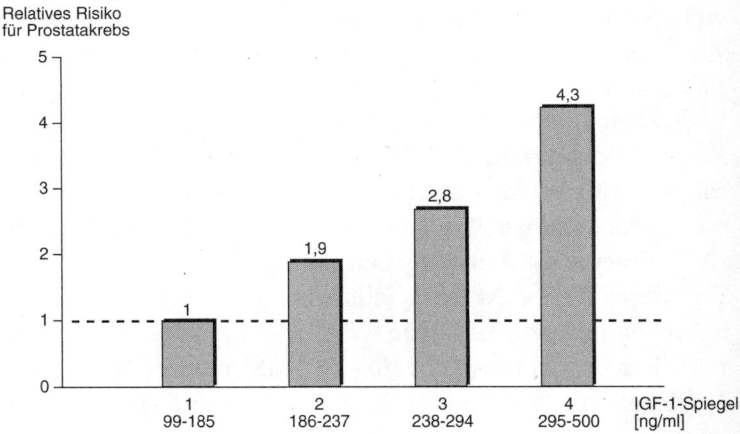

Verbindung zwischen dem IGF-1-Spiegel und einem möglichen Prostatakarzinom

Gerüstet mit diesem Wissen ging es an den nächsten logischen Schritt. Man musste überprüfen, ob dieses Überangebot des Wachstumsfaktors auf die Entstehung der Krebsarten (Brust, Prostata) einen Einfluss hat. Verglichen wurden in einer groß angelegten Studie Blutwerte von Männern mit und ohne Prostatakarzinom. Dabei ergab sich ein klinisch beklemmendes Bild: Liegt der IGF-1-Spiegel im Blut über 300 ng/ml, steigt die Wahrscheinlichkeit des Mannes, ein Prostatakarzinom zu bekommen, um beunruhigende 400 Prozent.

Diese Untersuchungen wurden auch beim weiblichen Geschlecht durchgeführt. Bei Frauen, die über 50 Jahre alt sind, hat demnach der IGF-1-Spiegel keinerlei Aussagekraft darüber, ob Brustkrebsgefahr besteht oder nicht. Bei jüngeren Frauen vor den Wechseljahren aber sind die Zahlen relevant. Steigt der IGF-1-Spiegel von 180 auf 250 ng/ml an, so ist die durchschnittliche Wahrscheinlichkeit, Brustkrebs zu bekommen, um 400 Prozent erhöht. Zusätzlich wird beim weiblichen Geschlecht auch der Spiegel des Bindungsproteins, das die Aktivität des IGF-1 ausbremst, herangezogen. Beängstigend sind Werte eines IGF-1-Spiegels von über 250 ng/ml und einer Konzentration des hemmenden Proteins, die lediglich im unteren Drittel liegt. Das Risiko einer Frau mit derartigen Werten, Brustkrebs zu bekommen, liegt bei 700 Prozent. Das angesehene britische Wissenschaftsjournal »The Lancet« schreibt dazu: »Es wäre zu überlegen, ob man bei Risikofällen den IGF-1-Spiegel nicht überwachen sollte.«[14]

Der Vorschlag macht Sinn. Schließlich kann man im Falle erhöhter Spiegel handeln. Man weiß, dass körperliche Aktivität, vor allem aber der Verzicht auf eine Mahlzeit pro Tag den IGF-1-Spiegel senken. Umgekehrt ist auch bekannt, dass übermäßig viel Fett verbunden mit Übergewicht krebsartige Geschwülste zum Wachsen anregen kann. Tage, an denen man weniger isst, sind also nicht nur in diversen Religionen von großer Bedeutung, sondern haben auch in der Medizin ihre Berechtigung.

Man kann auch die Menge des bremsenden Proteins erhöhen. Die Vitamine D und A sind in der Lage, viel mehr davon produzieren zu lassen, sodass das IGF-1 gebunden und unschädlich gemacht wird. Eine Hormonuntersuchung, die eine Konsequenz nach sich zöge und das Einschätzen von Krebsrisiken (Prostata und Brust) ermöglichen würde, hätte sicher eine kolossale klinische Zukunft vor sich.

Leitsymptome:
- Prostatahyperplasie
- Übergewicht
- hoher Blutdruck

Fitness-Check

Im Gegensatz zu Frauen sind Männer reine Vorsorgemuffel. Diese Laisser-faire-Haltung mag auf andere Bereiche bezogen durchaus Berechtigung haben; was die Gesundheit anbetrifft, ist sie allerdings völlig fehl am Platz. Spätestens dann, wenn Sie die 50 anpeilen, sollten Sie Ihren Körper einmal einem gründlichen Fitness-Check unterziehen, um Risikofaktoren frühzeitig zu erkennen und gegebenenfalls Ihren Lebensstil zu korrigieren.

Das prostataspezifische Antigen (PSA)

Das prostataspezifische Antigen (PSA) hat entscheidend zur Diagnostik des Prostatakarzinoms beigetragen. PSA ist ein Enzym, welches in den Drüsen der Prostata hergestellt wird. Es bleibt normalerweise nicht im Körper, sondern wandert mit dem Samen während der Ejakulation nach außen. Mitunter findet man das PSA auch im Urin, im Blut hingegen sind allenfalls geringe Mengen vorhanden.
Dieses Enzym hat eine interessante Aufgabe: Es sorgt dafür, dass der Samen verflüssigt wird, damit die Spermienfäden nach der Ejakulation flotter unterwegs sein können. Denn wer zuerst kommt, mahlt zuerst und wird mit höherer Wahrscheinlichkeit zur Befruchtung eingeladen.
Karzinomzellen suchen üblicherweise den Anschluss zu Blutgefäßen. Ist also ein Tumor vorhanden, landet das üblicher-

weise aus dem Körper ausgeschiedene PSA in der Blutbahn und ist dann im Blut nachweisbar. Es ist also dadurch ein Erkennungszeichen für bösartige Ereignisse in der Prostata. Das graduelle Ansteigen des PSA-Wertes stimmt in vielen Fällen mit dem Wachstum des Tumors überein. Je größer der Tumor, umso besser ist seine Blutversorgung und umso mehr PSA ist im Organismus vorhanden.

Die Produktion des PSA ist von Hormonen abhängig. Sinkt das Dehydrotestosteron, sinkt auch das prostataassoziierte Antigen. Man bemerkt dies sehr schnell, wenn jemand eine gutartige Prostatavergrößerung hat und Finasterid bekommt, ein Medikament, das die Umwandlung des Testosterons in das bös-aktive Dehydrotestosteron steuert. Sobald dies aufgrund der Therapie weniger wird, sinkt auch das PSA. Natürlich kann auch eine Infektion zu einer vermehrten Durchblutung der Prostata führen. Die Infektion erhöht die PSA-Werte im Blutbefund genauso. Und dadurch, dass der Hormonwert erhöht ist, wird natürlich auch die Prostatadrüse größer.

Das muss aber noch nichts Schlimmes bedeuten und kann durch eine Probebiopsie, bei der ein Stückchen Gewebe entnommen wird, endgültig geklärt werden.

Auf mehrmalige Untersuchungen des PSA ist mehr Verlass als auf eine einzige. Sinnvoll ist es also, wenn man im Abstand von einem Jahr den PSA-Wert überprüft und kontrolliert, ob er konstant bleibt. Erhöhen sich die Zahlen um 0,75 bis 1 ng/ml pro Jahr, so besteht der Verdacht, dass sich etwas im Gewebe der Prostata verändert hat.

Altersprostata und Prostatakarzinom

Allgemein bekannt ist inzwischen, dass die Prostata im Laufe des Lebens wächst. Je älter ein Mann wird, desto größer wird sie. Leider ist es bislang noch niemandem gelungen, das Rät-

sel der sich beständig vergrößernden Altersprostata zu lösen. Man geht jedoch davon aus, dass ihr Wachstum auf altersbedingten hormonellen Veränderungen beruht. Es gibt Mediziner, die die Entstehung der Altersprostata auf das geänderte Verhältnis von männlichen und weiblichen Sexualhormonen zurückführen.
Der männliche Organismus produziert, wie wir bereits wissen, auch eine gewisse Menge an weiblichen Sexualhormonen. Mit fortschreitendem Alter wird die Erzeugung männlicher Sexualhormone spärlicher, sodass die weiblichen Hormone einen größeren Einfluss gewinnen. Das, so glauben manche, ist der Grund für die Wucherung des Drüsengewebes, das von der Prostata umschlossen wird. Andere hingegen sind der Ansicht, die Altersprostata werde durch das männliche Sexualhormon Testosteron verursacht, weil es in der Prostata zum schlechten Dehydrotestosteron umgewandelt wird.
Groß angelegte Untersuchungen zeigen, dass auch eine normale Prostata im Alter rund 0,4 bis 1,2 Gramm pro Jahr zunimmt. Daraus kann man auch den beruhigenden Schluss ziehen, dass eine kontinuierliche Zunahme des PSA-Wertes noch keine Aufregung bedeutet.
Die Alarmglocken müssen allerdings zu schrillen beginnen, wenn die Werte eine ungünstige Aufteilung haben: hoher Anteil des gebundenen (möglicherweise von einem Tumor freigesetzten) PSA und geringer Anteil des freien, in der Samenflüssigkeit vorkommenden Antigens. Bei dieser Konstellation vergrößert sich die Möglichkeit, dass ein Prostatakarzinom vorliegt, enorm.
Zahlen verdeutlichen das: Beträgt der PSA-Wert lediglich 0,0 bis 2 ng/ml, liegt die Wahrscheinlichkeit eines Prostatakarzinoms bei einem Prozent. Doch schon bei 2 bis 4 ng/ml steigt die Vermutung auf 15 Prozent, bei 4 bis 10 ng/ml liegt sie bei 25 Prozent, über 10 ng/ml liegt die Möglichkeit einer bösartigen Erkrankung bereits bei 50 Prozent.

Rechnet man jetzt den Anteil des freien PSA – der normalerweise vom Karzinom nicht freigesetzt wird – dazu, so verändert sich die Wahrscheinlichkeitsrechnung: Sind mehr als 25 Prozent des PSA-Werts frei, fällt die Annahme einer Prostatakrebserkrankung wieder auf 8 Prozent zurück. Sind allerdings 20 bis 25 Prozent freies PSA im Blut vorhanden, erhöht sich die Wahrscheinlichkeit der bösartigen Erkrankung auf 16 Prozent. Liegt der Prozentsatz des freien PSA unter zehn Prozent, steigt die Möglichkeit auf 56 Prozent an.

Außer der Unterscheidung zwischen normalem und freiem PSA gibt es noch eine spezielle PSA-Bestimmung, die vor allem dann eingesetzt wird, wenn man nach einer Operation einzelne Krebszellen aufspüren will, um ein Aufflackern der Erkrankung zu verhindern.

Um das PSA-Molekül ausfindig zu machen, gibt es seit kurzem auch molekularbiologische Methoden. Hat sich ein Tumor einen Zugang zum Blutgefäßsystem verschafft, steigt nicht nur der PSA-Wert. Es kommen im Blut auch jene Zellen vor, die dieses Protein bilden. Durch eine spezielle Technologie (»Polymerase chain reaction [PCR]«-Technologie) gelingt es bereits, eine einzige Zelle unter Millionen herauszufiltern. Diese PSA-Zellen im Blut können Aufschluss über das Stadium und auch die Aggressivität des Tumors geben.

Wichtig: regelmäßige Vorsorgeuntersuchungen

Den PSA-Wert und die Prostatauntersuchung sollte man ab dem 50. Lebensjahr ins Auge fassen, weil die Früherkennung, ebenso wie bei Brustkrebs, Leben retten kann. Das Prostatakarzinom ist zu Beginn auf das eine Organ beschränkt, und deshalb gilt die Grundregel: Je früher man es entdeckt und entfernt, desto besser.

Aber auch die rechtzeitige Entdeckung der Altersprostata, die man Prostatahyperplasie nennt, ist wichtig. Eine regelmäßige Untersuchung durch Abtasten und Ultraschall ist schon deshalb von Bedeutung, weil verhindert werden muss, dass eine größer werdende Prostata – abgesehen vom Karzinomrisiko – die Harnröhre abdrückt. Es gibt einige Möglichkeiten, um Hormone so einzusetzen, dass sie das Wachstum der Vorsteherdrüse verzögern. Die Umwandlung des Testosterons in das aktive und die Prostata vergrößernde Dehydrotestosteron erfolgt durch ein Enzym. Dieses kann man blockieren. Das wiederum hungert die Prostata aus, sie kann ihr Gewebe nicht vermehren, hört dadurch auf zu wachsen und wird manchmal sogar kleiner.

Wie wird die Prostata untersucht?

Durch Ultraschall ist es möglich, die Größe der etwa kastaniengroßen Drüse genau zu vermessen. Aber auch die Computertomographie und die Magnetresonanzuntersuchung können Aufschluss über die Größe der Drüse geben. Sieht man in all diesen Untersuchungen Hinweise auf eine Vergrößerung, empfiehlt es sich, ein Stück Gewebe zu entnehmen, also eine Probebiopsie zu machen. Es ist nun einmal eine Tatsache: In jedem Organ ist die mikroskopische Untersuchung des Gewebes die verlässlichste Methode, um herauszubekommen, ob es gut- oder bösartig ist. Im Ultraschall, ohne Vollnarkose, wird die Prostata dargestellt und daraus mit einer dünnen Nadel Gewebe entnommen. Zur Sicherheit wird der Patient routinemäßig mit Antibiotika abgeschirmt. Die brauchbarste Vorsorgeuntersuchung ist das Abtasten (Palpation) der Prostata durch einen kundigen Urologen sowie eine Ultraschalldarstellung. Dadurch kann man den Umfang, aber auch die Konsistenz abschätzen.

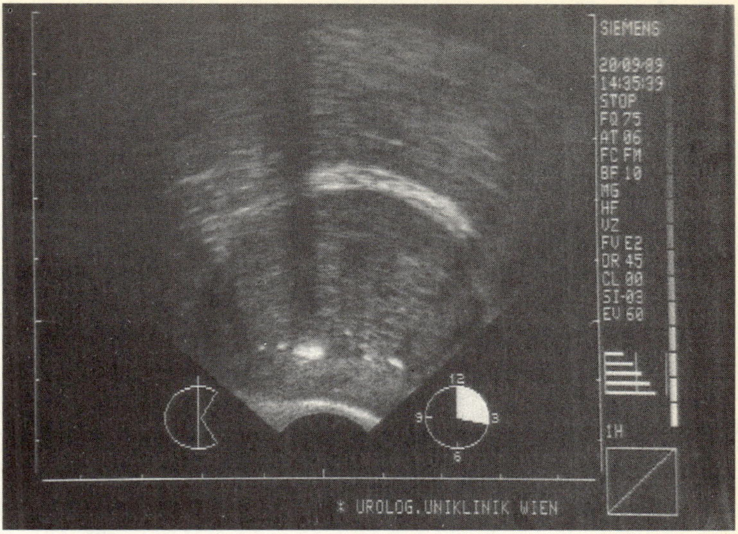

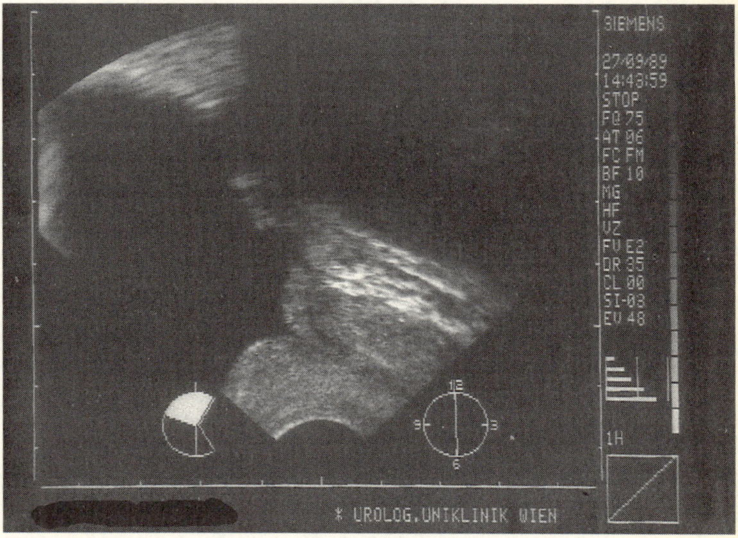

Zwei Ultraschallbilder einer Prostata: oben normale Größe, unten vergrößert

Knochenmessung

Dass Knochen zerbröseln, kommt beim »starken Geschlecht« etwas seltener vor als bei Frauen. Wenn aber bei Männern eine Osteoporose auftritt, dann heftig: Die Todesrate ist beim männlichen Geschlecht höher als beim weiblichen. Gefährdete Männer sollten also unbedingt kontrollieren lassen, ob ihre Knochen dicht sind.

Die Untersuchung der Knochenbeschaffenheit ist einfach. Man liegt einige Minuten auf einem Tisch und wird von einem Detektor abgetastet. Das Ergebnis wird in so genannten Scores angegeben.

Der T-Score gibt an, wie stark der Mineralgehalt des untersuchten Knochens vom Mineralgehalt im Knochen eines gesunden 30-Jährigen abweicht. Liegt der Score-Wert bei –1, spricht man von einer Osteopenie, bei einer Abweichung von mehr als 2,5 von einer Osteoporose.

Es gibt verschiedene Möglichkeiten und Methoden, um zu erkennen, ob man osteoporosegefährdet ist. Eine der wichtigsten ist – wie in der gesamten Medizin – in jedem Fall das ausführliche Gespräch. Bei der Erhebung der Krankengeschichte kann man in vielen Fällen bereits erkennen, ob der Mann zu porösen Knochen neigt.

Folgende Gefahren für ihre Knochen sollten Männer beachten:

- Der größte Risikofaktor ist eine Kortisonbehandlung, die mitunter wegen einer Immunerkrankung oder einer Allergie durchgemacht werden muss.
- Auch starke Raucher oder all jene, deren Eltern oder Großeltern Osteoporose hatten, sind durchaus gefährdet. Und wenn ein Mann über starke Rückenschmerzen klagt und das Gefühl hat, kleiner zu werden, sollte er seine Knochen untersuchen lassen.
- Nierenerkrankungen, Nierensteine sowie Magen-Darm-

Operationen sind Ereignisse, die eine Kalziumaufnahme im Knochen erschweren.

- Sind Morbus Crohn (eine Darmerkrankung), eine Schilddrüsenüberfunktion oder Morbus Cushing, eine Erkrankung der Nebennieren und des Hypophysenvorderlappens, vorhanden, muss von einer Osteoporose-Gefährdung ausgegangen werden.
- Auch die Behandlung mit Schilddrüsenhormonen oder Medikamenten zur Blutverdünnung kann negative Auswirkungen auf die Knochendichte haben.

Zusätzlich sollte man einige Laboruntersuchungen machen lassen. Hierbei kann man nicht im Kaffeesud, dafür aber aus dem Urin lesen. Ähnlich wie beim Knochenaufbau sind auch beim Knochenabbau Untersuchungsmethoden geeignet, die eine Abnahme der Knochendichte verdeutlichen können. Verliert ein Mann an Knochensubstanz, kann eine mehrmonatige Behandlung mit männlichen Hormonen mit diesen Untersuchungsmethoden klar zeigen, ob der Abbau des Knochens gestoppt werden konnte.

Zur Bestätigung einer Osteoporose kann man zunächst auch auf das Röntgen vertrauen. Risikopatienten ist allerdings davon abzuraten, weil ein Verlust der Knochendichte erst erkannt wird, wenn er bereits 30 Prozent beträgt. Weitaus besser sind so genannte DEXA-Messungen (Osteodensinometrie mittels 2-Spektren-Röntgen-Absorptiometrie) der Wirbelsäule und des Schenkelhalses. Die DEXA-Messung ist eine Erfindung der Raumfahrttechniker, die wissen wollten, wie viel die aus dem Weltraum zurückgekehrten Astronauten an Skelett eingebüßt hatten.

Im Bereich der Schwerelosigkeit beginnen die Knochen – ähnlich wie bei der Osteoporose – zu zerbröseln. Durch körperliche Belastung und Training kann der im All ausgelöste Knochenverlust aber wieder wettgemacht werden. Nachteil der

DEXA-Untersuchung: Sämtliche kalkhaltigen Strukturen werden mitgemessen. Dadurch können Wirbelsäulenschäden falsche Daten liefern. Es ist deshalb wohl besser, am Schenkelhals zu messen.
Das Resultat der Messung wird in zwei Werten beschrieben: T-Score und Z-Score. T-Score ist der Vergleichswert zu einem 30-jährigen hypothetischen Menschen, Z-Score ist der Vergleich zum altersentsprechenden Mittelwert.
Ob eine Testosteron- und Östrogenspiegelbestimmung ausschlaggebend sind, ist noch nicht geklärt. Man findet zwar einen direkten Zusammenhang zwischen Knochendichte und Östrogen, nicht aber zwischen Testosteron und Knochendichte. Allerdings hat Testosteron einen Einfluss auf Knochen. Es erhöht die Konzentration des Vitamins D3, welches für das Skelett von großer Bedeutung ist.

Überprüfung der Blutfette

Das Blutgefäßsystem muss man sich wie ein weit verzweigtes, gut funktionierendes Kommunikationsnetz vorstellen. Statt Nachrichten transportiert es Sauerstoff – und der bedeutet Leben.
Deshalb ist es lebenswichtig, seine Blutgefäße in Ordnung zu halten und zu verhindern, dass Schäden daran entstehen. Denn ganz egal, ob 80 oder 30, ob Frau oder Mann, dick oder dünn, groß oder klein, hektisch oder gelassen – die Arteriosklerose, die Verengung und Verhärtung der Arterien, kann jeden treffen. In den westlichen Industrieländern hält die Arteriosklerose beständig den traurigen Spitzenplatz auf der Liste der Todesursachen.
Es ist noch nicht bis in alle Einzelheiten bekannt, was genau an der Innenwand einer Arterie den ersten Schaden verur-

sacht. Fest steht, dass sich aus dieser Beschädigung langsam aber sicher eine Arteriosklerose entwickelt. Diese Gefahr nimmt im Alter zu.

Fettsäuren sind wegen ihrer hohen Energie die wirkliche Bedrohung unserer Gefäße. Sie werden in zwei Verpackungen durch unseren Körper transportiert, als Triglyzeride oder als Lipoproteine. Lipoproteine mischen die Fettsäuren mit Eiweiß, während die Triglyzeride je drei Fettsäuren mit einem zuckerähnlichen Molekül verbinden.

Diese Fettsäuren transportieren eine ganze Menge an Energie in die Kraftwerke der Zellen, die Mitochondrien. Sind diese kleinen Maschinerien mit der Verarbeitung überfordert, weil zu viel Energie geliefert wird, dann wird die Verbrennung (Oxidation) anstatt in der Zelle bereits im Blutgefäßsystem passieren. Und schon sind die ersten Veränderungen an den Arterien da.

Lipoprotein-a – der Wolf im Schafspelz

Ein besonders gefährliches Molekül ist das Lipoprotein-a. Einerseits transportiert es eine gewaltige Menge an Fettsäuren durch das Blut, andererseits ist es einem Reparaturgen (Plasminogen), das sich um die Wartung der Blutgefäßwände kümmert, zum Verwechseln ähnlich.

Üblicherweise macht das Gen alles wieder gut. Haben sich Blutgerinnsel gebildet, werden diese von den Gefäßwänden vorsichtig wieder abgetragen. Da eine solche Renovierung Rohstoff benötigt, ruft das reparierende Gen irrtümlich das dem Reparaturprotein ähnliche Lipoprotein-a zu Hilfe. Es würde zu gern die gespeicherten und mittransportierten Fettsäuren als Energiequelle nutzen. Doch das Lipoprotein-a verhält sich wie der Wolf im Schafspelz. Es kommt eilig herbei, verdrängt das Plasminogen und verhindert sogar, dass beide gemeinsam Schäden im Blutgefäßsystem in Ordnung bringen. Plasminogen ist also nicht der Stoff, aus dem die Träume für ein unversehrtes Gefäßsystem gemacht sind.

Ist der Blutfettspiegel höher als 30 mg/dl, sollte man einen Internisten aufsuchen, um den Lipoprotein-a-Spiegel wieder auf normale Werte zu bringen. Eine Erhöhung dieses Proteins tut nicht weh, sie geht unmerklich vor sich. Und genau darin liegt die Gefährlichkeit. Denn sind erst einmal die Zellen, mit denen die zarten Innenwände in den Blutgefäßen ausgekleidet sind, geschädigt, ist auch das physiologische Gleichgewicht verschoben. Das heißt dann paradoxerweise Bahn frei für die Arteriosklerose, aber nicht für einen ungehinderten Durchfluss des Blutes.

Wenn nach Jahren und Jahrzehnten die Gefäßwände unter dem Mikroskop so aussehen, als wäre »ein ursprünglich glatter Acker von einer Horde Wildsäue umgepflügt worden« (Aussage des Münchner Pathologen Professor Dr. Udo Löhrs), dann hat die Gefährdung des Patienten einen Gipfelpunkt erreicht.

Wie hoch der Lipoprotein-a-Spiegel ist, wird bis zu einem gewissen Grad erblich bestimmt. Jeder Mann, dessen Vater an einem Schlaganfall starb, sollte diesen Wert bestimmen lassen. Im Alter verstärkt sich die Konzentration nochmals, und damit auch das Risiko, einen Schlaganfall zu erleiden. Sind die Gefäße permanent mit höheren Fettsäuren konfrontiert, befinden sie sich dauernd im Krieg, um die Feinde – eben die freien Fettsäuren – zu vernichten.

Sie reagieren mit der gleichen biochemischen Antwort, die der Körper jedes Mal einsetzt, sobald er Viren und Bakterien töten möchte: Er begegnet den Angriffen mit einer Entzündung. Gefäßerkrankungen haben also manchmal Ähnlichkeiten mit Entzündungen. Das zeigt sich auch bei Untersuchungen.

Das so genannte C-reaktive Protein und das Fibrinogen sind in solchen Fällen erhöht. Das sind wichtige Faktoren für den Mann, der wissen will, wie es um sein Herz bestellt ist. Sobald

das Fibrinogen erhöht ist und Lipoprotein-a vermehrt auftritt, ist im Körper eine chronische Entzündung im Gange, die möglicherweise in den Blutgefäßen sitzt.
Die Arteriosklerose ist also nicht immer die Folge einer Verstopfung dieses komplizierten Röhrensystems, sondern kann auch die Fortsetzung einer Entzündung sein. Heute spricht man sogar davon, dass manche Gefäßerkrankungen Nachwehen einer Infektion mit Chlamydien wären. Das sind gefährliche Erreger, die im Genitaltrakt Infektionen auslösen. Bei der Frau können sie Unfruchtbarkeit hervorrufen. Man muss also auch abklären, ob eine Chlamydieninfektion vorliegt, und wenn ja, muss man nach dem Organ fahnden, in dem sie sitzt.
Während ein hoher Lipoprotein-a- und ein hoher LDL-Spiegel bedrohend und gefährlich für das Blutgefäß sind, ist dies beim HDL (Protein, das ebenfalls Fettsäuren transportiert) ganz und gar nicht der Fall. Das HDL sammelt nämlich überschüssige Fettsäuren, die wie Waisenkinder in den Blutbahnen herumirren, wieder ein und transportiert sie in die Leber, noch bevor sie Schaden anrichten können. Deswegen ist ein hoher HDL- Spiegel sinnvoll und keineswegs beängstigend.
Schließlich gibt es noch die Triglyzeride, die – ähnlich wie Lipoprotein-a und LDL – durch eine vorzeitige Verbrennung von Fettsäuren Schäden an Arterien und Venen anrichten können.

Abklärung der Immunsituation

Sollte ein Arzt in Ihrer Gegenwart einmal das Wort »Immunosenisenz« erwähnen, lassen Sie den Kopf nicht hängen. Der lateinische Ausdruck beschönigt Unaufhaltsames: Ihr Immunsystem verfällt. Die gut gerüsteten Truppen, die den Körper üblicherweise vor Angriffen schützen, machen im Laufe der Jahre schlapp.

Die Blutkörperchen stellen normalerweise zwei unterschiedliche Heerlager: die Bodentruppe der TH-1-Lymphozyten, die sich direkt auf Viren und Bakterien stürzt und sie im Nahkampf zerstört; und die Brigade mit den Immunglobulin-Geschossen, die TH-2-Lymphozyten, die eine Art Luftkampf führen und den direkten Kontakt mit den Feinden vermeiden. Im Alter schrumpft die Bodeneinheit und überlässt die Verteidigung den Immunglobulinen. Die wiederum haben nicht die gleiche Durchschlagskraft wie die Bodentruppen. Im Klartext: Der alternde Mensch hat weniger TH-1- als TH-2-Lymphozyten.
Es gibt immunologische Untersuchungen, mit denen sich feststellen lässt, ob der Alterungsprozess des Immunsystems weit fortgeschritten ist und das Bodenheer tatsächlich kümmerlicher wurde. Einfach Blut abnehmen und dann etwas dagegen tun, lautet jetzt die Devise. Einige Hormone sind in der Lage, die TH-1-Lymphozyten zu vermehren und die Bodentruppe zu stärken.

Fettvermessung

Viele Männer stöhnen über ihren Bauch, schimpfen auf ihre Speckfalten und ärgern sich, wenn die Hose vom Vorjahr nicht mehr zugeht. Schuld daran, sagen sie, sei das Fett, darauf könnte man gut und gerne verzichten.
Kann man nicht. Ohne Fettzellen könnten wir nicht leben. Sie sind auch nicht schuld an den Fettpolstern, sondern sie tun nur, wofür sie da sind: Sie lagern ein oder bauen ab.
Wie im Lagerhaus sind die Fettzellen nach einem nutzbringenden Speichersystem angeordnet, das sich – je nach Platzbedarf – erweitern lässt. Es geht darum, in den einzelnen Räumen so viel Fett wie möglich anzuhäufen und für Notzeiten

aufzusparen. Und wir verhalten uns, als hätten wir andauernd die sieben mageren Jahre vor uns.
Das gesunde Verhältnis zwischen Muskel- und Fettzellen ist die Voraussetzung für eine bestmögliche Leistung des Körpers. Im Alter verschiebt sich diese Relation. Die Energiereserven nehmen zu, die Muskelzellen nehmen ab.

Fettzellen wird man nie mehr los

Das Idealgewicht scheint tatsächlich eine wichtige Voraussetzung dafür zu sein, den Alterungsprozess zu bremsen. Allerdings kommt Übergewicht in der westlichen Welt fast genauso häufig vor wie das Schnupfenvirus im Winter. Mit einem gewaltigen Unterschied: Die Viren wird man rasch wieder los, die Fettzellen fast nie mehr. Eine Viertelmilliarde Menschen ist fettsüchtig, 500 Millionen übergewichtig, sodass sie mit lebensbedrohlichen Schäden rechnen müssen. Dicke Menschen haben sehr viel mehr Fettzellen als dünne. Und wenn sie erst mal da sind, dann klammern sie sich hartnäckig ans Leben. Sie geben zwar Fett ab, aber sie selbst verschwinden einfach nicht mehr. Sie warten beharrlich auf Nachschub. Deutschland gehört zu den Ländern mit den höchsten Adipositasraten: Rund 20 Prozent der Erwachsenen gelten als dick bis extrem dick, weitere 40 Prozent als übergewichtig.
Bei Männern setzen sich die Fettzellen in unterschiedlichen Regionen an. Einerseits bilden sich Wülste unter der Haut, die wie einzelne Reifen zu ertasten sind und an das Michelin-Reifenmännchen erinnern, andererseits bildet sich Bauchfett, das den mittleren Teil des männlichen Körpers aufbläht. Man kann annehmen, dass zwischen den Organen und den Gedärmen reichlich Fettzellen vorhanden sind. Männer mit derartiger Leibesfülle hätten im Römischen Reich gute Aufstiegschancen gehabt.

Lasst dicke Männer um mich sein, lautet die bekannte Formulierung Julius Cäsars in der gleichnamigen Shakespeare-Tragödie. Der Wunsch war nicht unberechtigt. Aus einer Cäsar-Biografie ist überliefert, dass der Regent ein tiefes Misstrauen gegenüber hageren, blassen Männern und eine Vorliebe für massige Männer hatte. Cassius, einer seiner späteren Mörder, war knochig und mager.

Auf unterschiedliche Weise verwandeln sich beide Geschlechter im Laufe der Jahre zu netten »Früchtchen«. Aus Frauen werden »Birnentypen«: Ihr Fett siedelt sich rund um das Gesäß an; aus Männern werden »Apfeltypen«: Ihr Fett ist im Inneren des Körpers zwischen den Organen. Apfeltypen sind gesundheitlich mehr gefährdet als Birnentypen.

Diese Stammfett genannte Schicht des Mannes gibt nämlich andauernd – unabhängig von der Nahrung – Cholesterin und Triglyzeride in die Blutbahn ab. Die ist von dem Beschuss auf Dauer irritiert, die Arteriosklerose vorprogrammiert.

Röntgenstrahlen zeigen, wo das Fett sitzt

Die Fettvermessung geschieht genauso wie die Knochendichtemessung. Mit ungefährlichen Röntgenstrahlen wird Schicht für Schicht des Körpers analysiert. Dadurch wird ermittelt, wie hoch der Fett-, aber auch der Muskelanteil in den verschiedenen Körperteilen ist. Ist speziell das Eingeweidefett überaus mächtig, muss der Betreffende zunächst abnehmen. Zusätzlich kann man herausfinden, wie es um die Muskelpartien in Armen und Beinen bestellt ist. Mit diesen Ergebnissen kann man ein entsprechendes Trainingsprogramm zusammenstellen.

Abgesehen von der Fettvermessung gilt natürlich nach wie vor der BMI, der Body Mass Index, als Maß aller Dinge. Er wird nach folgender Formel berechnet: Das Körpergewicht in

Kilogramm wird geteilt durch die Körpergröße in Metern zum Quadrat. Bei dieser Berechnung müsste man idealerweise auf eine Zahl zwischen 20 und 25 kommen.

$$\text{BMI (Body Mass Index)} = \frac{\text{Körpergewicht in Kilogramm}}{(\text{Körpergröße in Metern})^2}$$

Das wäre das so genannte Normalgewicht, wobei es leichte Schwankungen zwischen den Geschlechtern gibt. Liegt der Body Mass Index unter 20, ist der Mensch untergewichtig. Auch das ist nicht gut für den Organismus.

Eine BMI-Zahl zwischen 26 und 29 bedeutet leichtes Übergewicht. Liegt der BMI über 30, wird's bedenklich. Dieses Übergewicht muss behandelt werden. Ein ideales Gewicht ist die Voraussetzung für gesundes Altern.

Hätten wir keine Fettzellen, würde unser gesamter Stoffwechsel nicht funktionieren. Nahezu alle lebensnotwendigen Vitamine, außer C und die der B-Gruppe, sind fettlöslich. Fettlösliche Vitamine sind besonders reich in den von Ernährungswissenschaftlern fleißig propagierten »ungesättigten« und »mehrfach ungesättigten« Fettsäuren zu finden. Einfach ungesättigte Fettsäuren sind vor allem in Oliven-, Raps- und Erdnussöl enthalten. Sie verringern das Herzinfarktrisiko, weil sie den Cholesterinspiegel senken und auch die Ausbildung von Brustkrebs zu hemmen scheinen.

Mehrfach ungesättigte Fettsäuren finden sich in Mais-, Sonnenblumen-, Soja- und Distelöl. Auch sie senken den Blutcholesterinspiegel und dadurch das Herzinfarktrisiko. Von den mehrfach ungesättigten Fettsäuren ist vor allem die Omega-3-Fettsäure von großer Bedeutung. Sie ist reichlich in Seefischen, Hering, Lachs und Leinöl vorhanden. Möglicherweise unterdrückt sie das Entstehen von Dickdarmkrebs.

Fettzellen haben eine große Bedeutung. In einen wohl proportionierten Körper eingebaut, haben sie nur gute Seiten.

Ergometrie

Der menschliche Organismus muss zu jeder Zeit ausreichend Sauerstoff und Nährstoffe zur Verfügung haben. Was er damit zu leisten im Stande ist, kann man mit Hilfe der Ergometrie überprüfen.

Werden unsere Muskeln belastet, brauchen sie mehr Sauerstoff. Ein findiger Mechanismus regelt den Sauerstofftransport im Muskel nach Bedarf. Muss er besondere Leistungen erbringen, erweitern sich die Blutgefäße des Körpers, das Herz schlägt schneller, der Blutdruck steigt. Die Leistungsfähigkeit eines Menschen wird durch einfache physikalische Hilfsgrößen geregelt. Diese Werte kann man mit einem unkomplizierten sportlichen Test überprüfen. Am einfachsten geht das mit einem Hometrainer, bei dem man die körperliche Leistung in Watt ablesen kann.

Sportmediziner haben schon längst ihre Vorstellung von Idealwerten errechnet. Sie geben an, wie hoch Blutdruck und Pulsfrequenz bei einer bestimmten Leistung sein sollen. Man beginnt zunächst einmal mit 50 Watt, alle zwei Minuten kann man die Belastung um 10 bis 25 Watt steigern. Eine solche Leistungsmessung ist absolut verboten für Menschen mit frischem Herzinfarkt, Angina pectoris, Herzrhythmusstörungen, Gefäßverschlüssen, Lungenerkrankungen, fieberhaften Infekten und Erkrankungen, die das Wohlbefinden stark beeinträchtigen.

Während im Ruhezustand die Herzfrequenz zwischen 50 und 70 liegt und der Blutdruck bei aufsteigendem Blutfluss (Systole) einen Idealwert zwischen 120 bis 140 und beim abfallenden (Diastole) zwischen 70 und 85 haben sollte, darf bei einer Belastung mit 50 Watt die Frequenz auf 80 bis 100, der systolische Blutdruckwert auf 130 bis 150 und der diastolische auf 80 bis 90 ansteigen.

Bei 95 Watt beträgt die Herzfrequenz bereits zwischen 100 und

120, der systolische Blutdruck zwischen 140 und 160, der diastolische zwischen 80 und 95. Bei 150 Watt schließlich steigt die Herzfrequenz unter normalen Bedingungen auf 130 bis 150, der Blutdruck auf 170 bis 190, im diastolischen Wert auf 90 bis 110. Die größte Belastung liegt logischerweise bei 200 Watt, wobei man dann eine Herzfrequenz von 140 bis 170, einen oberen Blutdruckwert von 180 bis 200 und einen unteren Wert von 100 bis 110 haben kann.

Auch für die sportliche Leistung gilt der Mittelweg: Körperliche Aktivität bedeutet nicht nur ein Training für die Gefäße, die dadurch das Herz-Kreislauf-System vor Verkalkung schützen können. Es regt auch zahlreiche Körperzellen an, sich zu regenerieren. So genannte Stammzellen werden abberufen, um neues Gewebe zu bilden. Zu intensiver Sport hingegen kann lebensgefährlich sein, weil die freien Radikale, die dadurch im Übermaß gebildet werden, auch das Gewebe angreifen und zerstören.

Milchsäuremessung (Laktatbestimmung)

Es mag alles gut und schön sein, dass man überprüfen kann, wie belastbar der Kreislauf ist, dass man feststellt, wie gut die Energie in die einzelnen Zellen transportiert wird. Aber wie weiß man, ob die Zellen mit dem Sauerstoff, der da so fleißig herangeschafft wird, auch tatsächlich etwas anfangen können? Die Bestimmung der Milchsäure ist eine Art biochemische Überprüfung, um das zu klären. Die Zelle holt sich ihre Energie angenehmerweise aus der Verbrennung von Fett und Zucker. Ist genug Sauerstoff vorhanden, läuft alles nach Plan.

Mangelt es an Sauerstoff, entweder weil zu wenig herantransportiert wurde oder weil die Kraftwerke der Zelle nicht mehr in der Lage sind, Elektronen in Energie umzuwandeln, entwickelt der Organismus einen Umweg (»Bypass«). Trotz des fehlenden Sauerstoffs wird ein gewisses Maß an Energie gewonnen. Die nur teilweise verbrannten Verbindungen werden zu Milchsäure umgewandelt. Die Menge dieser im Blut zirkulierenden Milchsäure (Laktat) ist eine perfekte Anzeige. An ihr kann man ablesen, ob der sauerstoffbetriebene Verbrennungsmotor der Zelle funktioniert oder ob Alternativwege beschritten werden müssen.

Sportmediziner halten große Stücke auf diese Untersuchung, gibt sie doch detailliertere Auskünfte als die Ergometrie. Je mehr Sauerstoff die Zelle auszunützen vermag und in Energie umwandeln kann, umso weniger hat sie Bedarf an alternativer Energiegewinnung, bei der Milchsäure entsteht. Bei durchtrainierten, gesunden Menschen ist deshalb der Milchsäurespiegel niedriger als bei weniger Trainierten.

Man kennt das aus Erfahrung. Wird im Muskel in wachsendem Maß Milchsäure gebildet, bekommt man den bekannten »Muskelkater« – nichts anderes als Milchsäure, die sich in den Zellen ansammelt und das leichte Schmerzgefühl nach einer körperlichen Belastung bewirkt.

Je trainierter ein Muskel ist, umso weniger Milchsäure speichert er und umso seltener entsteht Muskelkater. Biochemisch lässt sich das dokumentieren: Nach einer genau definierten körperlichen Belastung wird Blut abgenommen und die Milchsäure im Körper gemessen. Daraus kann man auf die Leistungskapazität eines Menschen schließen. Möglicherweise müssen dann einzelne Muskeln und Zellen speziell trainiert werden.

Wenn Männer in die Jahre kommen …

… dann kommen die Wehwehchen und Beschwerden. Genau wie Frauen, welche die Menopause durchschreiten, werden Männer von Hitzewallungen, Schweißausbrüchen, Schlaflosigkeit und Übergewicht geplagt. Und überdies – als wenn das alles noch nicht genug wäre – fallen die Haare aus.

Die Glatze – Anfang vom Ende?

Manche Glatzenträger sind bei Frauen ausgesprochen beliebt. Wahrscheinlich nimmt das weibliche Geschlecht augenzwinkernd zur Kenntnis, dass Männer mit Glatze auf gar keinen Fall zu Haarspaltereien neigen.

Die meisten Männer leiden, wenn sie zu wenig Haare am Kopf haben. Überliefert ist die Eitelkeit Julius Cäsars. Er litt unter seiner spärlichen Haarpracht, setzte sich flugs einen Lorbeerkranz auf und verdeckte damit einen Teil seines Problems. Marcus Antonius fand das anbetungswürdig. Schütterer Haarwuchs verunsichert Männer quer durch alle Gesellschaftsschichten. Der Sänger Udo Lindenberg hat die Panik nicht nur auf der Titanic: Meist trägt er einen Filzhut. Aber auch Sean Connery liebt und tötet niemals ohne Toupet – wenn er nicht gerade einen Franziskanermönch spielt.

Joachim Ringelnatz meinte einmal sinngemäß: »Ein Mann kommt in die Jahre, wenn seine Schulden immer älter und seine Freundinnen immer jünger werden.« Und wenn ihm die Haare ausgehen, fügen wir respektlos hinzu.

Die fünf großen »b«

In Amerika spricht man von den fünf großen »b«, die zwar orthografisch klein, medizinisch aber groß geschrieben werden. Die fünf »b« zeigen an, dass sich das männliche Geschlecht ab dem 50. Lebensjahr auf Talfahrt befindet.

Dazu gehören:
- benigne Prostatahyperplasie (altersbedingte Vergrößerung der Vorsteherdrüse)
- blood pressure (Blutdruck), ähnlich wie bei der Frau steigt in der zweiten Lebenshälfte bei Männern der Blutdruck an, und das kann arteriosklerotische Vorgänge beschleunigen
- bags (steht für Tränensäcke), die Spannkraft (Turgor) des Gesichtsgewebes nimmt ab
- bulges (steht für Hüft- und Bauchspeck), die Körpersilhouette verändert sich
- balding (steht für Glatzenbildung)

Die Sendemasten unseres Körpers

Wenn dem Mann die Haare ausfallen, sind die Hormone aus dem Takt geraten – ein Signal, dass sich die männlichen Botenstoffe ändern. Die tiefe psychologische und biologische Bedeutung der Haare wird derzeit intensiv diskutiert. Konzerne präsentieren ständig neue Produkte, um Styling, Dichte, Glanz und Geschmeidigkeit der Haare zu propagieren: Die Pflege der Haare ist Kult geworden. Und doch scheint die Haarpracht mehr zu sein als Schmuck und Schutz auf dem Kopf. In der Pubertät wachsen Achsel- und Schambehaarung, und auch das Haupthaar wird dichter und ändert völlig seine biologische Konsistenz. Das trifft auf beide Geschlechter zu, und es stellt sich die Frage: Worin liegt der biologische Wert der Haare?

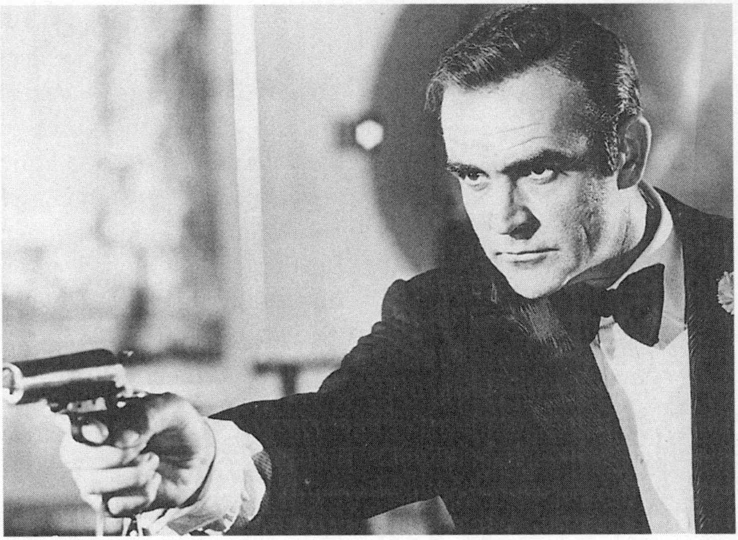

Sean Connery als James Bond

Es gibt eine faszinierende Theorie, die Anatomen und Histologen aufstellten: Haare sind Hautanhangsgebilde, die durch ihre Länge, aber vor allem durch ihre große Zahl die Hautoberfläche erheblich vergrößern. Und wir haben davon rund 300 000 bis 500 000 Stück auf unserem Körper.
In unmittelbarer Nähe der Haare sind stets Talg- und Duftdrüsen angesiedelt, die in permanentem Kontakt miteinander stehen. Sie sondern Sekrete ab, die sich auf den Haaren verteilen. Die Haare sind also wie Teleskope, nur dass sie Signale nicht einfangen, sondern aussenden.
Man muss gar nicht auf Tauchstation gehen, damit sie ihre Teleskope ausfahren. Die Oberflächenverteilung ist für Moleküle wichtig. Gibt man eine stark riechende Flüssigkeit auf eine kleine Fläche, wird man relativ wenig davon riechen. Verteilt man das Ganze auf einem großen Areal, ist die Duftwirkung extrem stark.

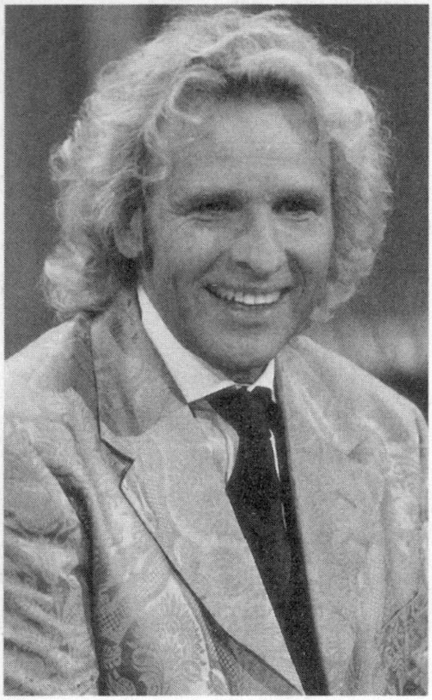

Haare sind Sendestationen, die Attraktivitätsstoffe an die Umwelt abgeben. Unbewusst werden diese von Menschen gerochen.

Genauso funktioniert es mit den Haaren und den Duftsekreten, die eine große Menge auf die Haare, aber auch in die Luft und die Umgebung abgeben. Haare sind unter Umständen Sendestationen für Signale, die von der Medizin lange Zeit unbemerkt geblieben sind. Sie haben beim Menschen möglicherweise aber starke kommunikative Kraft.

Das Animalische ist uns also nicht fremd. Schließlich markieren viele Vierbeiner, wie Hunde, Katzen oder Pferde, ihr Terrain mit Riechstoffen und signalisieren dem anderen Geschlecht, ob sie sexuellen Kontakt wünschen. Meist wird eine ganze Kaskade von Mechanismen in Gang gesetzt, um den entsprechenden Partner zu erreichen.

Riechsignale steuern das Verhalten

Das Geruchssystem ist mit anderen Körperregionen in ständigem Informationsaustausch, es nimmt Duftstoffe wahr und kann dadurch das Verhalten von Tieren vollkommen verändern. Tiere geben nämlich Botschaften auch über Duftstoffe aus ihren Duftdrüsen weiter, welche über die Oberfläche des Fells in die Umwelt freigesetzt werden. Natürlich dient das Fell in erster Linie der Wärmeisolation, aber es ist außerdem ein Sendeorgan, das chemische Stoffe (Pheromone) hinausschickt.

Auch der Geruchssinn des Menschen hat eine besondere Bedeutung. Das schlägt sich nicht zuletzt im täglichen Sprachgebrauch nieder. Wer den anderen »nicht riechen« kann, der mag ihn nicht, wenn »die Chemie zwischen zwei Menschen nicht stimmt«, kann man sich die Zukunft schon ausmalen, und wenn man sagt »Das stinkt mir«, ist alles klar.

Säuglinge sind in der Lage, den Geruch der Mutter – den sie bereits in der Gebärmutter erfühlen – instinktiv einzuordnen. Und auch die Beziehung zwischen Kindern und Eltern scheint durch die chemischen Stoffe (Pheromone) geregelt. Es gibt Beobachtungen, wonach junge Mädchen, die mit dem Vater in einer häuslichen Gemeinschaft leben, früher in die Pubertät kommen als Kinder, die im Familienverbund wohnen.

Noch mehr als Männer leiden Frauen unter dem Verlust ihrer Haare. Sie scheinen unwillkürlich das Gefühl zu haben, dass Haare etwas mit ihrer Weiblichkeit und ihrer Sexualität zu tun haben. Dann hätten auch die Vermutungen der Forscher ihre Berechtigung, wonach es sich bei den Haaren um hormonelle Sendestationen für die nonverbale sexuelle Kommunikation handelt. In schlichteren Worten ausgedrückt: Die Haare funken, dass ihr Besitzer lüstern unterwegs ist. Oder so ähnlich.

Möglicherweise leidet der Mann unter dem Schwund seiner Haare deshalb nicht so stark wie die Frau, weil er stärker behaart ist. Er hat also noch jede Menge Möglichkeiten, auf andere Sendestationen umzuschalten und trotzdem seine Riechsignale loszuwerden.

Es gibt außerdem eine weitere Entdeckung. Die Ausbildung der Nervenanteile, die völlig unterschiedliche Riechstoffe wahrnehmen können, steht wahrscheinlich mit dem Immunsystem in Verbindung.

Die geografischen Voraussetzungen dafür stimmen. Sowohl die Riechzellen als auch die immunologische Gewebseinmaligkeit eines Menschen werden vom gleichen Chromosomenort aus gesteuert. Man kann daraus folgern, dass jeder Mensch seinen eigenen Geruch hat.

Die Auswahl des Geschlechtspartners

Wo ist der Zusammenhang zwischen Riechsystem und Immunsituation und – vor allem – warum gibt es unterschiedliche Geschlechter? Warum pflanzen wir uns nicht asexuell fort, wie das bei manchen Pflanzen- und Tierarten schon seit ewigen Zeiten klappt? Warum leistete sich die Natur den Luxus des Mannes? Fragen über Fragen. Man muss schon ein paar Millionen Jahre in unserer Zeitrechnung zurückgehen und näher beleuchten, welche Feinde Mensch und Tier hatten, um sie beantworten zu können.

Bakterien, Viren und Mikroben änderten aufgrund ihrer minimalen Größe ihr genetisches Material so flink, dass sie eines Tages eine ernste Bedrohung für Pflanzen und Tiere wurden. Um dieser Bedrohung etwas zu entgegnen, schuf die Natur ein zweites Geschlecht, den Mann.

Die heitere Anleitung zur Inbetriebnahme des neuen Wesens lieferte der Schriftsteller George Bernard Shaw: »Geschlechtlich genommen ist der Mann eine Einrichtung der Frau, die den Zweck hat, das Geheiß der Natur auf die wohlfeilste Art zu erfüllen.« Bildhafter formulierte der deutsche Philosoph Arthur Schopenhauer: »Das fortwährende Dasein des Menschengeschlechts ist bloß ein Beweis der Geilheit desselben.«

Egal, ob liebeshungrig oder triebhaft – durch die Erschaffung des Mannes gab es schlagartig neue Erbanlagen. Plötzlich war die Möglichkeit gegeben, die Gene der Nachkommen neu zu kombinieren und sie so besser vor Angriffen zu schützen.

Entsteht aus zwei Elternteilen ein neues Individuum, so werden die Gene von Vater und Mutter zusammengeschüttet, und

daraus wird – wie aus einem Baukasten – ein neuer Plan für das Kind genommen. Je unterschiedlicher die Gene der beiden Elternteile sind, desto mehr Möglichkeiten hat die Natur, zu würfeln und ein genetisch neues, völlig unabhängiges Individuum entstehen zu lassen.
Man vermutet, dass diese Unterschiedlichkeit der Gene gerochen wird. Die Auswahl des Geschlechtspartners erfolgt also nicht nur mit dem Großhirn und den Augen, sondern auch über die Riechstoffe, die der Körper versprüht. Je mannigfacher die genetische Konstellation, umso besser kann der Organismus den Chromosomensatz eines neuen Individuums basteln.
Zeugen zwei Elternteile mit gleichen Chromosomen ein Kind, kann man weniger Gene mischen, um sie an neue Situationen anzupassen.
Wir merken: Je größer die sexuelle Anziehung, umso unterschiedlicher sind die einzelnen Erbanlagen. In den Immunzellen – und jetzt schließt sich der Kreis – ist das besonders ausgeprägt. Dadurch kann man vielleicht begreifen, dass sich die Individualität der Riechhormone an der Einzigartigkeit der Immunsituation orientiert, die wiederum die genetische Vielfalt widerspiegelt.

Hormone – damit die Haare wieder wachsen

Wenn man die Bedeutung der Haare in diesem Licht sieht, wird augenfällig, warum sie für viele Menschen ein sexuelles Symbol und in der Medizin die »sekundären Geschlechtsmerkmale« sind. Das gleichzeitige Auftreten der Scham-, der Achsel-, der dichteren Kopfhaare – und beim Mann auch der Körperbehaarung – untermauert diese Erkenntnisse.
Da muss doch ein Konzept dahinter stecken, wenn der zeugungsfähige Lebensabschnitt mit einem verstärkten Haarwachstum

verbunden ist. Solche Gedanken, dass den Haaren bei der Fortpflanzung ein gewisser Stellenwert zukommen muss, können nur Forscher haben.

Man hat mittlerweile herausbekommen, dass es tatsächlich ein Hormon gibt, welches mit dem Haarwachstum in Beziehung steht, das DHEA (Dehydroepiandrosteron). Es ist ein Hormon der Nebenniere, steigt in der Pubertät sprunghaft an und wird zu Testosteron und Östrogen weiterverarbeitet. Derzeit laufen noch Studien, aber man kann bereits jetzt Ermunterndes vermelden. Männern mit schütter gewordenem Haar, die DHEA-Kapseln schlucken, wachsen wieder Haare auf dem Kopf. Im Alter nimmt dieses Hormon ab. Es markiert damit nicht nur den Anfang, sondern möglicherweise auch das Ende der reproduktiven Kraft.

Den Zusammenhang herzustellen zwischen Hormonen und Haaren ist allerdings nicht einfach, gibt es doch zwei unterschiedliche, ja sogar gegensätzliche Steuerungsmechanismen, die den Haaren durch die Hormone widerfahren. Generell regen die männlichen Hormone das Haarwachstum an. Diesen Einfluss kennt man von Frauen, die im Rahmen einer Hormonersatztherapie auch männliche Hormone erhalten. Sind diese zu hoch konzentriert, kann es vorkommen, dass diese Frauen an diversen Stellen des Körpers plötzlich Haare bekommen.

Auf dem Kopf läuft es genau umgekehrt. Hier stoppen männliche Hormone das Haarwachstum und erzeugen die berühmten Geheimratsecken, die bis zur Kahlköpfigkeit führen können. Wahrscheinlich ist nicht das DHEA – das nach neuesten Erkenntnissen auch für das Sprießen der Kopfhaare sorgt – daran beteiligt, sondern ein so genannter Metabolit. Das ist eine Art Nachkömmling des DHEA namens Dehydrotestosteron.

Ein kurzer Schwenk unter die Gürtellinie zeigt, was da vor sich geht. Das männliche Haupthormon des Mannes, das Testosteron, wird im Hoden gebildet. Es wird in den Haarfolli-

keln des Kopfhaares in das Dehydrotestosteron umgewandelt. Und dieses neu entstandene, nur an den Haarwurzeln produzierte Hormon ist ein Bösewicht: Es lässt die Haare ausfallen. Da mag das Testosteron die Haare an den Beinen, im Schambereich und auf der Brust noch so sehr sprießen lassen. Auf dem Kopf richtet es gar nichts aus. Die Gegenstrategie ist bereits publiziert und bekannt. Nicht die Produktion des Testosterons im Hoden muss gebremst, sondern die Umwandlung danach verhindert werden.
Und das Eiweißmolekül (Enzym), welches das Dehydrotestosteron produziert, befindet sich nicht nur im Hoden, sondern auch in der Prostata des Mannes. Dort spielt sich die gleiche Prozedur ab. Aus Testosteron wird Dehydrotestosteron, das auch hier einen schlechten Einfluss ausübt: Es sorgt für eine Vergrößerung der Prostata.

Ein Mittel gegen Haarausfall?

Ein ernstes Problem, mit dem sich Mediziner viele Jahre hindurch befasst haben, bis sie einen Stoff fanden, der diese Umwandlung erfolgreich blockierte. Jetzt will man wissen, ob man nicht den gleichen Wirkstoff am Kopf einsetzen könnte, um die Entstehung des Hormons zu sabotieren, das Haarausfall verursacht. Täglich kommt man der Sache ein Stückchen näher. In den Vereinigten Staaten laufen bereits entsprechende Versuche. Männer mit Haarausfall erhalten das Anti-Prostata-Mittel Finasterid. Und damit wären mit einem Medikament zwei bemerkenswerte Dinge geglückt: Wachstumsstopp bei der Prostata, Wachstumsanregung bei den Kopfhaaren. Ebenso wie man das bei der Hormonersatztherapie mit Pflastern und Cremes macht, wird man Finasterid nicht als Tablette schlucken müssen. In einem Haarwasser gelöst, wirkt es direkt am Haarboden.

Eine ähnliche Geschichte hat ein anderes, gegen Haarausfall eingesetztes Medikament, das Minoxidil. Lange hindurch wurde es verwendet, um den Blutdruck zu senken. Bis man eines Tages bemerkte, dass der Blutdrucksenker einen interessanten Nebeneffekt hat. Die Haare der damit behandelten Patienten wuchsen sowohl am Körper als auch am Kopf schneller. Flugs brachte man den Blutdrucksenker in eine Form, die man auf die Kopfhaut auftragen kann, sodass er nur in geringer Menge im Körper zirkuliert. Minoxidil ist heute in zwei verschiedenen Konzentrationen ein ausgezeichnetes Mittel gegen Haarausfall geworden.
Bei Männern können beide Mittel angewendet werden. Finasterid wird derzeit bei Frauen weder getestet noch angewendet.

Wenn die Melanosome schlafen gehen: die Ergrauung

Der biologische Effekt des Minoxidils beruht auf seiner durchblutungssteigernden Wirkung. Es dehnt die Blutgefäße aus, der Blutdruck sinkt. Natürlich werden auf diesem Weg auch die Haarfollikel besser durchblutet, die durch die erhöhte Blutzufuhr ein größeres Sauerstoffangebot haben, was wiederum die Bildung neuer Haare anregt. Minoxidil kann aber mehr. Es sorgt nicht nur dafür, dass wieder Haare sprießen, sondern regelt auch ihre Pigmente, ebenfalls eine Funktion der Haarfollikel.
Die Haarfarbe ist abhängig von kleinen Pigmentkörnern, gebildet werden die Pigmente in den Melanosomen. Sie entscheiden über die Haarfarbe. Stellen diese Zellen ausreichend Hautfarbstoffe zur Verfügung, wird das Haar dunkel und schwarz, gibt es wenig, bleibt es hell und blond.

Im Laufe der Jahre werden auch die Melanosomen schläfrig. Wo sich normalerweise Pigmentkörnchen einlagern, entsteht ein Freiraum, ein Vakuum. Das ist der Mechanismus, der zum Ergrauen der Haare führt. Auch wenn man sich keine grauen Haare wachsen lassen sollte, sobald die Melanosomen nicht wollen, ist man chancenlos.
Will die Zelle den Farbstoff Melanin produzieren, braucht sie ein spezielles Eiweißmolekül (Tyrosinase), das zuständig ist für die Fertigung des Farbstoffes. Wird der Haarboden stärker durchblutet, verstärkt sich wahrscheinlich auch die Aktivität des Enzyms, es wird mehr Pigment gebildet und das Grauwerden dadurch verhindert.
Das fein gesponnene Netzwerk der Hormone und Enzyme ist damit längst nicht ausreichend erklärt. Im menschlichen Körper gleicht das faszinierende Räderwerk der Botenstoffe einem unbeirrbaren Kreislauf.
Auch das weibliche Hormon Östrogen regt das Farbstoffenzym an. Es gibt einen außergewöhnlichen Zusammenhang zwischen dem weiblichen Geschlechtshormon und der Haarfarbe sowie zwischen Osteoporose und dem vorzeitigen Ergrauen der Haare, und der heißt medizinisch »Carnities«. Frauen, bei denen mehr als 50 Prozent der Haare vor dem 50. Lebensjahr ergrauen, sind viermal mehr gefährdet, Osteoporose zu entwickeln, als gleichaltrige Geschlechtsgenossinnen.

Allheilmittel Östrogen?

Heißt das auch, dass graues Männerhaar wieder dunkel wird, wenn man Männern weibliche Hormone gibt? Bei Frauen ist bekannt: Östrogen lässt die Haare wachsen. Während Frauen in der Schwangerschaft oft berichten, dass ihre Haare von besonderer Qualität waren, fallen sie nach der Geburt durch den Östrogenabfall, vielleicht aber auch durch den gleichzeitigen

Gelbkörpermangel, stark aus. Frauen mit Haarausfall können Östrogen entweder schlucken oder auf die Kopfhaut auftragen – beides hilft. Besonders in den Wechseljahren, wenn durch die Erschöpfung des Eierstocks die Östrogenproduktion herabgesetzt ist, kann durch eine entsprechende Hormonbehandlung das Problem wieder korrigiert werden.

Die Antwort auf die Frage, ob Männer auch weibliche Hormone nehmen sollen, sind die Mediziner bisher schuldig geblieben. Ebenso ungewiss bleibt, ob Männer zum Schutz ihres Herzens Östrogene nehmen sollen.

Auf Kongressen werden manchmal einschlägige Anekdoten zum Besten gegeben. Männer in Stresssituationen, wird da berichtet, schlucken ein bisschen Östrogen, und schon spüren sie, wie sich ihr Herz entkrampft. Das ist fein.

Der männliche Organismus hat natürlich eine gewisse Portion an weiblichen Hormonen aufzuweisen, aber wie hoch diese ist, weiß man aufgrund der wenigen Erfahrung nicht genau. Schenkt man den Berichten über die Östrogen schluckenden Männer Glauben, dann richtet das weibliche Urhormon beim Mann zumindest keinen Schaden an.

Es ist immer unerquicklich, mit Fragen konfrontiert zu werden, deren Antworten man erst in einigen Jahren geben kann. In der Medizin ist das besonders verdrießlich. Ein Mann mit Haarausfall, der von seinem Arzt ein Rezept für Östrogene verlangt, wird schwer verstehen, warum er so lange auf Studien warten soll, bis er kein Haar mehr auf dem Kopf hat. Vertrösten ist also nicht angesagt.

Ohnehin wird es ein generelles Umdenken in medizinischen Belangen geben müssen. Die klassische Arzt-Patienten-Beziehung wird sich verändern, weil nicht mehr der kranke, gläubige Bittsteller kommt, sondern ein Kunde, der Anspruch auf seine speziellen Dienstleistungen einfordert.

Statt der Evidence-based-Medizin, einer Medizin mit gesichertem Wissen, wird man sich für das »Nichtschaden«, also »nil nocere«, entscheiden. Über kurz oder lang wird die eine die andere ablösen. Kaum jemand wird in Zukunft bereit sein, das Ergebnis lang dauernder Untersuchungen abzuwarten.

Der feminine Touch

Vor vielen Jahren hat man Männern mit Prostatakarzinom als Teil eines Behandlungskonzepts hohe Dosen von Östrogenen gegeben. Aus dieser Zeit gibt es auch Daten, die darüber informieren, ob durch das Östrogen Nebenwirkungen entstehen und ob das weibliche Hormon für den männlichen Körper gefährlich ist. Analysiert man die Ergebnisse, zeigt sich bei hohen Mengen weiblicher Hormone in erster Linie eine Veränderung der Körpersilhouette. Sie bekommt einen femininen Touch.
Das Gesäßfett wird stärker, die Hüften werden breiter, manchmal kann es auch zu einer leichten Vergrößerung der Brustwarzen kommen. Thrombosen und Herzprobleme gab es keine. Die Veränderung der Körperform tritt vor allem dann auf, wenn höhere Dosen über den Verdauungstrakt zugeführt werden. Trägt man das Östrogen direkt auf der Kopfhaut auf, fällt die »Verweiblichung« natürlich weg.
Auch die Prostata steht unter der Wirkung des weiblichen Haupthormons. Obwohl in der Vergangenheit Östrogene auch nach Prostatakarzinomen eingesetzt wurden, üben sie bei noch vorhandener Prostata auf einen Teil der Vorsteherdrüse einen anregenden Effekt aus. Es erscheint eher unwahrscheinlich, dass ein auf die Kopfhaut aufgetragenes Östrogen im Körper eine derartig hohe Konzentration erreicht, dass die Vorsteherdrüse zum Wachsen angeregt werden könnte. Es ist jedoch eine behutsame Hormongabe erforderlich – und eine Kooperation mit dem Urologen. Solange keine anderen Daten vorliegen, scheint auch für die lokale Anwendung des Östrogens ein normaler Prostatabefund wichtig zu sein.

Die Misere auf dem Männerkopf

Schuld an der Misere auf dem Männerkopf sind hauptsächlich die Androgene, also die männlichen Hormone. Medizinisch ist es allerdings möglich, die Verwandlung des Testosterons in das aggressive Dehydrotestosteron abzubiegen, und damit kann dem Manne geholfen werden.
Ist allerdings der gesamte Kopfbereich ein einziger Kahlschlag, wird die Sache »haarig«. Sobald die typischen »Geheimratsecken« fehlen, sind wahrscheinlich die männlichen Hormone von jeglicher Schuld freizusprechen. Wenn überall die Haare ausgehen, dann bleibt nur mehr eine Möglichkeit: für eine gute Durchblutung der Kopfhaut mit Minoxidil zu sorgen.
Merkt der Mann einen Erfolg, wird er nicht unbedingt zum Östrogen greifen. Ist längere Zeit hindurch aber kein neues Haar in Sicht, kann man eine Kombination von Minoxidil und Östrogen in Erwägung ziehen. Bei Frauen hat sich diese Mischung als gelungen erwiesen; ob Männer das einfach nachmachen können, wäre noch zu erproben. Es bleibt wieder einmal nichts anderes übrig, als sich am Erfolg der Therapie zu orientieren.
Gibt es keine Nebenwirkungen und fangen die Haare zu sprießen an, darf man dem Mann ruhig auch weibliche Hormone geben. Natürlich wird man ein Östrogen wählen, das ausschließlich am Haarfollikel wirkt und weder die Brust vergrößert noch seine Hüften verbreitert.
Örtlich wirkende Östrogene sind in einigen europäischen Ländern bereits im Handel. Es sind raffiniert erdachte Moleküle, die ausschließlich in einem bestimmten Bereich des Körpers wirken. Der auffällige Name 17-Alpha-Östradiol sagt dem Chemiker eine ganze Menge, denn das in den weiblichen Eierstöcken produzierte Östrogen heißt in Fachkreisen 17-Beta-Östradiol. Je nach Name weiß man: Das eine wirkt überall, das andere nur in gewissen Regionen.

Bleibt unter dem Strich: Hat der Mann Haarausfall, sollte er als Erstes Minoxidil versuchen. Rührt sich nichts, wird man ihm Finasterid geben. Damit ist wenigstens – sollten sich die Haare hartnäckig widersetzen und weiter ausfallen – seine Prostata geschützt. Hilft bei ihm weder das eine noch das andere, kann er das Haar-Östrogen 17-Alpha-Östradiol auftragen. Als letzte Möglichkeit bliebe noch der Griff zum Schwangerschaftshormon Östriol.
Das zweite Schwangerschaftshormon, das Progesteron, wird momentan gerade an Frauen erprobt. Dieses Gelbkörperhormon hat einen besonderen Schutzeffekt für die Haut, weil es straffend wirkt. Es hindert die biochemischen Scheren daran, das Kollagen zu zerschneiden. Man kann fast sicher sein, dass dieser Mechanismus auch beim Mann greift. Wenn das so ist, kann man das Progesteron getrost in jene Gruppe von Hormonen und Medikamenten einreihen, die unter der Devise angewendet werden: Erfolg ja, Nebenwirkungen nein.
Das Progesteron hat gegenüber dem Östrogen einen enormen Vorteil: Es fehlen ihm jegliche geschlechtsspezifischen Effekte. Weder die Brust noch der Hüftumfang wächst, und es macht aus dem Mann auch keine Frau. Das Progesteron ist im männlichen Körper nur ein so genanntes »Durchgangshormon«, die männlichen Drüsen und Organe verwenden es weiter, um andere hormonelle Produkte daraus zu machen. Das Gelbkörperhormon kann in Jojoba-Öl gelöst und über Nacht auf die Kopfhaut aufgetragen werden.

Was uns sonst noch so die Haare vom Kopf »frisst« …

Schilddrüsenerkrankungen können mitunter auch zum Haarausfall führen, allerdings mit einer besonderen Eigenart: Es fallen dabei nicht nur die Kopfhaare aus, auch die Augenbrauen werden an ihren äußeren Enden dünner. In so einem Fall ist

es wichtig, die Funktionen der Schilddrüse abklären zu lassen. Die Alopecia areata, der kreisförmige Haarausfall, hinterlässt münzenförmige, kreisrunde, kahle Stellen auf der Kopfhaut. Diese Art des Haarverlusts muss nicht hormonell bedingt sein. Die dafür Verantwortlichen können sich in einem schlechten Blutbild, in Umweltgiften oder im Nikotin verbergen. Hat etwa das Blut zu wenig Eisen und plagt sich damit, den Sauerstoff in alle Organe zu transportieren, kann auch das zu einem Verlust der Haare führen. In diesem Fall sollte man sich ein Blutbild machen lassen. Vor allem deshalb, weil die Haarfollikel, sehr kleine sensible Organe, selbst auf ein geringes Absinken der Durchblutung sehr heftig zu reagieren scheinen.
Auch chemische Mittel können schuld daran sein, wenn Männern die Haare ausgehen. Ein besonderer Feind ist das Nikotin. Abgesehen davon, dass es die Haut in Falten wirft, lässt es die Haare frühzeitig ergrauen und mitunter auch ausfallen. Bei jedem Zigarettenzug ziehen sich die Gefäße zusammen, was die großen Arterien eine Zeit lang verkraften können. Je kleiner und dünner ein Blutgefäß jedoch ist, umso stärker wirkt sich das Zusammenziehen der Gefäße bei jeder Zigarette aus. Die Kopfhaut hat also oft Phasen, in denen sie extrem schlecht durchblutet wird. Das Ergebnis sieht man im Kamm.
Immer mehr wollen auch Männer leidige Problemstellen abdecken. Getrieben von oberflächlicher Eitelkeit färben sie ihre Haare, wohl wissend, dass die graue Farbe genau das signalisiert, was sich im Organismus abspielt: das Nachlassen der Kräfte und Säfte.

Bekommen grauhaarige Männer eher einen Herzinfarkt?

Auch wenn es sich anhört, als hätte die Bildzeitung eine Schlagzeile entworfen, war das der Titel einer ernsthaften Forschungsarbeit dänischer Mediziner. Ganze zwölf Jahre hindurch beobachteten sie in einer Studie den Zusammenhang zwischen Haarausfall, Ergrauung der Haare und Herzinfarkt. Sie fanden, was sie suchten, und konnten eine Verknüpfung beweisen.

Frühes Ergrauen der Haare ist sehr wohl ein Risikofaktor. Man kann annehmen, dass dieser Mann auch zu Gefäßverkalkung neigt. Männer, die mit Herzinfarkt in der Klinik landeten, hatten häufiger graue Haare und eine Glatze im vorderen Kopfbereich als gesunde Gleichaltrige.

Die gleichartige Fragestellung brachte beim weiblichen Geschlecht kein Ergebnis. Also, was liegt näher, als den Hormonen die Schuld zu geben?

Schon möglich, dass die weiblichen Hormone in diesem Fall die »besseren« sind. Schützen Östrogene doch vor Ergrauen und Haarausfall. In der dänischen Studie kam noch etwas zutage. Die Herzinfarktpatienten hatten alle vor dem 55. Lebensjahr ausgeprägte Falten im Gesicht, also einen flotten Abbau des Kollagens hinter sich.

Das Nikotin ist ein bekannter Kollagenräuber und zerstört die einzelnen Stützfasern der Haut, weil es die biochemischen Scheren anregt, sich zu verhalten wie ein scharfer Rasenmäher: alles zu zerkleinern, was ihnen unterkommt.

Jetzt weiß man, dass eine Glatze in der Stirngegend, graue Haare, viele Furchen im Gesicht und ein Herzinfarkt in Zusammenhang stehen. Nur die Begründung, warum das so ist, fehlt. Dennoch ist es durchaus empfehlenswert, als Kettenraucher mit grauen Haaren und Runzeln im Gesicht kurz daran zu denken, dass da nur noch der vierte im Bunde fehlt – der Herzinfarkt.

Während man bei Frauen weiß, dass man mit dem weiblichen Hormon diverse Alterserscheinungen zurückhalten kann, ist man bei Männern noch nicht so weit. Vielleicht kann das Testosteron aber irgendwann einmal das Gleiche bewirken.

Im Kampf gegen das Übergewicht

Unsere Gesellschaft besteht aus zwei großen Klassen. Die einen haben mehr Essen als Appetit, die anderen mehr Appetit als Essen. Wir konzentrieren uns auf die konsumorientierte Fraktion aus der Überflussgesellschaft.

Man kann sich ungefähr vorstellen, wie belastend ein Tag im Leben eines Übergewichtigen abläuft. Die Sensoren senden morgens, mittags und abends aus dem Verdauungssystem Hilferufe: Bitte um Nahrungsnachschub, um neue Stoffe, die wir aufnehmen, abbauen, umwandeln, ausscheiden oder auch nicht mehr wirklich bearbeiten können. Wir wollen Stoff wechseln. Der Signalverkehr zwischen Magen-Darm-Bereich und Gehirn wird immer heftiger. Meldung zu Mittag: Wenn wir uns schon darum kümmern, wo wir das Fett des Schweinebratens entsorgen, wollen wir es doch wenigstens mit Bier zuschütten. Die zuständigen Schaltstellen reagieren bereits mit Notmaßnahmen, um die überbordenden Energie- und Fettreserven zu bewältigen: Sie setzen alles daran, den für Menschen so schädlichen Fetteinbau in die Zellen zu schaffen. Rein äußerlich gleitet der Übergewichtige mit dem klassischen Bierbauch langsam hinüber in einen Zustand der ungemütlichen Völle; innerlich herrscht Kriegszustand. Und er bleibt in dieser Befindlichkeit, solange er sich nicht entschließt, abzunehmen.

Alkohol, voller Kalorien, voller Kohlenhydrate, muss im Körper mühsam abgebaut werden, in eine unfreundliche, stechend riechende, chemische Verbindung namens Acetaldehyd und in ein Koenzym, das sich um den Fetteinbau kümmert. Wer abnehmen will, muss also mehr tun, als Kalorien reduzieren und auf sein Bier verzichten, er muss den Alkohol gänzlich streichen.

Der menschliche Körper ist über eine Entwicklung von Millionen von Jahren so angelegt, dass er Nahrungsenergie mög-

lichst effektiv speichert. Diese besondere Fähigkeit war in der Evolution ein Überlebensvorteil. Hunger löst den bewährten Katastrophenschutz-Alarm aus.
Stresshormone überfluten Gehirn und Körper und koordinieren alle Lebensvorgänge für die Nahrungsbeschaffung. Eine solche, über Jahrmillionen entstandene Regulation kann wahrscheinlich nicht einfach durch den Willen umgangen werden. Eine Diät ist ja nichts anderes als künstlich erzeugter Hunger, und der kann diesen Mechanismus möglicherweise gar nicht durchbrechen.
Der Mensch ist, genetisch gesehen, nicht zum Abnehmen geeignet. Wenn der Körper sich so vehement dagegen wehrt, dann muss doch die Frage erlaubt sein, ob das Abnehmen überhaupt gesund ist. Und wenn ja, wie soll das dann aussehen?

Die Mobilisierung der Fettzellen

Männliche Hormone bemühen sich unermüdlich um den Fettabbau, der Alkohol tut alles dagegen und sorgt für dessen Aufbau. Das Fettgewebe ist zwar ein Reservebehälter, aus dem sich der Organismus seine Energie holt, aber nachdem der Mensch sie nicht mehr braucht, um ein Mammut zu erlegen, kann man den Bedarf auch zum Großteil mit Kalorien abdecken anstatt mit Fett.
Aus der Zeit, als der Homo sapiens noch auf die Jagd ging, stammt wahrscheinlich der Signalverkehr der männlichen Hormone: Sie haben die Fähigkeit, Energie zu mobilisieren. Mediziner und Biochemiker haben auseinander geklaubt, was es damit auf sich hat, und jetzt kennen wir den Zusammenhang zwischen Testosteron und Fettzelle. Man darf sich dabei aber nicht verwirren lassen.
Jede Fettzelle besteht aus den so genannten Triglyzeriden, welche wiederum aus Fettsäuren zusammengesetzt sind. Wer-

den diese gespalten, entsteht Energie wie bei einem Verbrennungsmotor, der den Treibstoff in Kraft, Bewegung und Geschwindigkeit umwandelt.
Sobald der Mensch Sport treibt, sich anstrengt oder in anderen Stress gerät, versucht der Organismus, die Fettzellen zu öffnen und die darin wartenden Fettsäuren in Energie umzuwandeln. Dazu müssen kleine Türen in den Fettzellen geöffnet werden, danach geht es weiter in die Kraftwerke der Zelle (Mitochondrien).
Und wer vermag die Fettzellen zu öffnen? Die männlichen Hormone. Sie schauen darauf, dass noch mehr Türen aufgemacht werden können, und ermöglichen dadurch die bessere Mobilisierung. Tragisch, wenn die männlichen Hormone fehlen. Dann können die Fette nicht freigesetzt werden, der Mann verhungert bei vollen Reserven. Das »Puzzle« Mensch setzt sich also immer wieder neu zusammen. Für den Transport der Fettsäuren in die Kraftwerke wird allerdings ein Vehikel gebraucht. Diese Aufgabe übernimmt die vitaminähnliche Substanz Karnitin, die wie ein kleines Schiff mit Lotsenfunktion direkt zum Zellkraftwerk fährt.
Sowohl Männer als auch Frauen haben Gewichtsprobleme, nur kämpfen sie dabei gegen Fettpolster an völlig unterschiedlichen Körperregionen. Frauen, so sehen das die Mediziner, leiden am »gynodianen Fett«, was mächtig klingt und letztlich ja auch so ist. Das Fett lagert hauptsächlich an Oberschenkeln und Gesäß. Hat der Mann zu viel weibliche Hormone, ergeht es ihm ähnlich. Das kann passieren, wenn die Keimzellen ausgeschaltet oder operiert werden. Was allerdings viel seltener der Fall ist als eine durch zu viel Bier- und Weinkonsum ermattete Leber. Sie kann dann nicht einmal mehr das in geringer Menge im männlichen Organismus vorhandene Östrogen bewältigen und außer Kraft setzen. Nun bekommt auch der Mann sein Gesäßfett weg, weil der Östrogenspiegel zu hoch wird.

Anders verhält es sich mit dem klassischen Bierbauch, für den so mancher Mann im Brustton der Überzeugung meint: »Ein dicker Bauch tut's auch.«

Was tun gegen den »Schwimmring«?

Bauch-Auslöser kann ein Mangel an männlichen Hormonen sein. Viel häufiger aber sind Essgewohnheiten schuld an der mehr als auffallenden Erhöhung unterhalb des Zwerchfells.
Die Mitteleuropäer hätten ein eigenartiges Essverhalten, meinen US-Mediziner, die sich damit auseinander gesetzt haben. Die Amerikaner halten es für ungesund, die Soziologen zeigen Verständnis. Sowohl zum Frühstück als auch zu Mittag landen auf europäischen Tellern durchschnittlich relativ wenig Kalorien. Abends finden sich dann alle zum fulminanten Kaloriengipfel ein.
Dabei ist die Nahrungsaufnahme nicht nur ein Mittel zur verständlichen Entspannung, sondern sie wird, wie auf einem Kreuzfahrtschiff, in zwei Sitzungen eingeschaufelt. Häufig um 6.00 Uhr abends, später um 10.00 Uhr nachts. Die handelnden Personen sind immer dieselben. Meist wird gefuttert, wenn man nach Hause kommt, das zweite Mal verdrückt man vor dem Fernsehapparat säckeweise Knabbereien. Bevor man nun über Kalorien, Fett oder Eiweiß herfällt und sich als Diät-Revoluzzer aufspielt, sollte man vielleicht zu schlichteren Mitteln greifen. Eine Änderung des Lebensstils kann dabei sehr hilfreich sein.
Aber was gilt eigentlich noch auf diesem riesigen Feld der Diäten, das von Wissenschaftlern ständig neu beackert wird? Ist es ein so einfacher Spruch wie »Ein guter Hahn wird nicht fett«? Wahrscheinlich schon, sagen Mediziner und liefern sofort entsprechend einleuchtende Begründungen. Ist der Mann mit männlichen Hormonen unterversorgt, hat er die gleichen

Probleme wie die Frau nach der Menopause; Adonis trägt unerwartet einen schwimmreifenförmigen Fettwulst.
In diesem Fall darf er sich seine männlichen Hormone buchstäblich aufschmieren. Sie gelangen über die Haut in den Blutkreislauf und leisten hier ganze Arbeit. Sie wandern in die Fettzellen und schauen darauf, dass die Fettsäuren aktiviert und in Energie umgewandelt werden.
Wer die männlichen Hormone in Cremeform bekommt, salbt sich den Bauch, wartet ein wenig und trinkt dann eine Ampulle Karnitin, den kleinen Lotsen, der die Fettzellen zur Energieverwertung geleitet. Danach sollte man 20 Minuten schwitzen, egal ob in der Sauna oder auf einem Heimfahrrad. Und schon tritt in Kraft, was oben beschrieben wurde.
Begleitend ist natürlich eine Kalorienreduktion sehr gerne gesehen, manche sprechen davon, eine Mahlzeit auszulassen – logischerweise die angenehmste am Abend – und die Salbe auf den leeren Magen-Darm-Trakt aufzutragen.
Auch das Kortisol, das Stresshormon, kann schuld daran sein, dass der Mann zu viel Fett mit sich herumträgt. Es ist kein gutes Hormon, weil es die Fettzellen im Knochen vermehrt und damit das Risiko erhöht, dass sie brechen, und es lässt die Fettzellen innerhalb des Bauchraums kräftig sprießen. Es gibt Erkrankungen, die mit einer erhöhten Kortisol-Freisetzung einhergehen.

Ausgewogene Ernährung

Übergewicht ist als Risikofaktor tatsächlich an vielen Erkrankungen beteiligt. Herzinfarkt und Schlaganfall werden häufig angeführt, wenn es darum geht, die Gefahren richtig deutlich zu machen.
Es wird wohl auch kaum jemand abstreiten, dass starkes Übergewicht gesundheitliche Probleme mit sich bringen kann.

Die mechanische Belastung der Blutgefäße ist größer, wenn eine erhöhte Körpermasse mit Blut zu versorgen ist. Führt das aber automatisch zum Umkehrschluss, dass Abnehmen die Betroffenen gesünder macht?

Eine drastische Gewichtsreduktion wird ohnedies von immer mehr Medizinern abgelehnt, Nebenwirkungen von Diäten können ebenfalls verheerend sein. Fettarme Ernährung und viel Bewegung scheinen auf jeden Fall zu punkten. Es gilt, nicht um jeden Preis weniger zu essen, dafür aber ausgewogener.

Ausgewogen ist eine jener Vokabeln, die im Zusammenhang mit einer Gewichtsreduktion immer genannt werden. Gemeint ist damit abwechslungsreiche Kost, was von allem ein wenig bedeutet. Das, was auf dem Teller landet, sollte in der Ernährungsbilanz jedes Einzelnen gut zu Buche schlagen.

Das Design-Abnehm-Molekül Orlistat

Jedes Gramm Fett hat neun Kalorien. Wenn wir nicht sofort nach der Fettaufnahme in den Jogginganzug schlüpfen und eine halbe Stunde laufen oder im Fitnesscenter Gewichte stemmen, wird das Fett gespeichert, um irgendwann abgerufen zu werden. Darauf wartet es ewig. Und deshalb ist der Vorrat größer als die Energie, die verbraucht wird.

Was also tun mit den Übergewichtigen? Man hat ein Medikament erfunden, ein so genanntes Designermolekül, das die Aufnahme der Fettmoleküle im Darm verhindert und Orlistat heißt. Es erreicht, dass die Nahrungsfette nicht mehr zerlegt werden und deshalb die Darmwand nicht passieren können. Ein Drittel des Fetts entweicht über den Stuhl aus dem Körper, ohne aufgenommen worden zu sein. Dieses Medikament zu nehmen macht nur dann Sinn, wenn man gleichzeitig seine Lebensgewohnheiten ändert und Fett in der Nahrung redu-

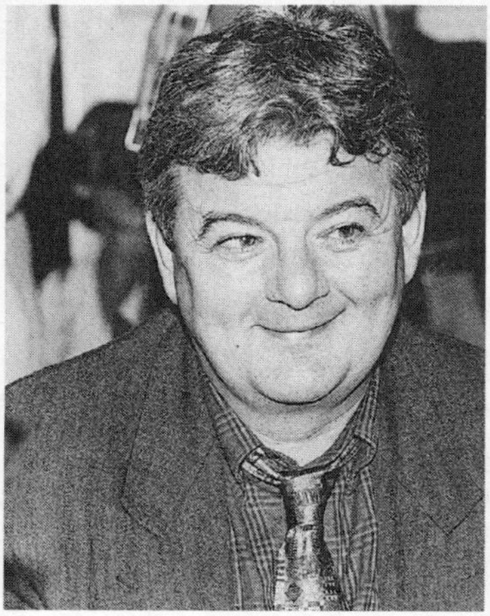

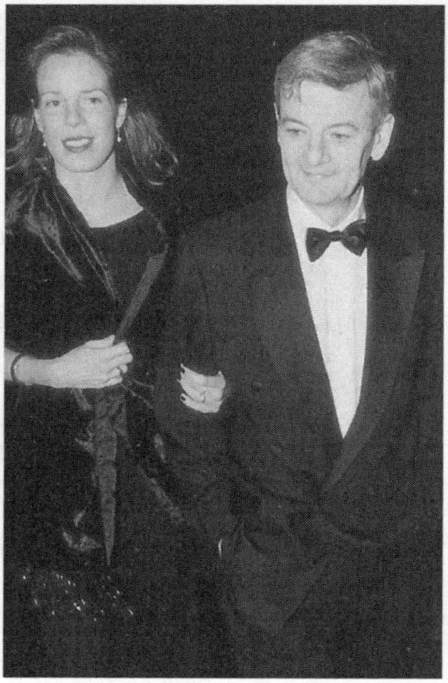

Konsequenz und Selbstdisziplin – zwei Säulen im Kampf gegen das Übergewicht

ziert. Als Faustregel gilt: nicht mehr als 60 Gramm Fett pro Tag. Isst man beispielsweise eine Bratwurst, hat man schon die Hälfte der Tagesfettmenge verschlungen, nämlich 30 Gramm. Genau jene Menge, die auch in zwei Kilo Putenschnitzel vorhanden ist. Aufklärung und Diätberatung sind deshalb besonders wichtig.

Nebenwirkungen treten nur dann auf, wenn man die notwendigen Diätvorschriften nicht einhält und Orlistat mit fettreicher Nahrung kombiniert. Dann entstehen unangenehme Verdauungsprobleme, der Stuhl wird ölig und weich und kann sich auch schon mal verselbstständigen.

Irgendwie unwahrscheinlich, dass der Trend zum Abnehmen nur ein kurzweiliger sein wird, und während ein Teil der Gesellschaft immer fetter wird, ist der andere Teil schwer damit beschäftigt, sich figurmäßig den muskelgestählten, turbogestylten Superbodys anzunähern, die uns in TV-Spots erklären, wie einfach alles sei. Also ist Abnehmen leicht!

Das mag bis zu einem gewissen Grad auch stimmen. Fast jede Diät hält ihr Versprechen der Gewichtsreduktion mühelos ein. Doch die eigentliche Durststrecke beginnt erst danach.
Denn das Schmelzen der Pfunde beginnt nicht mit dem Erstellen von Kalorienlisten oder dem Öffnen einer Tablettenschachtel. Wichtig ist es, das Großhirn entsprechend zu konditionieren und mental bereit dafür zu sein. Da mag der Verdauungstrakt noch so oft Signale senden, dass er arbeitslos ist und gern wieder etwas zu tun hätte. Solche Rufe müssen ungehört verhallen. Manche bewältigen ihre Diät besser, wenn sie mit einer vertrauen Person darüber sprechen können, was sie empfinden, wenn sich der Zeiger auf der Waage wieder einmal nicht vom Fleck rührt.
Aber wer fleißig abnimmt, den belohnt die Politik mit einem besonderen Schmankerl, etwa mit dem Amt des Außenministers. Joschka Fischer, als revoltierender Jungdemonstrant noch schlank, später als Landespolitiker rundum mit Kummerspeck ausgekleidet, brachte weit über 90 Kilogramm auf die Waage. Mit Konsequenz und Selbstdisziplin speckte er mehr als 20 Kilogramm ab und passt heute wieder in jeden Konfektionsanzug.

Hitzewallungen – nicht nur ein Phänomen bei Frauen

Hitzewallungen waren in der medizinischen Literatur immer nur Frauen vorbehalten. Seit kurzem weiß man es besser. Auch Männer bleiben von derartigen Beschwerden nicht verschont. Während Frauen unter den Hitzewellen meist nachts leiden, sodass sie schweißgebadet aufwachen, sind die Wallungen des Mannes gut über den Tag verteilt, wobei aber auch er manchmal nachts ins Schwitzen geraten kann.

Bei Frauen sind Hitzewallungen Folgen eines Östrogenentzugs. Ein gleichmäßig vorhandener Östrogenspiegel sinkt plötzlich rapide ab – unabhängig von der absoluten Konzentration des weiblichen Hormons. Wallungen, die unmittelbar nach den Wechseljahren auftreten, gehen sowohl mit einem niedrigen Östrogen- und Androgenspiegel als auch einem hohen follikelstimulierenden Hormon (FSH) einher. Frauen mit höherer Konzentration beider Hormone bekommen keine Wallungen.
Haben Männer Hitzewallungen, kann das auf Verschiedenes hindeuten. Entweder funktioniert die Schilddrüse nicht richtig, vielleicht hat die Nebenniere ein Problem, oder es handelt sich um eine seltene Darmerkrankung. Natürlich kann das auch heißen, dass sich der Mann in den Wechseljahren befindet. Ein Test bringt Klärung: Ist das follikelstimulierende Hormon erhöht und das Testosteron gleichzeitig niedrig, kann man ruhig sagen: Der Mann ist in den Wechseljahren.
Es ist noch nicht lange her, da erfand jemand einen wunderbaren Sammelbegriff, der sämtliche Beschwerden des männlichen Geschlechts abdeckte. Der Begriff hieß »Midlifecrisis«, und jeder Mann mit Hitzewallungen, Schweißausbrüchen, Depressionen, Erektionsstörungen, Haarausfall und Kopfschmerzen war von dieser Krise in der Lebensmitte befallen. Mittlerweile hat die Wissenschaft dieses Sammelsurium an Beschwerden als das definiert, was es ist: die Wechseljahre des Mannes (Andropause).
Millionen Männer erleben Veränderungen an ihrem Körper, denen sie hilflos gegenüberstehen. Die Muskeln werden weniger, das Fett wird mehr, die Reizbarkeit ist erhöht, die Lust auf Sex schaumgebremst. Medizinisch gesehen ist das alles im grünen Bereich, denn bei manchen Männern stellt der Hoden nach dem 50. Lebensjahr die Androgenproduktion völlig ein. Da ist es nur allzu verständlich, wenn sein Organismus daraufhin die gleichen Symptome aufweist wie der Organismus bei Frauen nach dem Östrogenausfall.

Hoden und Nebenniere machen schlapp

Aber es wird noch ein wenig komplizierter, weil neue Erkenntnisse die Ursache der männlichen Wechseljahre an zwei verschiedenen versiegenden Quellen geortet haben. Einerseits gibt der Hoden auf, andererseits macht auch die Nebenniere schlapp.

Und wie weiß der Mann nun, was ihm fehlt? Üblicherweise erzeugt die Nebenniere ein Vorstufenhormon für andere männliche Hormone, das DHEA. Zu wenig DHEA macht müde, infektanfällig und dick. Zu wenig Testosteron bewirkt Hitzewallungen, Schlaflosigkeit und einen erhöhten Wert des follikelstimulierenden Hormons FSH.

Die Ordnung der Hormone unterliegt der gleichen perfekten Hierarchie wie die Angestellten eines Großkonzerns. Das FSH beispielsweise sitzt im mittleren Management und hat als Regulator des Hodens eine verantwortungsvolle Aufgabe. Es regt an, kontrolliert und stimuliert. Das FSH entsteht in der Hirnanhangsdrüse, ist aber von übergeordneten Stellen, den Steuerungshormonen, abhängig. Diese wiederum melden – wie in einem gut funktionierenden Kommunikationssystem – Stress, Sonneneinstrahlung, Kälteempfindung, Nahrungszustand und Immunsituation an die Hirnanhangsdrüse.

Fällt im Klimakterium die Aktivität des Hodens aus, erscheint das FSH in immer stärkeren Dosen, um die Keimdrüsen zu zwingen, weiter Hormone zu bilden. Kommen zu dem hohen FSH-Anteil auch noch Hitzewallungen, kann man daraus schließen, dass es den Hoden nicht mehr freut und er seine Arbeit ziemlich eingestellt hat.

Nicht an allem ist der Hoden schuld. Wer Wallungen hat, kann dies – im Wechsel – auch durch Aufregung, Angstgefühle, Ärger oder Freude bekommen. Ebenso können Alkohol und Koffein Hitzewallungen auslösen.

Im Bemühen, all diesen Vorgängen näher auf die Spur zu

kommen, haben die Endokrinologen herausgefunden, zu welchem Zeitpunkt es beim männlichen Geschlecht zu Wallungen kommt: immer dann, wenn die Hypophyse den Hoden zur Arbeit auffordern will und ihm in pulsativen Abständen die beiden Antreiber FSH und LH (luteinisierendes Hormon) durch den Körper schickt. Mit einem Hormon allein nämlich bringt die Hirnanhangsdrüse die lahmen Keimdrüsen nicht auf Trab. Ist allerdings genügend männliches Testosteron vorhanden, bleibt das FSH niedrig.
Es hat keine Veranlassung, den Hoden anzufeuern. Will man also FSH und LH niedrig halten, muss man nur darauf achten, Testosteron verschrieben zu bekommen.
Hier überschneiden sich mehrere Expertenmeinungen, handelt es sich doch um einen Zweig der Medizin, der sich mit geschlechtsabhängigen Erkrankungen des Mannes befasst. Dieser Fachbereich nennt sich Andrologie und wird von Dermatologen, Urologen und Endokrinologen bearbeitet. Einige dieser Fachleute meinen, dass es nicht das Testosteron ist, das die Hitzewallungen unterdrückt. Sie glauben, dass das Testosteron im männlichen Körper zu Östrogen umgewandelt wird und dadurch die Wallungen wegbleiben. Der Mann hat ja eine ganze Reihe von Geweben, die im Stande sind, aus Testosteron Östrogen herzustellen: die Leber, das Fettgewebe, die Blutgefäße, die Aorta und das Herz.
Fest steht, dass auch bei Männern – wie bei Frauen – die Laborwerte das typische hormonelle Profil eines Menschen im Klimakterium aufweisen. Also hat auch der Mann eindeutig seine Wechseljahre.

Wenn das Sandmännchen nicht kommen will

Schlaflosigkeit – die beschrieb der polnische Lyriker und Aphoristiker Stanislaw Lec als »Krankheit einer Epoche, in der man den Menschen befiehlt, vor vielen Tatsachen die Augen zu verschließen«.
Diese gesellschaftskritische Meinung mag auf viele Probleme zutreffen, nur nicht auf gesundheitliche. Älter werdende Menschen beiderlei Geschlechts haben, je nachdem wie man es sehen will, mit oder gegen schlaflose Nächte zu kämpfen. Der Mann schläft ein, wird wach und wälzt sich danach ruhelos herum. In den Wechseljahren ist das eine Laune des Organismus, die ihm mitteilen will: Achtung, der Hoden wird fauler und fauler!

Schlafen im gesunden Rhythmus

Im Laufe eines durchschnittlichen Schlummers von rund sechs Stunden Dauer gibt es ungefähr fünf Schlaf-Wach-Rhythmen, die rund 90 Minuten dauern und in denen es zu kurzen Aufwachperioden kommen kann. Während der etwa 15-minütigen Einschlafdauer geht die Körpertemperatur leicht zurück, Atmung und Frequenz werden langsamer, die Muskulatur entspannt sich. Nach einer halben Stunde kommt es zum Tiefschlaf, danach wird der Schlummer wieder leichter und geht in die REM-Phase (Rapid Eye Movement) – die Traum-Phase – über.
Das ist ein besonders wichtiger, für Wissenschaftler immer wieder aufschlussreicher Teil des Schlafs. Nicht nur, weil sich die Augen unter den Lidern stark sichtbar bewegen, halten die Schlafforscher den REM-Teil für einen besonders bedeutsamen, sondern auch weil während dieser Zeit die Atmung variabel ist und die Herzfrequenz stark wechselt. Die Gesichts-

muskulatur ist angespannt, die Blutversorgung des Gehirns erhöht, die Körpertemperatur gesteigert. Am Ende der REM-Periode kann es zu einem kurzen Erwachen kommen, an das man sich aber nicht erinnert. Danach folgt ein neuer Schlafzyklus bis zum Tiefschlaf, um dann wieder in die REM-Phase zu gleiten. Tiefschlaf gibt es normalerweise für den Organismus nur in der ersten Hälfte des Ruhezustands, dafür verändern sich in der zweiten Hälfte die REM-Phasen, die sich auf bis zu 40 Minuten ausdehnen können.
Ob Hormonveränderungen den Schlaf-Wach-Rhythmus steuern, ist den Forschern aus den diversen Spezialgebieten bisher nicht klar geworden. Natürlich hat man mittlerweile erfasst, dass sowohl die männlichen als auch die weiblichen Hormone in den Stoffwechsel des Gehirns mit eingebunden und dadurch mitverantwortlich für den Schlafrhythmus sind. Man weiß sogar schon, wer wofür zuständig ist: Serotonin, Noradrenalin und Dopamin steuern die unterschiedlichen Schlaftiefen, Noradrenalin hauptsächlich die REM-Phasen und Serotonin den Tiefschlaf. Da aber eine Verknappung an Östrogen, Progesteron und Androgen alles verändert, muss man daraus schließen, dass Schlafstörungen durch ein Ungleichgewicht an Hormonen ausgelöst werden können.

Östrogen gegen Schlaflosigkeit

Da die Wechseljahre der Frau viel besser erforscht sind als die des Mannes, ist bekannt, dass man die Schlaflosigkeit mit der Gabe von Östrogen wesentlich verbessern kann. Vom Testosteron könnte man also Vergleichbares annehmen, aber da tappen die Ärzte noch ein wenig im Dunkeln. Sie wissen nicht genau, was den Schlaf verbessert. Testosteron oder – ähnlich wie bei den Hitzewallungen – doch das aus dem Testosteron gebildete Östrogen? Dem Manne kann's egal sein. Denn selbst

wenn das Testosteron das weibliche Haupthormon braucht, um zu wirken – der Mann soll seine fehlenden Hormone maßvoll auffüllen, wenn er sich dadurch frischer fühlt.
Was da vor drei bis fünf Millionen Jahren abgelaufen ist, als die ersten Hominiden die Welt betraten, können wir nicht mehr bis in jedes Detail nachvollziehen. In Sachen Geschlechterkampf haben die Endokrinologen jedenfalls eine ausgeprägte Sicht der Dinge: Die Frau ist eine Höherentwicklung des Mannes. Eine Reihe interessanter Details scheint das zu belegen.
Bisher gingen die Mediziner immer von der Annahme aus, dass die männlichen Hormone für den Mann und die weiblichen allein für die Frau verantwortlich wären.
Unbekannt war lange Zeit, dass der Organismus des Mannes aus männlichen Hormonen teilweise weibliche herstellt, die er in verschiedenen Körperteilen unbedingt benötigt. Mit dieser fast revolutionären Kenntnis ausgestattet, gehen Hormonspezialisten bei medizinischen Problemen des Mannes neuerdings anders ans Werk, weil jetzt klar geworden ist: Es sind nicht nur seine eigenen Hormone, die ihm fehlen, er muss auch auf diejenigen des anderen Geschlechts zurückgreifen.
Medizinisch gesichert ist Folgendes: Der Hoden bildet Hormone, der Eierstock tut das auch. Der Hoden kann danach nicht weiter, während der Eierstock aus den Hormonen eine Untergruppe, die Östrogene, produzieren kann.
Auch die endokrinologische Situation hat sich in Jahrmillionen Jahren allmählich an die sich verändernden Lebensbedingungen angepasst. Frauen sind also in der endokrinen Evolution um einen ziemlichen Schritt weiter. Da konnten die Männer doch nicht das Nachsehen haben. Wenn es schon der Hoden nicht schafft, aus Testosteron Östrogene zu machen, so nehmen einige andere Organe diese Herausforderung an und bieten dem weiblichen Eierstock Paroli. Das Fettgewebe, aber auch die Zellen der Hauptschlagader schaffen das kleine Kunststück.

Vielleicht brauchen Männer diese Östrogene in bisher noch ungeahntem Ausmaß, selbst wenn es nicht vom Hoden, sondern von einzelnen Organen seines Körpers bereitgestellt wird. Vielleicht unterdrückt sogar das aus den männlichen Hormonen entstandene Östrogen Schlaflosigkeit und Hitzewallungen. Und dass die Frau höher entwickelt ist als der Mann, scheint damit sogar wissenschaftlich untermauert zu sein.

Osteoporose – die Knochenerweichung

Die Knochenerweichung ist eine Erkrankung, die man bei Frauen schon lange kennt. Hellhäutige, pigmentarme, feingliedrige und dünne Frauen erkranken in der zweiten Lebenshälfte vor allem dann daran, wenn ein genetisches Risiko vorhanden ist. Einer der Hauptgründe für eine Hormonersatztherapie ist eine reduzierte Knochenmasse und damit eine erhöhte Gefahr, Osteoporose zu entwickeln. Östrogene sind in der Lage, den Knochenabbau zu stoppen und die Frau vor dieser Erkrankung zu schützen. Außer Hormonen kann der Frau noch eine Reihe weiterer Mittel zum Knochenschutz angeboten werden, etwa Biphosphonate, Kalzitone, Kalzium und Vitamin D. Das menschliche Skelett ist der Traum jedes Baumeisters: mehr als 200 Knochen, die in perfekter Harmonie zusammenarbeiten und im Ernstfall stärkstem Druck standhalten.

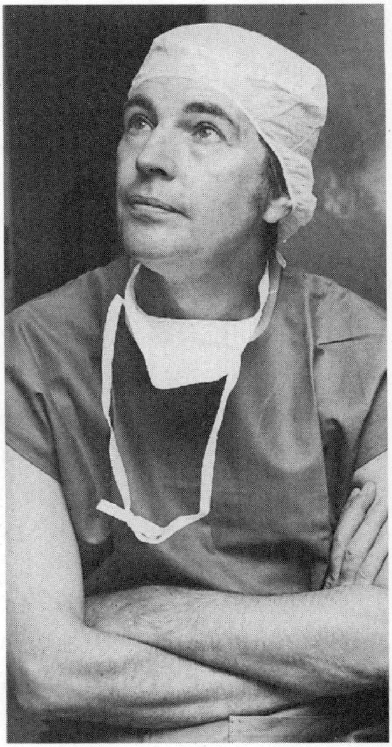

Schlank zu sein hat viele Vorteile. Allerdings neigen schlanke Menschen häufiger zu Knochenerweichung und Knochenbrüchen.

Was da so gut zusammenhält, besteht zu einem Drittel aus Eiweißstoffen, dazu reichlich Kalzium, in geringeren Mengen Phosphat, Magnesium und Kalium.
Osteoporose ist die häufigste Knochenkrankheit in der Bundesrepublik Deutschland. Die männlich dominierte Medizin vertrat jahrzehntelang die Auffassung, dass von diesem Problem nur Frauen betroffen wären. Über Männer, die Osteoporose haben könnten, wurde wenig diskutiert. Mittlerweile weiß man es besser.

Auch Männer müssen aufs »Gerüst« achten!

Nach bisherigen Erkenntnissen erkranken 15 Prozent aller Männer und 50 Prozent aller Frauen an der gefährlichen Knochenerweichung. Allein in der Bundesrepublik gibt es sechs Millionen Osteoporosekranke; 230 000 durch Osteoporose bedingte Knochenbrüche werden pro Jahr in der Bundesrepublik behandelt, das kostet jährlich rund fünf Milliarden Mark.
Allerdings ist der Anteil der betroffenen Männer sicher höher anzusetzen; manche glauben sogar, dass Männer und Frauen gleichermaßen von Osteoporose betroffen sein können. Erkranken Männer an Knochenschwund, liegt ihre Sterberate wesentlich höher als die der Frauen.
In Australien wurde kürzlich eine Studie fertig gestellt, in der 2413 Frauen und 1898 Männer über fünf Jahre hindurch untersucht wurden. Die australischen Wissenschaftler wollten herausfinden, wie oft die Knochenerweichung vorkommt und wie oft das jeweilige Geschlecht daran stirbt. Herausgekommen sind statistische Zahlen, die eine deutliche Sprache sprechen: Jenseits des 60. Lebensjahres liegt die Wahrscheinlichkeit, dass innerhalb eines Jahres ein Knochen bricht (1000 Personen), für Frauen bei 29,3 Prozent und für Männer bei 14,4

Prozent. Im höheren Alter nimmt die Möglichkeit, sich einen Wirbel- oder den Oberschenkelknochen zu brechen, bei beiden Geschlechtern zu. Bei 80-Jährigen lag die Wahrscheinlichkeit, sich innerhalb eines Jahres einen Knochen zu brechen, bei 30 Prozent (Frauen) und 24 Prozent (Männer).

Nun wollte man wissen, ob diese Knochenbrüche die normale Sterblichkeitsrate erhöhen. Und hier differieren die Zahlen zwischen Männern und Frauen erheblich. Erleiden Frauen einen Schenkelhalsbruch, so steigt die Wahrscheinlichkeit, daran zu sterben, um den Faktor 2,18 gegenüber Frauen ohne Schenkelhalsbruch. Beim Bruch des Wirbelknochens betrug die Erhöhung 1,66; das heißt, es starben 66 Prozent mehr als aus der Gruppe gleichaltriger Frauen mit gesunden Wirbelkörpern.

Die Bilanz bei den Männern sieht noch um einiges schlimmer aus. Erleidet ein Mann einen Schenkelhalsbruch, steigt die Todeswahrscheinlichkeit um den Faktor 3,17; bricht beim Mann ein Wirbelkörper, ist die Wahrscheinlichkeit, daran zu sterben, um den Faktor 2,38 höher.

Der betrübliche Schluss aus dieser Studie: Auch Männer haben – gar nicht einmal so selten – Osteoporose. Und: Sie verläuft viel häufiger tödlich als bei der Frau. Jeder Mann sollte sich also um seine Knochen kümmern!

Die Knochenmasse des Mannes nimmt nämlich ab seinem 30. Lebensjahr ab. Wie viele Männer an Knochenschwund erkranken und dadurch Brüche erleiden, darüber gibt es unterschiedliche Angaben. Man spricht davon, dass von den 88 000 Oberschenkelhalsfrakturen pro Jahr in der Bundesrepublik etwa 19 000 auf Männer entfallen. Die Verfasser der australischen Studie sprechen sogar von einem weitaus ungünstigeren Verhältnis zu Lasten der Männer.

Was gefährdet die Knochen?

Die Entstehung der Osteoporose ist beim Mann vielschichtiger als bei der Frau. Mehrere Faktoren können ausschlaggebend sein.

Kortisol reduziert die Knochenmasse

In vielen Situationen ist Kortisol ein lebensrettendes Hormon, das im Übrigen wie das DHEA in der Nebennierenrinde des Menschen gebildet wird. Egal ob Heuschnupfen, Augenentzündung, Asthma, rheumatoide Erkrankungen oder Organtransplantation – Kortisol übt eine wichtige Funktion aus, häufig eine lebensrettende. Nimmt jemand allerdings längere Zeit hindurch Kortison, muss er verstärkt auf seine Knochen achten, denn trotz seiner vielen positiven Eigenschaften reduziert Kortisol die Knochenmasse über einen Mechanismus, der erstaunlich ist. Der menschliche Knochen baut sich aus Vorläuferzellen auf, die unterschiedliche Gewebe hervorbringen können. Wirkt nun über längere Zeit das Kortison auf die Stammzellen ein, geben diese den Knochenaufbau auf. Das Kortison ändert ihren Marschbefehl, und sie wandeln sich daraufhin in Fettzellen um.
Das alles geht zu Lasten der Knochensubstanz: Sie wird dünner, das Fett ersetzt die knöchernen Stützzellen, die Erweichung beginnt und kann zum Brechen der Knochen führen.
Also: Die Knochendichte messen lassen und eine Knochenschutz-Therapie ins Auge fassen.

Rauchen – der Knochenräuber schlechthin

In diesem Fall ist alles Wissen über die Frau auch auf den Mann übertragbar: Nikotin ist ein extremer Knochenräuber. Es kann auch beim Mann Knochenschwund auslösen. Ist Rauchen gekoppelt mit einer Kortison-Therapie, ist der Knochen im besonderen Maße gefährdet.
Wieso zerstört das Nikotin die Knochen? Bei Frauen weiß man bereits, wie das abläuft. Nikotin verhindert, dass das Schutzhormon Östrogen am Knochen andocken kann; es wird durch das Nikotin vermehrt abgebaut, dadurch ist der Knochen deutlich weniger geschützt.
Wahrscheinlich spielt dieser Mechanismus auch beim Mann eine Rolle, da der Raucher nicht nur den Stoffwechsel seiner weiblichen, sondern auch seiner männlichen Hormone beeinflusst. Vielleicht gibt es aber noch eine andere Erklärung. Männliche Hormone können ja in den verschiedenen Organen – auch im Knochen – in Östrogen umgewandelt werden. Dadurch wäre nicht das Testosteron das schützende Hormon, sondern das Östrogen, welches sich im Knochen aus dem Testosteron bildet. Ähnlich wie bei der Frau wäre dann auch beim Mann der Östrogenabbau durch das Nikotin vermehrt, was den Schutzeffekt des weiblichen Hormons mindert und dadurch die Osteoporose begünstigt.

Alkohol – Gift für Knochen

Kommen mehrere Faktoren zusammen, ist der Knochen besonders gefährdet. Nikotin und Alkohol sind die klassische schlechte Paarung. Da erscheinen dann nicht nur Leber und Herz-Kreislauf-System »zum Handkuss«, sondern auch die Knochen. Alkohol stört vor allem den sehr kompliziert vor sich gehenden Kalziumaufbau, eine Voraussetzung für die

Stabilität der Knochen. Kalzium ist das, was der Knochen zur Stärkung seiner Struktur benötigt. Betroffen sind dabei vor allem die Beckenknochen und die Oberschenkel, die besonders reich an feinen Knochenlamellen sind.

Vorsicht bei blutverdünnenden Medikamenten

Nach einer Thrombose und anderen Erkrankungen des Blutgefäßsystems wird oft – zur Vorbeugung – Heparin als blutverdünnendes Mittel verschrieben. Ähnlich wie Kortison hat auch Heparin eine knochenreduzierende Wirkung.
Bei über 60 Prozent jener Patienten, die über längere Zeit Heparin einnehmen, findet man Anzeichen einer Knochenerweichung. Der Mechanismus, der zum Zerbröseln der Knochen führt, ist derzeit noch nicht bekannt. Am besten lässt man vor Beginn der Therapie eine Knochendichtemessung durchführen. Sobald man einmal einen Referenzwert hat, kann man die Veränderung des Knochens besser beobachten.

Wenn der Magen »streikt«

Die Aufnahme von Kalzium und Vitamin D durch unseren Organismus, eben über den Magen und den Darm, ist eine Voraussetzung für den Knochenstoffwechsel. Ist nach einer Magenoperation die Aufnahme von Kalzium und Vitamin D nicht sichergestellt, kann dies in vielen Fällen zu einer Knochenerweichung führen. Es ist wichtig, die Knochendichte zu kennen, dann kann man die Knochenveränderung erfassen, dokumentieren und ihr entgegenwirken.

Hormonmangel

Nehmen die Geschlechtshormone ab und wird der Hoden müde, dann leidet nicht nur das sexuelle Verlangen darunter, sondern auch das Skelett.
Die Medizin hat diesem Erkrankungsbild den Namen »Hypogonadismus« gegeben, was nichts anderes bedeutet als einen Mangel an männlichen Hormonen. Ein Ausfall des Testosterons ist mit einer erhöhten Gefahr verbunden, dass die Knochen brechen. Wenn aus medizinischen Gründen eine Kastration oder ein Ausschalten der Hodenfunktion nötig wird, muss dieser Aspekt besonders beachtet werden.
Die männlichen Hormone können natürlich im Alter einfach weniger werden, wobei man nicht vergessen darf, dass der Mann zwei Hormonquellen hat: Hoden und Nebenniere. Im Hoden fallen die Hormone seltener aus als in den Nebennieren. Auch das dort produzierte Vorstufenhormon des Testosterons hat selbstverständlich Bedeutung für die Knochen. Fällt eines der beiden Hormone aus, muss man sich in erhöhtem Maße um seine Knochen kümmern.

Männliche Hormone und das Knochensystem

Es gibt ständig neue Perspektiven, und derzeit sind zwei davon in Diskussion. In den vorigen Kapiteln wurde bereits beschrieben, wie flexibel die männlichen Hormone sind, weil sie sich in weibliche verwandeln können.
Aus Testosteron wird das Haupthormon des weiblichen Organismus, das Östradiol. Auch bei Frauen wird aus männlichen Hormonen Östrogen. Bekannt ist auch, dass im männlichen Fettgewebe Testosteron zu Östradiol wird, was bei sehr dicken Männern zu Bindegewebsschwäche und zu Cellulite führen

kann. Also kann man voraussetzen, dass diese Umwandlung auch in den männlichen Knochen geschieht. Hier verhindert Östrogen allerdings die Aktion jener Gewebsstoffe, die den Knochen zerkleinern und die Knochenmasse reduzieren.
Dabei handelt es sich um so genannte »zytokine« Verbindungen, die man im Blut kaum nachweisen kann, die allerdings in einzelnen Geweben in höherer Konzentration vorkommen, wenn Entzündungen und Infektionen vorhanden sind.

Die biochemischen Scheren

Um das bakterienverseuchte Gewebe zu zerschneiden und zu entsorgen, besitzt der Organismus biochemische Scheren, die diese Aufgabe erledigen. Manchmal werden diese Substanzen aber auch angriffslustig und fangen an, selbst gesundes Gewebe zu zerkleinern.
Das ist meist dann der Fall, wenn dem Organismus Östrogen fehlt. Sinkt es durch den Ausfall der Eierstocktätigkeit ab, sind die biochemischen Scheren verwirrt und beginnen, sich über gesundes Gewebe herzumachen, und hier zuallererst über die Knochen. Ein Mechanismus, der schließlich zur Osteoporose und zum Knochenbruch führt. Kommt Östrogen in den Körper, werden die knochenabbauenden Gewebspolizisten gehemmt; sie beenden ihre Zerstörung, und der Knochen bleibt erhalten. Ein Phänomen, das wahrscheinlich auch beim Mann auftritt, wenn in einzelnen Organen aus Testosteron Östrogen wird, und auf diese Weise hilft, das Knochengewebe zu konsolidieren.
Der Knochenschutz des Testosterons wirkt aber möglicherweise nicht nur über den Umweg der Hormonumwandlung, sondern auch direkt. Jedes Gewebe unseres Körpers besitzt Reserveinseln, aus denen sich das Organ regenerieren kann. Wie in einem Haus, das man durch ständige Reparaturen vor

dem Verfall schützt, sind diese »Stammzellen« für den regelmäßigen Wiederaufbau des menschlichen Organismus verantwortlich. Unser Körper wird erneuert, ununterbrochen entsorgt er altes Material und tauscht es gegen neues aus.
Voraussetzung dafür ist allerdings, dass Stammzellen vorhanden sind, aus denen sich das Organ regenerieren kann. Das trifft auf die Leber genauso zu wie auf Muskelzellen. Ähnlich auch beim Knochen: Er hat Stammzellen, denen die Amerikaner den bezeichnenden Namen »Colony Units«, also Kolonie-Einheiten, gaben. Aus diesen Kolonien gehen stets neue Zellen hervor. Die männlichen Hormone haben die einzigartige Fähigkeit, diese Stammzellen zur Teilung anzuregen. Dadurch fördern sie die Regeneration und die Neubildung des menschlichen Organismus.

Das Gleichgewicht zwischen Osteoblasten und Osteoklasten

Die Knochensubstanz unterliegt einem ständigen Umbau. Es gibt Zellen, die Knochenmasse aufbauen, und andere, die sie wieder abbauen. Die Aufbauer heißen Osteoblasten, nehmen Kalzium und andere Mineralien aus dem Blut auf und binden sie im Knochen. Dadurch wird er fester.
Im Gegensatz dazu stehen die Osteoklasten, die ein überschießendes Knochenwachstum verhindern und Knochensubstanz abbauen. Das Gleichgewicht zwischen den beiden Zellen ist die Garantie für gesunde Knochen. Bei Hormonmangel – das wurde am Beispiel Östrogen schon erklärt – nehmen die Knochenzerstörer zu, werden sehr aktiv und bauen Knochen ab.
Führt man Östrogen zu oder bildet es sich direkt aus dem Testosteron, werden die Knochenzerschneider an ihrer Arbeit gehindert, ihre knochenauflösende Wirkung nimmt ab.
Die aufbauenden Osteoblasten hingegen werden durch die

Fortpflanzungsorgane angeregt, vor allem das Testosteron feuert die Knochen neu bildenden Zellen verstärkt an. Dadurch steuern die männlichen Hormone dem Knochenabbau entgegen.

Soll auch der Mann zur Knochendichtemessung?

Die Vertreter der Sozialversicherungen sind stets hellhörig, wenn es um die Einführung neuer Untersuchungsmethoden geht – was aus ihrer Sicht durchaus verständlich sein mag, weil sie neue Belastungen ihrer Budgets fürchten. Derzeit glauben sie, eine Welle von Knochendichtemessungen heranrollen zu sehen. Dies war bei den Frauen der Fall, als die Bedeutung des Knochenschwundes nach der Menopause erkannt wurde.

Da der Kuchen, aus dem die Gesundheits- und Sozialleistungen kommen, aufgrund der stetig wachsenden Kosten langsam nur mehr zu einem Bröselchen verkommt, ist es ein Gebot der Stunde, mit Untersuchungen, die die öffentliche Hand und damit die Gemeinschaft zahlt, vorsichtig umzugehen. Die Sozialversicherer dürfen jetzt ihre Ohren spitzen. Die Frage, ob sich auch Männer generell einer Osteoporoseuntersuchung unterziehen sollten, kann mit einem klaren Nein beantwortet werden.

Was für Versicherungen gilt, hat natürlich auch für die nachfragenden Patienten Gültigkeit. Sie fordern nicht selten Untersuchungen ein, von denen sie über Medien erfahren haben, und meinen jetzt, ein Recht darauf zu haben. Das Problem des Knochenschwundes ist zwar auch beim männlichen Geschlecht vorhanden, aber zweifellos nicht so massiv wie bei Frauen. Die Sinnhaftigkeit bei der Frau, die Knochendichte zu kennen, ergibt sich aus der Hormonersatztherapie. Dank einer

Hormonbehandlung kann erwiesenermaßen die Knochendichte verbessert und der Knochenschwund, vor allem aber die Schenkelhalsfraktur, verhindert werden.
Allerdings hat nicht jede Frau Beschwerden und benötigt nicht in jedem Fall nach ihrem 50. Lebensjahr eine Hormonersatztherapie. Um entscheiden zu können, ob man einer Frau zur Hormonbehandlung rät, ist die Kenntnis der Knochendichte von Bedeutung.
Auch die Hormonersatztherapie beim Mann ist – ähnlich wie bei der Frau – nur dann sinnvoll, wenn eindeutige Symptome vorhanden sind. Selbstverständlich sind auch die Knochen mancher Männer gefährdet, allerdings gibt es noch andere Risikofaktoren, denen man zunächst nachgehen sollte. Besonders wichtig ist deshalb ein klärendes Gespräch mit dem Arzt. Er kann in vielen Fällen ohne jegliche Laboruntersuchung eine Diagnose erstellen oder sie zumindest weitgehend vorbereiten. Die Risikofaktoren wurden bereits erwähnt. Sobald einer der Risikopunkte zutrifft, kann man eine Knochendichtemessung vornehmen lassen.
Weil all die Jahre immer nur die Osteoporose der Frau gefragt war, fehlen gesicherte Erfahrungen, wenn es um die Beurteilung der männlichen Knochendichte geht. Wie jede medizinische Untersuchung ist sie in ihrer Aussagekraft limitiert. Trotzdem bietet sie eine wertvolle Information, die man im Zusammenhang der gesamten Diagnose sehen und interpretieren muss.
Männer fürchten sich mehr als Frauen, wenn sie sich einer Untersuchung unterziehen müssen. Vor einer Knochendichtemessung muss sich niemand ängstigen, sie ist schmerzfrei und strahlenarm.

Knochentest per Blut- und Urinuntersuchung

Über die Situation des Knochens können aber auch Blut- und Urinuntersuchungen Auskunft geben. Das Hydroxy-Prolin ist eine Aminosäure, die ausschließlich im Kollagen des Knochens vorhanden ist. Wird vermehrt Knochensubstanz abgebaut, so muss dieser Knochenbestandteil über die Nieren entsorgt werden. Diese Säure findet sich dann im Harn. Je stärker Knochen abgebaut wird, umso mehr steigt dieser Säurespiegel an. Ähnliches gilt auch für Kalzium, einen Hauptbestandteil des Knochens. Bei hohem Knochenabbau gibt es vermehrt Kalzium im Urin.

Aber auch Erfreuliches, also etwa die Neubildung von Knochen, kann man durch Untersuchungen nachweisen. Kollagen, das lange, fadenförmige Protein, das im menschlichen Körper wichtige Stützfunktionen übernimmt, wird in komplizierter Weise über mehrere Vorstufen gebildet. Bevor der Kollagenfaden endgültig in den Knochen eingebaut wird, verliert er links und rechts einige Stücke, die man im Blut nachweisen kann. Je mehr Stücke man findet, umso mehr Kollagen wird zur Knochenstützung vom Körper selbst verarbeitet. Deshalb ist dies ein verlässlicher Wert für die Knochenneubildung.

Während bei der Frau der Östrogenmangel im Klimakterium die häufigste Ursache für Knochenschwund ist, sind die Gründe dafür beim Mann differenzierter. Abgesehen davon, dass Nikotin, Alkohol und Kortisol einen erheblichen Anteil am Zerfall des männlichen Knochens haben können, muss man auch an Störungen der Nebennierenrinde und der Aufnahme von Kalzium denken.

Damit ist der Fall noch nicht erledigt. Gerade beim Mann ist der Knochenstoffwechsel und seine geregelte Steuerung durch Hormone und Vitamine für Laien schwer durchschaubar. Anhand eines Beispiels kann man nachvollziehen, worauf Männer, die einen Befund nach einer Knochendichtemessung be-

kommen, achten sollen. Scheint nach einer solchen Messung eine Osteoporose vorzuliegen, sollte man auch noch den Kalziumstand und den Wert des Hormons der Nebenschilddrüse (Parathormón) messen lassen.
Gibt es im Blut reichlich Kalzium, kann man annehmen, dass der Knochen verstärkt abgebaut wird. Ist auch das Hormon der Nebenschilddrüse erhöht, ist dieses wahrscheinlich für den Knochenabbau verantwortlich.
Man sollte mit diesem Befund zu einem Internisten, um die Nebenschilddrüse abzuklären. Ist aber das Nebenschilddrüsenhormon niedrig und das Kalzium erhöht, bekommt der Organismus wahrscheinlich zu viel Vitamin D. Natürlich kann auch ein Tumor die Osteoporose auslösen.
Alles ist anders, wenn der Kalziumstand niedrig, aber das Parathormon erhöht ist. Dann kann es sich um eine Verarbeitungsstörung des Kalziums handeln, wie sie nach einer Magenoperation auftreten kann. Aber auch ein Mangel an Vitamin D kann in solchen Fällen die Ursache für die verringerte Dichte des Skeletts sein. Ist das Parathormon niedrig, läuft die Nebenschilddrüse wahrscheinlich auf zu geringen Touren.

Prophylaxe und Therapie der Osteoporose beim Mann

Während es für Frauen eine ganze Reihe sinnvoller Empfehlungen gibt, etwa den Lebensstil zu ändern, um den Knochen zu schützen, sind solche Erfahrungswerte beim Mann nur spärlich vorhanden.
Allerdings kann man davon ausgehen, dass aufgrund eines bei Männern und Frauen gemeinsamen physiologischen Mechanismus doch eine ganze Menge an Verhaltensmaßregeln, die man Frauen mit auf den Weg gibt, auch bei Männern Sinn

machen. Knochenräuber nennt man in der Medizin Nikotin, Koffein, Cola-Getränke und große Mengen an Schokolade und schwarzem Tee. Sie binden das Kalzium und entziehen es gemeinerweise dem Knochen. Auch Oxalsäure verhält sich ähnlich, sie ist besonders in Rhabarber, Spinat, Tomaten und Spargel vorhanden. Noch ein Bösewicht namens Phosphat versucht, den Knochen zuzusetzen und ihnen Kalzium zu entziehen. Es steckt vor allem in Fertiggerichten und Wurstwaren.

Die Milch macht's …

Ein Mann mit Knochenschwund sollte sich kalziumreich ernähren. Wie Sie wissen, brauchen die Knochenaufbauer, die Osteoblasten, reichlich Kalzium, um ihre Arbeit verrichten zu können. Kalzium ist einer der wesentlichsten Bestandteile unseres Skelettsystems, durchaus mit Beton vergleichbar, der für Härte und Widerstandsfähigkeit wie bei einer Mauer sorgt. Mit einem Liter Milch wäre der tägliche Bedarf an Kalzium gedeckt, beinhaltet sie doch 1200 mg dieses Minerals. Aber wer kann schon täglich so eine Milchmenge trinken, muss sie doch im Darm mit speziellen Enzymen verdaut werden?
Eine an Milch reiche Ernährung sollte man Schritt für Schritt beginnen, um dem Organismus Zeit zu geben, alles gut verarbeiten und verdauen zu können. Der Körper braucht täglich rund 1000 mg Kalzium. Auch in Milchprodukten, wie etwa in Käse, ist Kalzium hochkonzentriert vorhanden. Mit einem Viertelliter Milch und zwei Scheiben Emmentaler Käse käme man ebenfalls auf die tägliche Kalziummenge.
Kalzium war wahrscheinlich das erste »Hormon« dieser Welt. Kalziumatome können biochemische Reaktionen hervorrufen und sind bis heute Signalgeber für unzählige Hormone. Das ist möglicherweise auch die Erklärung dafür, dass Kalzium nicht nur in der Muttermilch vorhanden ist, sondern auch in

zahlreichen Pflanzen. Sie brauchen das Kalzium zur Verständigung zwischen den Zellen. Kohl, Brokkoli, Kohlrabi, Bohnen, Fenchel, Lauch und Seefische enthalten reichlich von diesem Element.

Natürlich kann man das Kalzium in Form von Tabletten zu sich nehmen. Und da der Organismus diese Substanz vor allem abends und während der Nacht in den Knochen einbaut, empfiehlt es sich, Kalzium abends zu schlucken.

Fälschlicherweise glauben manche Leute, eine kalziumreiche Ernährung würde die »Verkalkung« fördern, weil dann zu viel Kalzium in den Blutgefäßen herumschwimme. Das ist ein gewaltiger Irrtum, denn die kalkhaltigen Ablagerungen in Arterien und Venen unterliegen einem völlig anderen Prozess, der mit einer Beschädigung der Blutgefäße beginnt. Dauert der Gefäßschaden längere Zeit, werden verschiedene Stoffe wie Fette, Blutbestandteile und Kalziumkristalle in die Blutwand eingebaut. Dieser Mechanismus wird durch eine Kalziumzufuhr in keiner Weise beeinflusst.

Außer Kalzium hat auch das Magnesium für die Knochen große Bedeutung. So wie Kalzium sollte man auch Magnesium abends einnehmen, da es ansonsten – aufgrund seines entspannenden Effekts – müde macht. Allerdings decken auch ein bis zwei Liter magnesiumreiches Mineralwasser den Tagesbedarf.

Kalzium als Botschafter des Lebens

Wahrscheinlich stand das Kalzium bei der Entstehung des Lebens Pate. Kalziumatome können über ihre Elektronen Impulse setzen, welche die Zelle als Befehle empfängt. Ein solcher Kalziumimpuls kann einzelnen Zellen das Kommando geben, sich zu teilen, Nervensignale weiterzugeben oder auch eine besondere Gestalt anzunehmen.

Aus diesem Grund kann man Kalzium auch als »Hormon« bezeichnen, weil es Botschaften vermittelt und an der Verständigung einzelner Organe wesentlich beteiligt ist. Ohne Kalzium in unserem Organismus gäbe es kein Leben, keinen Nervenimpuls und keine Muskelkontraktion. Wie wichtig dieses Element ist, erkennt man daran, dass selbst kleine Konzentrationsschwankungen schwere Störungen hervorrufen, die zum Tod führen können. Die Natur hat Mittel und Wege gesucht, um diesen wichtigen Stoff in den Zellen unseres Organismus stabil zu halten.
Entstanden ist das Leben wahrscheinlich im Wasser, und als sich die ersten Meeresbewohner etablierten, benötigten sie bereits Kalzium, das im Meerwasser in großer Konzentration vorhanden ist. Für die Fische war das ein Problem. Sie schwammen ja im kalziumreichen Meerwasser herum und mussten eine Überflutung ihres Körpers mit Kalzium verhindern, denn das hätte den sicheren Tod bedeutet. Um den Mineralstoff aus dem Wasser sofort zu entsorgen, besitzen Fische deshalb das besondere Hormon Kalzitonin. Gelangt dennoch Meerwasser in das Innere des Fisches, wird sofort für dessen Ausscheiden gesorgt. Das darin enthaltene Kalzium wird in den Knochen der Fische deponiert. Das war vor mehreren hundert Millionen Jahren. Heute müssen wir staunend zur Kenntnis nehmen, dass der Mensch diesen Millionen Jahre alten Mechanismus nützen kann, um sich vor Osteoporose zu schützen. Er kann gleichzeitig Kalzium und Kalzitonin einnehmen. Das Kalzitonin übt dann die gleiche Funktion aus wie seinerzeit bei den Fischen: Es führt das Kalzium des Blutes in den Knochen ein und stärkt dadurch seine Architektur.

Vitamin D schützt vor Kalziumverlust

Als vor etwa 400 Millionen Jahren die Amphibien die Erde eroberten, begann sich das Problem zu verlagern. Die an Land lebenden Tiere liefen Gefahr, ein Kalziumdefizit zu erleiden, weil ihnen das Meerwasser fehlte. Es wurden Strategien geschaffen, um Kalzium im Körper zu bewahren. Dafür sind bis heute zwei Stoffe zuständig: das Parathormon und Vitamin D. Das Parathormon wird in der Nebenschilddrüse gebildet und verhindert, dass Kalzium mit dem Urin ausgeschieden wird. Sobald der Organismus zur Erledigung diverser Aufgaben Kalzium braucht, erhöht das Parathormon seine Konzentration und drosselt die Ausscheidung fast vollständig. Vitamin D arbeitet ähnlich, hat allerdings einen anderen Schwerpunkt. Während das Parathormon Kalzium aus dem Urin zurückholt, verhindert Vitamin D den Kalziumverlust über den Darm. Beide Mechanismen garantieren einen ausreichend hohen Kalziumspiegel. Der steigt im Blut an und kann dadurch den Knochen zur Verfügung gestellt werden.

Vitamin D ist überhaupt in vielem dem Östrogen ähnlich und wird von Medizinern deshalb als »Hormon« eingestuft. Es wird in der Leber gebildet und durch Sonne aktiviert: je mehr Sonne, desto mehr Vitamin D und damit umso mehr Kalzium für den Knochen.

Der Knochenschutz-Effekt von Vitamin D ist zweitrangig; der Sinn dieses Vitamins – oder Hormons, je nachdem wie man es bezeichnen will – liegt in der Sicherstellung des Kalziums für den menschlichen Organismus. Vitamin D bietet gemeinsam mit Kalzium eine der wichtigsten Schutzfunktionen vor berstenden Knochen. Das Kalzium wird direkt in den Knochen eingebaut, Vitamin D verhindert, dass es sofort wieder beseitigt und ausgeschieden wird.

Es gibt zahlreiche Arzneien, die sowohl Kalzium als auch Vitamin D enthalten. Vitamin D kann in Vorstufen auch durch die

Sonneneinstrahlung vom Körper selbst hergestellt werden. Erst bildet sich Vitamin D3, das dann in Leber und Nieren weiter aktiviert werden muss. Männer, die zu Osteoporose neigen, sollten sich also nicht nur kalziumreich ernähren, sondern auch viel im Freien aufhalten. Eine Stunde im Freien, dazu täglich ein Liter Milch – und fertig ist der Schutz für unsere Knochen.

Was stählt die Knochen?

Bewegung und Sport sind die besten Maßnahmen, um der Knochenerweichung entgegenzuwirken. Die Knochenzellen sind dabei äußerst sensibel, sie reagieren auf Druck und Belastung in einzigartiger Weise. Drückt Muskelgewebe auf das Skelett, wie das bei jeder sportlichen Betätigung der Fall ist, werden die Knochenzellen angeregt, sich weiter zu vermehren. Sie erfassen, dass die vermehrte Belastung, die sie über biochemische Reaktionen wahrnehmen, einen härteren Knochen notwendig macht. Je größer die Belastung, umso mehr frische Knochenmasse wächst nach.

Der Organismus bereitet sich so auf neue Strapazen vor. Sobald wir uns nicht bewegen, wird kein Druck auf die Knochen ausgeübt; die Knochenzellen fangen an einzuschlafen, die Osteoporose beginnt.

Von Menschen, die für längere Zeit ans Bett gefesselt sind, weiß man, dass ihre Knochenmasse rasant schwindet. Das Knochensystem braucht für seine Stoffwechselprozesse Belastung in Form von Bewegung. Je mehr man sich bewegt und je mehr Körperteile daran beteiligt sind, umso besser. Durch sportliche Aktivitäten kann die Knochendichte um einen Prozentanteil zwischen 14 und 37 erhöht werden. Dabei passt sich das Skelett an: Es baut gezielt dort mehr Masse ein, wo die Anforderung am größten ist.

Behandlung der Knochenerweichung

Bei der Behandlung der Osteoporose muss man in vielen Dingen von der Frau auf den Mann schließen. Denn welchen Stellenwert die einzelnen Therapien für das männliche Geschlecht genau haben, lässt sich noch nicht mit 100%iger Sicherheit sagen. Manche Verhaltensmaßregeln kann man jedoch schon jetzt ruhigen Gewissens geben.

Eliminierung von Risikofaktoren

Wer von Knochenerweichung bedroht ist, sollte sofort die Zigarette aus der Hand legen und den Alkohol lieber in der Flasche lassen – beides sind Faktoren, die zusätzlich Schaden anrichten können. Man kann sich vom Arzt ein kleines Lifestyle-Programm zusammenstellen lassen, das einerseits Diätideen und andererseits ein gemäßigtes Sportprogramm umfasst. Auch Entspannung und Meditation können dabei helfen, mit dem Rauchen aufzuhören.

Kalzium und Vitamin D

Aus verschiedenen Untersuchungen ist bekannt, dass besonders ältere Männer seltener an die frische Luft gehen. Dadurch haben sie einen niedrigeren Vitamin-D-Spiegel. Und weil das Kalzium dadurch schlechter aufgenommen wird, haben sie auch meist einen niedrigen Kalziumspiegel.
Das bedeutet: Lebensgewohnheiten ändern, Ernährungsgewohnheiten durch kalziumreiche Nahrung korrigieren und schließlich Vitamin D und Kalzium schlucken.

Fluorid

Die Wissenschaftler sind sich nicht einig. Die einen schwören auf Fluor, andere halten gar nichts davon. Verbürgt ist nur, dass ein Drittel der Betroffenen nicht oder nur ungenügend auf eine Behandlung mit Fluorid anspricht.

Fluorid ist aus der Zahnmedizin bekannt: Es härtet den Zahnschmelz und wird Kindern gern gegeben. Es wirkt auch in ähnlicher Weise stärkend auf die Knochen, denn es regt die knochenaufbauenden Osteoblasten an, eine dem Zahnschmelz vergleichbare feste Substanz zu bilden, die im Knochen eingebaut und von den Osteoklasten nicht aufgelöst wird.

Allerdings verbindet sich Kalzium mit Fluorid zu einem unlösbaren chemischen Gemisch, das über den Darm aus dem Körper ausgeschieden wird. Deshalb ist es besonders wichtig, beide Elemente nicht gleichzeitig einzunehmen. Wer abends Kalzium schluckt, sollte Fluorid also am Morgen zu sich nehmen.

Biphosphonate

Für diese Substanzgruppe gibt es bei Frauen bereits größte Erfahrungswerte. Derzeit laufen klinische Versuche, und früher oder später wird man sie auch beim männlichen Geschlecht einsetzen. Biphosphonate sind Verwandte des körpereigenen Pyrophosphats, einer Verbindung, die im Knochen selbst den Abbau hemmt. Sobald die Gefahr besteht, dass Knochen abgebaut wird, setzt man die Biphosphonate mit großem Erfolg ein.

Es gibt allerdings einen kleinen Nachteil, der mit der Art und Weise des Konsums verbunden ist. Die Substanzen müssen morgens nach dem Aufstehen nüchtern eingenommen und mit einem großen Glas Leitungswasser – kein Mineralwasser oder andere Getränke – hinuntergespült werden. Danach muss man 30 Minuten mit dem Frühstück warten, da sonst die mit der Nahrung zugeführten Substanzen die Biphosphonate binden, worauf diese auskristallisieren und dadurch unwirksam werden.

Es gibt noch eine weitere Verhaltensmaßregel. Nach der Einnahme darf man sich nicht wieder ins Bett legen, da es zu einem Rückfließen des Präparates in die Speiseröhre kommen könnte. Und weil sich die knochenfördende Substanz wie eine Säure benimmt, könnte sie die Speiseröhre verätzen, während der Magen so resistent ist, das ihm Biphosphonate nichts anhaben können. Um ihn allerdings nicht unnötig zu belasten, sollte man auf magenbelastende Medikamente wie Aspirin verzichten.

Männliche Hormone

Männliche Hormone machen den Knaben zum Mannsbild und mitunter werden sie deshalb auch als Anabolika bezeichnet. Ein Denkfehler, denn zwischen den beiden Gruppen gibt es beachtliche Unterschiede. Anabolika sind künstlich hergestellte Hormone, die auf das männliche Geschlechtshormon Testosteron zurückgehen.

Das Testosteron hat zwei wichtige Eigenschaften. Es wirkt auf die inneren und äußeren Geschlechtsmerkmale (androgene Wirkung) und auf den Stoffwechsel, insbesondere auf den Eiweißstoffwechsel. Zusätzlich begünstigt es den Eiweißaufbau (anabole Wirkung) in der Skelettmuskulatur, der Körperfettanteil wird vermindert. Anabole und androgene Wirkungen bestimmen das männliche Erscheinungsbild: Adam trägt viel Muskeln und wenig Fett.

Bei der Herstellung der synthetischen Anabolikaprodukte hat man versucht, die anabole Komponente auszunutzen. Dummerweise bleibt der androgene Anteil als Nebenwirkung erhalten. Zu trauriger Berühmtheit gelangen die Anabolika meist im Leistungssport, wenn sie dazu eingesetzt werden, die Muskelmasse zu vergrößern.

Testosteron ist ein körpereigenes Hormon. Es wirkt physiologisch, und wenn es dem Körper ausgeht, wird es wieder aufgefüllt. Ebenso wie beim Östrogen hat man sich in der Medizin folgende Regeln gesetzt: Hormone sollen dann nachgefüllt werden, wenn sie im Körper nur mehr in jämmerlicher Zahl vorhanden sind – alles andere ist unphysiologisch und unnatürlich. Gehen also dem Körper die Hormone aus und der muskulöse Herkules verkommt zum mickrigen Männchen, sollten männliche Hormone injiziert werden. Seit vielen Jahren macht man dabei mit Dekaduradolin gute Erfahrungen.

Das Mittel kann sowohl bei der Frau als auch beim Mann eingesetzt werden. Es ist ein enger Verwandter des Testosterons und hat allerhand Wirkungen. Einerseits regt es die Stammzellen der Knochen an, aufbauende Osteoblasten zu bilden; damit greift Testosteron direkt in die Knochenerneuerung ein. Auf der anderen Seite wird es in diversen Organen wahrscheinlich zu Östrogen umgewandelt, die wieder den Abbau des Knochens verhindern. Damit teilen sich männliche und weibliche Hormone die große Welt des Skeletts. Männliche Hormone bauen den Knochen auf, weibliche Hormone verhindern, dass der Knochen Schaden nimmt. Eine perfekte Arbeitsteilung, an der man sich direkt ein Beispiel nehmen könnte.

Das menschliche Skelett besteht immerhin aus 200 Knochen, die sich in Größe, Aufbau und Beanspruchung unterscheiden. Allen Knochen ist gemeinsam, dass sie eine hohe Druck- und Zugfestigkeit besitzen müssen. Auch die Architektur des Knochens selbst wird von Hormonen mitgesteuert.

Nach ersten Erkenntnissen scheint dabei den männlichen Hormonen ein besonderer Stellenwert zuzukommen, bilden sie doch jene optimale Infrastruktur, die den Knochen befähigt,

Belastungen auszuhalten. Der Feinaufbau der Knochensubstanz ist mit den Stahl-Beton-Konstruktionen des modernen Bauwesens vergleichbar. Die männlichen Hormone wirken auch auf das den Knochen umgebende Bindegewebe und auf den Muskel. Heute weiß man, dass auch die knochenumgebende Muskelsubstanz für die Stabilität von entscheidender Bedeutung ist. Sind die Muskeln geschrumpft, können sie die beheimateten Knochen nicht so belasten, wie das sonst bei einer Muskelanspannung der Fall ist.

Dadurch büßt der Knochen ebenfalls seine Festigkeit ein. Männliche Hormone sind demnach nicht nur für den Knochen, sondern auch für die in der Nachbarschaft befindlichen Strukturen und Gewebe zuständig. Das würde auch erklären, warum die Osteoporose des Mannes fast gefährlicher und die Todeswahrscheinlichkeit dadurch höher ist als bei der Frau. Wahrscheinlich wird bei der Knochenerweichung auch eine Reihe anderer Systeme schwach, wodurch sich die Überlebenschance des Betroffenen mindert.

Knochenfutter

Kalziumreiche Nahrungsmittel:

- Milch
- Käse
- Molke
- Joghurt
- Dickmilch
- Brokkoli
- Grünkohl
- Porree (Lauch)
- Sesam

Vorsicht, knochengefährdend!
Phosphorreiche Nahrungsmittel:

- Fleisch
- Cola-Getränke
- Innereien
- Kochkäse
- Sojaprodukte
- Fertigprodukte mit Phosphatzusätzen
- Wurst

Typische »Knochenfresser«:

- Alkohol
- Proteinreiche Nahrung
- Kaffee
- Faserreiche Kost
- Lebensmittel mit viel Oxalsäure (Schokolade, Spinat)

Macht älter werden depressiv?

»Was deprimierend ist: Du bist wie alle anderen. Was tröstlich ist: Alle andern sind wie du«, schreibt der deutsche Journalist Johannes Gross in seinen »Notizen«.
Es mag manche deprimieren, sich ein Leben lang nicht von anderen zu unterscheiden; erkrankt aber die Seele, kann es tröstlich sein, dass es auch anderen so ergeht.
Genauso ergeht es auch allen anderen mit den körperlichen Beschwerden: Die Form ist verändert, eine Glatze ist da, die Haut altert und mit ihr der ganze Mensch. Das macht Männern Probleme. Natürlich witzeln manche und sagen, das Alter habe auch gesundheitliche Vorteile, weil man ziemlich viel von dem Alkohol verschütte, den man trinken möchte.

Die Erkrankung unseres Jahrhunderts

Es mag auch etwas dran sein an der Feststellung, dass die Depression als Krankheit des 20. und 21. Jahrhunderts bezeichnet wird. Allein in Deutschland schätzt man die Zahl der an Depressionen Leidenden auf über 8 Millionen. Fast jeder Mensch kennt das Gefühl »depressiver Verstimmung«. Handelt es sich allerdings um Episoden von Traurigkeit, Schwierigkeiten beim Treffen von Entscheidungen, psychomotorische Verlangsamungen, Leistungsabfall und schnelle Ermüdung, eine Furcht, sich in Gesellschaft zu begeben, Rastlosigkeit, Nervosität und Angst, dann sollte das mehr als zu denken geben. Man muss behutsam vorgehen bei der Beurteilung einer depressiven Verstimmung, weil eine Vielfalt von Ursachen daran schuld sein kann. Den allgemeinen Alterungsprozess darf man nicht vernachlässigen, ist doch erwiesen, dass die Ermattung der Keimdrüsen auf das Gemüt drückt. Die Hormone des Hodens wirken bekanntlich auf das Gehirn zurück und beeinflussen jene Gehirnstoffe, die – und das wurde schon im Kapitel über den Schlaf besprochen – für die Funktion der Seele mitverantwortlich sind.

Wenn die MAO-Aktivität ansteigt

Ein Enzym mit dem unaussprechlichen Namen Monoaminooxydase (MAO) findet sich bei älteren Menschen, die an Depressionen leiden, viel häufiger als bei seelisch gesunden Altersgenossen. MAO fördert den Abbau der Katecholamine, das sind kleine, wichtige Verbindungen der Nebenniere. MAO wird sowohl durch Östrogene als auch durch Androgene gehemmt. Die Keimdrüsen schützen auf diese Art das Gehirn und verhindern so den Abbau jener Substanzen, die für die Fitness und die Leistungsfähigkeit verantwortlich sind.

Bei Frauen ist ab einem gewissen Alter der Östrogenmangel die Regel, bei Männern werden die Androgene jedoch nicht immer knapp. Deshalb ist auch im Durchschnitt die MAO-Aktivität bei Frauen stärker als bei Männern. Leidet ein Mann jedoch an einem Tief der männlichen Hormone, tritt bei ihm die gleiche Maschinerie in Kraft wie bei der Frau: Im Gehirn wird MAO entriegelt, beginnt stärker zu arbeiten und baut schneller jene Stoffe ab, die für die Produktivität des Gehirns verantwortlich sind.

Auch der so genannte Tryptophanspiegel leidet. Tryptophan ist eine Muttersubstanz, aus der das Gehirn jene Stoffe bildet, die ebenfalls für sein einwandfreies Funktionieren sorgen.

Hormonelle Ursachen der Traurigkeit

Testosteron, das ist geklärt, ist wichtig für das Köpfchen und seine Aufgaben. Ob Testosteron das allein bewältigt oder im Gehirn dafür in Östrogen umgewandelt werden muss, ist derzeit nicht geklärt, aber eigentlich unerheblich. Wenn depressive Verstimmungen auftreten und durch die Gabe männlicher Hormone beseitigt werden können, dann ist die Therapie erfolgreich. Und die Diagnose war richtig.

Es wäre zu einfach, könnte man sich nur auf das Testosteron konzentrieren. Wieder einmal muss man auch die Nebenniere beachten, die ebenfalls Geschlechtshormone bildet, die auf die Nerven wirken. Und auch wenn sie ihre Aktivität einstellt, kann die Produktivität des Gehirns chaotisch werden, denn das Hormon der Nebenniere verbindet sich mit jenen Nervenzellen, die im Gehirn beruhigend wirken und für die Ausgeglichenheit des Mannes sorgen. Sie haben eine ähnlich erleichternde Wirkung wie Barbiturate oder Benzodiazepam.

Das zweite Hormon der Nebenniere hat für das Gehirn eine so hohe Bedeutung, dass es von der Wissenschaft als Nervenhormon eingestuft wurde. Es ist nicht nur bei der Entwicklung der Sexualität und der Entstehung erotischer Gedanken von klinischer Bedeutung, es kann vielmehr direkt auf die Nervenzelle einwirken. Kommt es zu Leistungsabfall, schlechter Gedächtnisleistung und reduzierter Aufmerksamkeit, kann auch ein DHEA-Mangel schuld daran sein.

Wenn der Maßanzug Haut nicht mehr richtig sitzt

Dass die Herren der Schöpfung gut dastehen wollen, ist keinesfalls neu. Neu für sie ist das Gefühl, dass das jetzt plötzlich viel schwerer geht. Früher genügte ein Bankkonto, das dem Leibesumfang entsprach, dazu ein Porsche oder Maserati, vielleicht noch eine Yacht. Der Mann musste nicht schön sein, er schmückte sich mit ihr, und in den Augen seiner Betrachterin war er Adonis.

All das reicht heute längst nicht mehr aus. Man gelt, färbt oder tönt die Haare, duftet raumfüllend, ertüchtigt den Leib, hüllt sich in Designerstücke und schreitet mit teuren Schuhen durchs Land. Die neuen Prachtexemplare wissen mittlerweile sehr genau, was sich optisch gehört. Und sie greifen keineswegs nur mehr heimlich in den Cremetopf ihrer Badezimmerpartnerin – sie haben ihr eigenes Kosmetikprogramm, das längst nicht mehr aus »Old Spice« besteht, sondern aus von Designern kreierten Serien mit »Refreshing Body Gel« und allem, was dazugehört. Das Bemühen, den Körper ansehnlich zu halten, ist ungebremst, und manche Mannsbilder lassen sich bereits regelmäßig bei der Kosmetikerin nieder. Auch die Konzerne haben den Mann als Kundschaft entdeckt und produzieren laufend Pflegeserien mit auf die Männerhaut abgestimmten Inhaltsstoffen.

Der Anti-Aging-Effekt von Östrogen

Wirft sich Männerhaut in Falten, hat sie dermatologisch gesehen einen Mangel an Kollagen. Kollagenfasern sind wie feste Seile in der mittleren Hautschicht verankert und sorgen so für die Spannkraft der Haut. Zur »Ent-Faltung« wird von kosmetischen Dermatologen gerne Kollagen darunter gespritzt, um sie wieder aufzupolstern.

Beim weiblichen Geschlecht hat man nachgeprüft, was die Haut runzeln lässt. Fehlt das Östrogen, wird der Kollagengehalt unter der Haut geringer. Also sorgt das weibliche Hormon nicht nur für die Festigkeit der Knochen, sondern auch für eine straffe Hautoberfläche. Sobald Kollagen nicht mehr neu gebildet und das vorhandene hurtig abgebaut wird, welkt die Haut im Eiltempo dahin.

Aber nicht nur die Hülle, auch andere Teile des Körpers, die vom Kollagen abhängig sind, geraten aus der Balance, wie interessanterweise der Beckenboden. Keine neuen Erkenntnisse, was die Gynäkologie betrifft, weiß man doch in diesem Fachgebiet schon länger, dass Östrogen die Haut länger jung hält. Mittlerweile weiß man auch, was den Anti-Aging-Effekt auslöst. Kollagen wird von der Haut vermehrt gebildet, sobald man Östrogen auf die Haut gibt. Es existieren außerdem noch spezielle Kollagenformen, die besonders für die Elastizität verantwortlich sind, denn die Kollagene sind wie eine große Familie, in der völlig unterschiedliche Mitglieder leben. Diejenigen, die für die Spannkraft zuständig sind, werden im Laufe des Lebens einfach weniger. Die Haut stellt dann nur mehr die Stützelemente her, die nicht mehr so leicht zu biegen und zu dehnen sind und die nach einer mechanischen Belastung nicht mehr in ihre Ausgangssituation zurückkehren.

Die Geschlechtshormone sind wahre Künstler. Sie regen das Kollagen nicht nur an, sich neu zu bilden, sie stellen der Haut zusätzlich besonders elastische Fasern aus Kollagen zur Verfü-

gung. Behutsam findet das weibliche Geschlechtshormon seinen Weg auch in die Hautmedizin, wo man mit Östrogen-Cremes wirklich sehenswerte Erfolge verzeichnen kann.
Männer sind durch das männliche Hormon, das Testosteron, privilegiert. Der Kollagengehalt ihrer Haut wird nicht so rasch defizitär wie bei der Frau. Die Frage, ob sich der Mann Östrogen in sein Gesicht schmieren sollte, kann man nicht wirklich beantworten, denn das Problem des Mannes liegt nicht in der zögerlichen Neubildung des Kollagens, sondern in dessen rapidem Abbau. Das ist eine relativ neue Erkenntnis, die bisher im Zusammenhang mit der alternden Haut noch nicht wirklich berücksichtigt worden ist.
Östrogen der Frau und Testosteron des Mannes regulieren den Aufbau der Stützelemente der Haut, das Gelbkörperhormon Progesteron, das sowohl im männlichen als auch weiblichen Organismus vorkommt, sorgt für den Abbau.
Progesteron wird beim Mann als Vorstufe des Testosterons im Hoden, vor allem aber in den Nebennieren gebildet. Früher sahen es die Forscher nur als Durchgangshormon an, das vor allem zu Testosteron weiterverwertet wird. Jetzt ist man dahintergekommen, dass Progesteron auch eine eigenständige Wirkung hat. Höchstwahrscheinlich schützt es die Haut und verhindert eine verstärkte Aktivität des »biochemischen Rasenmähers«, der zerstörend vorgeht.

Furchen durch Sonnenlicht und Nikotin

Wer nicht alt aussehen will, muss alles dagegen tun, dass die biochemischen Scheren mit ihrer Arbeit beginnen und die Stützelemente der Haut abtragen. Es sind zwei Einflüsse bekannt, die der Haut des Mannes besonders arg zusetzen: Sonnenlicht und Nikotin. Ultraviolettes Licht gehört zu den ärgsten Widersachern.

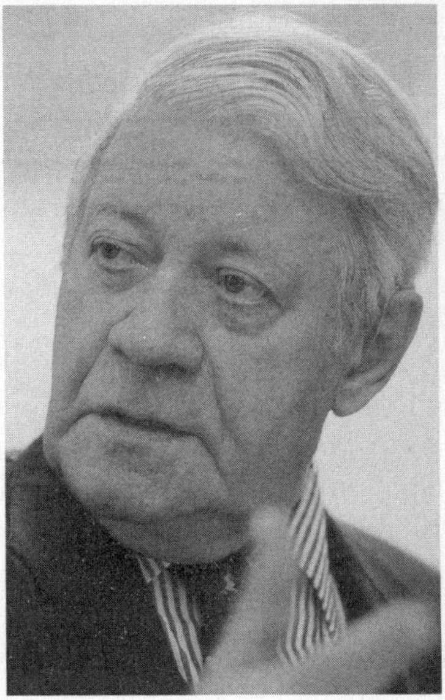

Ex-Bundeskanzler Helmut Schmidt hält sich mit Wassersport jung, auf seiner Haut sind allerdings starke Spuren des Nikotinkonsums zu sehen.

Zunächst läuft alles nach Plan. Trifft UV-Licht auf die Haut, wird Vitamin D gebildet, das, wie wir mittlerweile wissen, wichtig ist. Doch kaum übersteigen die Strahlen eine kritische Menge, beginnen die Scheren ihre Messer zu wetzen und setzen, je länger die Haut der Sonne ausgeliefert ist, eine ganze Armee zur Vernichtung an. Das Ergebnis ist eine plissierte, gegerbte Haut, die man bei chronischen Sonnenanbetern häufig findet. Am besten kann man die zerstörende Wirkung von zu viel Sonne beobachten, wenn man sich nackt vor den Spiegel stellt. Jene Körperteile, die permanent dem Licht ausgesetzt sind, wie etwa Hals, Ausschnitt und Hände, zeigen in wesentlich ausgeprägterem Maß die Zeichen der Zeit als jene Körperteile, die permanent bedeckt sind, etwa Bauch oder Unterleib.

Wenn man einen geübten Blick hat, kann man sehr leicht feststellen, ob jemand Raucher ist oder nicht. Es ist vor allem die Region links und rechts von den Augen, die besonders anfällig für den Kollagenabbau ist. Auch »gänsefüßchenartige« feine Furchen im Gesicht deuten auf starken Nikotingenuss hin. Wer also die Haut jung erhalten möchte, sollte Zigaretten streichen und sich nicht zu intensiv der Sonne aussetzen. Selbstverständlich gibt es aber auch eine innere Hautalterung. Dabei kann man auf das Wissen zurückgreifen, das man sich beim weiblichen Organismus angeeignet hat und das in diesem Fall auch auf den Mann übertragbar ist.

Progesteron: das »Bügeleisen« gegen Fältchen

Progesteron, das Gelbkörper- und Schwangerschaftshormon, unterdrückt Vorgänge, die zur Alterung der Haut beitragen. In Amerika ist reines Progesteron, dessen Molekül bei entsprechender Zubereitung von selbst durch die Haut wandern kann, bereits in Cremetiegel abgefüllt als Mittel gegen Feinfurchen und Kollagenverlust erhältlich. Demnach haben die amerikanischen Forscher die Frage, ob das Progesteron beim Mann Nebenwirkungen verursacht, für sich bereits mit Nein beantwortet. Derzeit ist auch nirgendwo eine Wirkung des Progesterons an der Vorsteherdrüse bekannt, die bei jeder Hormonbehandlung im Auge behalten werden muss. Bei Verwendung einer Progesteroncreme sind auch keine hohen Fetteinlagerungen im Gesäß – wie es dieses Hormon sonst gern macht – bekannt geworden.
Man kann sich, wenn man als Mann Interesse daran hat, seine Falten zu mildern, eine Progesteroncreme verschreiben lassen. Die Bereitschaft, Hormone für den Mann einzusetzen, war früher gering. Es gibt deshalb auch nur wenige und teilweise unvollständige Studien darüber. Sobald die Behandlung nutzt und nicht schadet, kann man sie unbedenklich anwenden.
Die Hautalterung macht sich bekanntlich nicht nur durch Falten bemerkbar, sondern auch durch Alterspigmente und erweiterte Blutgefäße. Immer mehr Männer merken, dass sie unter einem gewissen Zugzwang stehen. Wer in dieser Gesellschaft mitmischen will, muss gänzlich neue Spielregeln beachten.
Ein neuer Prestigeanspruch des Menschen wird plötzlich geltend gemacht – die Ausstrahlung einer gesunden Persönlich-

keit. Es zählt nicht mehr nur der Wert von Karriere, Auto, Haus und Einrichtung, sondern die Erscheinung eines gesunden, kraftvollen, emotional stabilen und sozial kompetenten Menschen – ohne Zeichen der Voralterung und des Verbrauchs. Das sind die neuen Prestigesymbole der zukünftigen Gesellschaft. Natürlich wissen diese Menschen, dass sie die Zeit nicht anhalten, wohl aber die Zeichen der Zeit korrigieren können.

»Lunchtime-Lifting«

Bereits seit der Antike sind Fruchtsäuren aus Zuckerrüben, Weintrauben oder anderen Früchten bekannt. In den letzten Jahren holte man sie wieder aus der Versenkung, verpasste ihnen das Image einer soeben gemachten Erfindung und pries sie in der kosmetischen Dermatologie als neue Faltenkiller.
Fruchtsäuren haben, wie der Name sagt, eine leicht ätzende Wirkung auf die Haut und befreien dadurch das Gewebe von abgestorbenen oberflächlichen Teilchen. Zusätzlich wird die Haut dazu angeregt, Zellen und Kollagen nachzubilden. Die Amerikaner sprechen dabei von »Lunchtime-Lifting«, weil der Patient die straffende Behandlung in der Mittagspause absolvieren und danach wieder an seinen Arbeitsplatz zurückkehren kann.
Spezielle Pflegeprodukte bereiten die Haut zwei bis vier Wochen vorher auf das Peeling vor. Die Haut schält sich dabei schon ein wenig und gewöhnt sich an den niedrigen pH-Wert der Fruchtsäure. Nach der Schälung bildet die oberste Hautschicht neue Zellen, der Teint erscheint gleichmäßiger, Pigmentflecken verschwinden. Die Hautstärke steigt an, und die Qualität der elastischen sowie die Dichte der kollagenen Fasern nehmen zu.
Eine Fruchtsäure-Therapie ist also auch Männern zu empfehlen, weil mit relativ geringem Aufwand ein durchaus ansehn-

liches Ergebnis erzielt werden kann. Die Konzentration der Fruchtsäure sollte allerdings zehn Prozent nicht übersteigen und unbedingt unter der Kontrolle eines Dermatologen stehen.
Ungeliebte Altersflecken an den Händen, wo man nicht mit Fruchtsäure arbeiten sollte, kann man mit Laser oder Strom, aber auch mit Hilfe von Kältestäben wegzaubern.

Alles dreht sich nur um das eine

Welche Rolle spielt eigentlich die männliche Sexualität in unserer Gesellschaft? Biologen und Anthropologen schrieben darüber unzählige Abhandlungen. Und wenn es auch ein wenig danach klingen mag, dass Männer hassende Frauen hinter den wissenschaftlichen Erkenntnissen stecken, muss man gewisse Fakten zur Kenntnis nehmen.

Das biologisch androgen geprägte Gehirn ist auf Aggression und Sieg ausgerichtet, die Sexualität männlicher Lebewesen auf Macht, Besitz und Vollzug. Die wenigen matriarchalischen Formen, die dieses Prinzip nicht kannten, seien der Evolution einfach unterlegen, erklären Paläoanthropologen. Sie müssen es wissen, beschäftigen sie sich doch berufsbedingt intensiv mit der Frage nach der Herkunft des Menschen und wie aus Prähominiden das entstand, was wir heute sind.

Dieser Druck der Evolution auf den Mann hat sich vor allem in seiner Sexualität festgemacht, mit besonderer Betonung der Erektion. Somit hat er seinen Fixpunkt in einer funktionierenden Erektion, was sich in der Erziehung des Jungen zum Mann auch gesellschaftlich niederschlägt.

Probleme mit der »Standfestigkeit«

Plötzlich, von einem Tag auf den anderen, steht er nicht mehr stramm, ist es mit seiner Standfestigkeit vorbei. Es ist ein Stich, wie ein kleiner Tod. Bis gerade eben hat es geklappt, und dann muss er auf einmal Sätze sagen wie »Es tut mir Leid« oder »Wahrscheinlich bin ich übermüdet«. Das war's. Ein Hirn hat sich knirschend in Gang gesetzt und über die einstige Hormonflut gesiegt. Aus die Tage, an denen er konnte, wann er wollte. Ab jetzt geht es um A wie Aphrodisiaka und W wie Witze, ab jetzt hat das Ding einen hohen Preis – wird gemessen, gesichtet, gewuchtet, gewogen. In einem solchen Fall ist geteiltes kein halbes, sondern doppeltes Leid. Und die Verbitterung des Mannes nimmt so ihren Anfang.

Versagensängste

Der Mann kann immer: zu Wasser, zu Lande und in der Luft. Die Legendenbildung wurde Jahrzehnte hindurch fleißig durch Hochglanzmagazine und die Filmindustrie genährt, und so mancher Mann, der im Bett nicht mehr weiterkonnte, hielt sich für einen Schlappschwanz.

Die Kulturgeschichte zeigt aber auch, dass Männer der Vorstellung des allzeit Potenten auch Anno dazumal nicht nachkommen konnten. Bereits im Altertum waren Aphrodisiaka weit verbreitet, und das beweist, dass die in sie gesetzten Erwartungen schon seinerzeit zu hoch waren.

Trotzdem wird die Sexualität des Mannes immer mit dem Erfolg der Erektion in Zusammenhang gebracht. Und wer's nicht bringt, ist ein Versager, ganz klar. Heutzutage hat man nicht zu versagen. Das ist nicht nur eine persönlich unangenehme Erfahrung, es ist auch tabu.

Nichts macht ihm das Leben so schwer wie das Unvermögen (= Impotentia), Sex zu haben. Er ist zutiefst verwundet, entwickelt depressive Verstimmungen, hat Ängste, auch das nächste Mal zu versagen, und entwickelt Neurosen. Der Umgang mit der Erkenntnis, dass sein Glied schlapp gemacht hat, beschäftigt weltweit Millionen Sexualtherapeuten, Psychiater,

Andrologen, Urologen, Endokrinologen und pharmazeutische Konzerne.

Es ist wahrlich keine Macho-Allüre, die seiner Verzweiflung zugrunde liegt. Vielmehr ist es die Tatsache, dass er seine ihm von der Evolution zugedachte Funktion der Fortpflanzung nicht erfüllen kann. Seine Betroffenheit ist echt. Er hat nicht nur vor der Frau versagt. In Wahrheit auch vor der Evolution, das weiß er nur nicht.

Für die Natur ist der Vorgang der Erektion von so großer Bedeutung, dass sie ihn tatsächlich mit dem Herzschlag und der Funktion unseres Blutkreislaufs koppelte. Durch eine raffinierte physiologische Reaktion über das Blutgefäßsystem kommt die Erektion zu Stande.

Ein »steifes Glied« war über Jahrtausende hinweg – bis heute – mit sexueller Gewalt, Vergewaltigung und Demütigung des anderen Geschlechts verbunden. Wahrscheinlich ist das auch mit ein Grund, dass der biologische Vorgang der Erektion von den Wissenschaftlern mit innerer Distanz kommentiert und interpretiert wird. Natürlich wird man alles daran setzen, um aus diesem Stadium wieder herauszukommen. Hilfestellungen gibt es jedenfalls eine ganze Reihe.

Definition der erektilen Dysfunktion

Was da wissenschaftlich so beeindruckend klingt und erektile Dysfunktion heißt, ist nichts anderes als die Unfähigkeit, das männliche Glied derart mit Blut zu füllen, dass genug Standfestigkeit vorhanden ist. Einer neuen amerikanischen Studie zufolge leidet jeder Mann zwischen 40 und 75 Jahren zumindest gelegentlich darunter.

Der Sexualtherapeut Kinsey gab schon 1970 an, dass bei 10 000 Untersuchungsteilnehmern rund 35 Prozent aller Männer ge-

legentlich und 1,6 Prozent dauerhaft Erektionsstörungen haben. Wissenschaftler gehen heute davon aus, dass psychische Ursachen bei Sexualstörungen wesentlich häufiger sind als körperliche.
Man weiß aber mittlerweile auch, dass festes Training den Penis fit hält. Eine Langzeitstudie an 188 Paaren hat das belegt. Wer in jungen Jahren sehr aktiv war, hatte auch im Alter noch einen hohen Grad an sexueller Zufriedenheit; Enthaltsamere hatten dagegen mit Erektionsproblemen zu kämpfen. Vielleicht lässt sich daraus der folgende heitere Rat ableiten.

»Use it or loose it«

Immer potent sein gilt bei Männern auch heute noch als Zeichen von Stärke und Leistungsfähigkeit, an Stammtischen und Bartheken wird in Männerrunden nach wie vor gerne mit der Zahl der »umgelegten« Frauen so geprotzt, dass sich die Balken biegen.
Da mag man nach einem schweren Arbeitstag noch so lustlos nach Hause kommen, auch die Bilanz im Bett, man hat es gehört und gelesen, muss schließlich stimmen. Man »muss es bringen«. Und irgendwann einmal macht er plötzlich schlapp. Ist die Schwäche des besten Freundes eine vorübergehende, kann man ihr noch humorvoll begegnen und, wie in der Internet-Adresse (www.willy-online.de), den Penis sprechen lassen:

- Ich habe jetzt keine Lust auf dich.
- Ich finde dich sexuell unattraktiv.
- Ich habe Angst vor den Folgen.
- Ich liebe dich nicht mehr.
- Ich habe Angst, dass du nicht richtig befriedigt wirst und ich dann für dich unattraktiv bin.
- Ich bin todmüde.

- Ich bin kein guter Liebhaber.
- Ich habe ganz andere Sorgen, die mir durch den Kopf gehen.

Dass er plötzlich nicht so kann, wie er will, verunsichert ihn. Aber die Streiche, die ihm sein Körper spielt, können noch weitaus verzwickter sein. Was ist, wenn er zu einer Erektion fähig ist, aber keinerlei sexuelles Verlangen hat? Was ist mit vorzeitigem Samenerguss oder anderen Ejakulationsstörungen?

Problem »tote Hose«

Eine Erektionsstörung hängt mit der Durchblutung und der Nervenleitung zusammen, der Verlust der sexuellen Lust ist meist seelisch bedingt, manchmal auch hormonell. Kaum sind die männlichen Hormone unausgewogen, entwickelt er kein Verlangen. Aber auch frühkindliche Traumen können ihm die Sehnsucht, sich mit dem anderen Geschlecht zu vereinigen, unbewusst wieder austreiben.

Unglücklicherweise treten Impotenz und mangelnde Lust auch im Duett auf. Auch wenn sich Männer in den letzten Jahrhunderten ein hübsches Selbstbild zurechtgezimmert haben, so leiden doch viel mehr an Schwierigkeiten in Zusammenhang mit der Erektion, als zugegeben wird.

Unter den 40-Jährigen klagen fünf Prozent über Probleme, mit 60 sind es bereits zehn Prozent aller Männer und bei den 70-Jährigen beklagen 20 bis 30 Prozent der Männer, dass sie nicht so können, wie sie wollen.

Das bedeutet, dass allein in Amerika über 20 Millionen Männer an dem Problem »tote Hose« leiden. Die Medical Tribune schloss aufgrund dieser Zahlen messerscharf: »Der Penis hat keine Lobby.«

Anatomie des Penis

Oft ist es wichtig, ganz alltägliche physiologische Vorgänge, über die man nicht weiter nachdenkt, in allen Facetten zu erklären. Das macht sie verständlicher, gibt Einblick darüber, was im eigenen Körper vor sich geht, und regt zur Rückbesinnung an. Männer sollten wissen, wie ihr Fortpflanzungsorgan funktioniert, dann werden sie mit einer Störung besser umgehen können. Und auch mit diversen Meldungen, mit denen unnachahmliche Meister prahlen. 14 000 Frauen will der US-Pornostar John Curtis Holmes beglückt haben, Casanova beschreibt in seinen Memoiren 116 Frauen, die er im Laufe seines Lebens vernascht haben will. Von etwaigen Problemen, dass sich das Blut nicht recht stauen wollte, ist allerdings nichts überliefert.

Die Erektion dient der Entstehung neuen Lebens. Im Bauch der Frau wird die weibliche Eizelle gebildet und wartet dort auf die Spermien des Mannes. Damit die Vereinigung von Ei- und Samenzelle klaglos funktioniert und die Spermien nicht verletzt werden, hat sich die Natur einen Spezialtransport überlegt und deponiert durch die Ejakulation die Spermien weit weg von der Außenwelt.

Das männliche Glied ist mit einem unter der Haut liegenden Blutschwamm vergleichbar, der in zwei röhrenförmige Stücke geteilt ist. Die Arterien bringen dem Penis Blut, das ihn durch die Venen wieder verlässt. Viele Organe des Körpers können, je nach Bedarf, unterschiedlich mit Blut versorgt werden.

Die verstärkte Durchblutung des Penis allerdings wird nur durch Fantasie, Gedanken, irgendeinen erotischen Anblick oder auch eine Berührung ausgelöst: kleine Dinge, große Wirkung. Paradoxerweise geschieht die Erektion des Penis durch eine Entspannungsübung.

Die Erektion beginnt

Es ist eigentlich nur ein kleines Muskelpaket, das darüber entscheidet, ob sich das männliche Glied mit Blut füllt und kraftstrotzend dasteht. Normalerweise sind diese Muskeln angespannt und verhindern, dass zu viel Blut einströmt. Der Penis bleibt schlaff. Doch kaum entspannt sich die Wächtermuskulatur, steht das Glied stramm.

Natürlich haben die Muskeln Signale vom Gehirn bekommen, aber den letzten Anstoß beziehen sie von einem Molekül, das die biochemische Hitliste 1996 anführte, darauf drei Nobelpreisträger dafür kürte und auch die Grundlage der Viagra-Behandlung darstellt: das Stickmonoxid.

Es hat eine faszinierende Eigenschaft: Trifft es auf Muskelgewebe, lockert es dessen Fasern und bewirkt, dass sich der Muskel entkrampft und erschlafft. Es sorgt so für die bessere Durchblutung vieler Organe, auch des Herzens.

Nitro-Präparate setzen das Stickmonoxid frei, das sich seinen Weg durch das Gefäßsystem mit solcher Lockerheit bahnt, dass es verschlossene Herzkranzgefäße wieder öffnet. Die Fortpflanzung hat sich einen wichtigen Mechanismus des Herz-Kreislauf-Systems abgeschaut, um die Erektion sicherzustellen: Es ist der gleiche physiologische Prozess, der Männer vor einem Herzinfarkt schützt. Das Stickmonoxid wirkt nicht nur auf die magischen Muskeln, die letztendlich die Erektion erlauben, sondern es verbessert auch die Durchblutung anderer Organe, eben auch des Herzens. Die Schlagzeile »Sex schützt vor Herzinfarkt!« ist also nicht nur gut erfunden. Sie stimmt.

Warum er nicht steht

Das männliche Glied gleicht einem Gefäß, das mit Blut gefüllt ist. Die gleichen Probleme, die zur Verkalkung führen, machen das Glied schwach. Männer, die an Gefäßverkalkung leiden, haben auch Mühe mit der Erektion. Das sollte anderen als Warnung dienen.

Biologisch gesehen ist Sexualität die Voraussetzung für Fortpflanzung. Unter der Sexualität des Mannes versteht man die Lust, sexuellen Kontakt zu haben und erfolgreich Lust zu erleben. Die so bezeichnete Lust ist die Libido. Potenz ist also die Kraft der Lust zur Ausübung der Sexualität. Erektion ist die körperliche Erregung, die mit einer Mehrdurchblutung des Penis einhergeht, der sich durch die Blutfülle aufstellt.

Will man einer Schwäche des Gliedes entgegenwirken, muss man die gleichen Vorkehrungen treffen wie gegen die Ablagerungen an den Gefäßwänden. Diabetes (abklären lassen!) und Bluthochdruck sind Gegner der Gefäße – und des Glieds.

Wird das männliche Glied schlecht durchblutet, bemerkt man das durch ein eigenartiges Phänomen. Unabhängig vom Geschlechtsverkehr sorgt der Penis in »nächtlichen Erektionen« für sein eigenes Trainingsprogramm. Wenn der Mann am tiefsten schläft, öffnet das Glied seine Schleusen für arterielles Blut und lässt den Penis erstarren. Auf diese Weise wird die Durchblutungsapparatur des Gliedes gewartet. Es ist eine Art autogenes Training des Körpers, um das Reproduktionsorgan in Schwung zu halten. Manchmal kommen erotische Träume hinzu, die während dieser Erektion bis zum Samenerguss führen können. Eine veraltete katholische Moraltheologie hat das alles unter dem Aspekt der Sünde gesehen. Es ist ein Verstoß gegen das sechste Gebot, in Gedanken sexuelle Begierden zu entfalten. Man wird der Amtskirche bald wieder einmal die Frage stellen müssen, ob sie nicht eine größere Toleranz in sexuellen Fragen walten lassen sollte.

Sobald das Training abnimmt – das kann in besonderen Stresszeiten der Fall sein –, müssten die Alarmglocken klingeln: Das Glied ist in Gefahr, die Blutfüllung wird nicht mehr trainiert. Dieses Zeichen sollte man mehr als ernst nehmen. Die Durchblutung ist dann reduziert.
Eine weitere Ursache für die erektile Dysfunktion können kleine Missbildungen in Form lecker Venenventile im Penis sein, aber auch Erkrankungen des Nervensystems. Unzweifelhaft richten auch Genussmittel und Medikamente Schäden an. Alkohol und Rauchen sorgen langfristig für ein schlaffes Glied. Amerikanische Studien sprechen davon, dass 40 Prozent der über 50-jährigen Raucher Probleme mit der Erektion haben.

Lustkiller Psychopharmaka

Es gibt auch eine ganze Reihe von Pharmazeutika, die als Nebenwirkung dummerweise das sexuelle Verlangen ziemlich reduzieren. Psychopharmaka lassen die Begierde schrumpfen, und auch bei Medikamenten, die zur Lösung von Muskelkrämpfen eingesetzt werden, vergeht Männern die Lust. Das Magenschutzmittel Cimitidin, diverse Pilzmittel, die bei Erkrankungen der Scheide, aber auch des Penis gegeben werden, und das Entwässerungsmittel Spironolacton sind ebenfalls Lusttöter.
Wenn die Psyche beleidigt ist, nimmt er alles krumm. Die Geschichte des Mannes ist eine Geschichte der Versagensangst. Die Erektion ist ein äußerst labiles Geschehen, sie unterliegt kaum dem Willen, sondern hängt von der sexuellen Erregung ab. Diese wiederum ist das Ergebnis von komplexen Abläufen in unterschiedlichen Gehirnarealen, die zusammenspielen müssen. Hierbei hat das männliche Hormon Testosteron seine wesentliche Funktion. Wichtig ist, bestimmen zu lassen, ob der Testosteronspiegel hoch genug ist. Sinkt er ab, fehlt nicht

nur die sexuelle Fantasie, sondern auch der Drang zur Vereinigung und damit die Erektion.
Weil das Hormon von einem Protein zu den einzelnen Zellen transportiert wird, damit sie im Stande sind, das Testosteron aus seiner Hülle zu lösen, sollte man auch den Wert des SHBG, des Bindungsproteins, bestimmen lassen.
Auch das Prolaktin, das Laktationshormon, das bei der Frau nach der Geburt die Milchbildung steuert, ist von großer Bedeutung. Ein hoher Prolaktinspiegel reduziert die Aktivität des Hodens, was sich wieder schlecht auf die Libido auswirkt. Desgleichen kann eine nicht gut funktionierende Schilddrüse, die man auf jeden Fall überprüfen lassen sollte, an einem erhöhten Prolaktinspiegel schuld sein. Auch die Funktion der Nieren und die Blutfettwerte sollten kontrolliert werden.

Vielfältige Untersuchungsmethoden

Will man den organischen Ursachen auf die Spur kommen, kann man natürlich alle denkbaren Untersuchungsregister ziehen. Beispielsweise wurde von findigen Medizintechnikern ein »nocturaler peniler Tumescenz Test« erfunden. Eine am männlichen Glied befestigte Elektrode misst während des Schlafs die Durchblutung und den Steifheitsgrad des Penis.
Zusätzlich gibt es die Ultraschalluntersuchung, mit der man die Durchblutungsgeschwindigkeit im Penis messen kann. Dementsprechend kann man feststellen, ob alle seine Gefäße wirklich in Schuss sind. Dabei wird mit Unterstützung von Substanzen die Erektion des männlichen Gliedes stimuliert, anschließend wird mit Hilfe eines Kontrastmittels der Blutfluss im Penis verfolgt.

Behandlung der erektilen Dysfunktion

Für Männer mit Erektionsstörungen ist die psychosexuelle Betreuung besonders wichtig. Große Bedeutung hat eine Aussprache, in der man Lösungswege für das Problem finden kann. Man kann die möglichen Therapien folgendermaßen unterteilen:

- Psychotherapie
- Medikamentöse Behandlung
- Schwellkörper-Injektions-Therapie
- Vakuumapparate und Penisring
- Operative Therapie

Noch bevor man zum Arzt geht, kann man mit einer Reihe von Möglichkeiten versuchen, sich selbst und seiner Partnerin zu helfen:

- Miteinander sprechen. Man teilt dem Partner seine Wünsche mit und hört sich die des anderen an. Man darf auch zeigen oder demonstrieren, was man mag und was man vermisst.
- Sex sollte nicht immer nach dem gleichen Schema ablaufen, gleiche Tageszeit, gleicher Ort, gleiche Stellung. Ein spielerischer Umgang ist wichtiger als Regelmäßigkeit. Spielereien können oft mehr Spaß machen und Lust erzeugen, als sich gewaltsam auf den Koitus zu konzentrieren.
- Neue Entdeckungen machen. Man kann die Techniken wechseln, die Stellungen, den Ort, die Umgebung, die Streicheleien, die Zärtlichkeiten, die Musik, auch Partnermassage gehört dazu.

Hilft das alles nicht, wäre als nächster Schritt eine Paar- oder Einzeltherapie angezeigt. Niemand muss sich heute mehr schämen, einen Psychotherapeuten aufzusuchen.

- In der Einzeltherapie wird gegen Angst und Verkrampfung gearbeitet. Es gibt so genannte »Körpererkundungsübungen« und sexuelle Experimentierübungen, außerdem wird in Rollenspielen und in einem Training erlernt, wie man die ausschließliche Koitus-Fixierung wieder los wird.
- In der Paartherapie, von den Sexualwissenschaftlern Masters & Johnson vor über 30 Jahren entwickelt, wird über die Bedeutung der Leistungsängste gesprochen, die mit speziellen Übungen beseitigt werden. Durch ein Verbot des Geschlechtsakts – Streicheln erlaubt – wird Angst abgebaut. Am Ende gibt es als Höhepunkt einen formvollendeten Beischlaf.

Ein großer therapeutischer Fortschritt ist zweifellos durch das durchblutungsfördernde Mittel Viagra erzielt worden. Allerdings muss man ein großes Missverständnis klären: Man kann und darf es nicht einsetzen, wenn das sexuelle Verlangen nicht vorhanden ist. Viagra kann absolut keine Lust wecken, im Gegenteil. Das Funktionieren des Medikaments hängt davon ab, ob sexuelle Fantasien im Kopf ablaufen. Ist das nicht der Fall, müssen Hormone her.

Mit Viagra in den zweiten Frühling?

Die Entstehungsgeschichte von Viagra ist wieder ein Überbleibsel der Evolution. Als Wissenschaftler daran gingen, ein Präparat für eine bessere Durchblutung des Herzens zu erfinden, entdeckten sie einen Stoff, der die Erektion des Gliedes herbeiführt.

Aus gutem Grund ist der Regelmechanismus für Herz und Kreislauf der gleiche. Um zeugungsfähig zu sein, brauchten Männer ein starkes Herz. Heute ist es umgekehrt. Viel Sex stärkt das Herz.

Viagra regt genau dort die Durchblutung an, wo Standfestigkeit gefragt ist. Nitropräparate, wie sie Herzkranke nehmen müssen, haben den gleichen Effekt. Allerdings sorgen sie im gesamten Körper für einen so tollen Blutfluss, dass das zu Kopfschmerzen, Hitzegefühlen, aber auch Blutdruckabfall führen kann. Schon früher benutzte man Nitropräparatsalben, um das männliche Glied aus der Reserve zu locken.

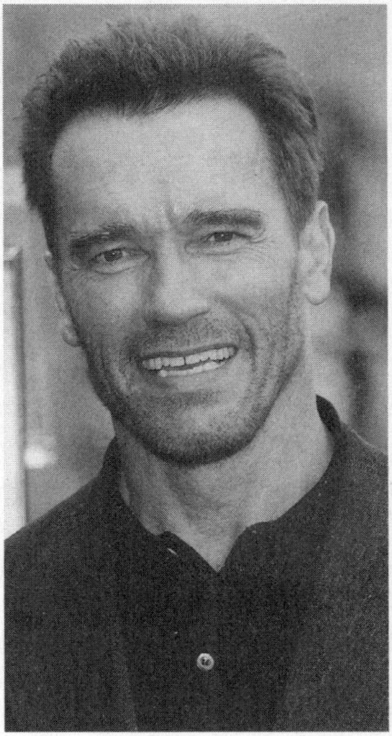

Arnold Schwarzenegger legt Wert auf die Feststellung, dass hunderte Meter um sein Haus herum kein Viagra zu finden ist.

Was dann folgte, war – wäre es für die Betroffenen nicht peinlich gewesen – von eher heiterer Anmutung. Der Mann hatte mit der Nitro-Salbe zwar eine Erektion, aber der Beischlaf lief ab wie in einem Klamaukfilm. Ihm begann der Kopf zu schmerzen, er schwitzte, manchmal fiel er sogar in Ohnmacht. Damit aber nicht genug. Die Partnerin, die er beglückte, bekam die gleichen Beschwerden. Also waren nach einem derart herbeigeführten Beischlaf zwei Menschen fast krankenhausreif.

Es verging eine Reihe von Jahren, bis man jenes Medikament erfunden hatte, das ausschließlich das spezielle Stück durchblutete – und sonst gar nichts anregte. Mittlerweile weiß man, dass Viagra niemals mit Nitropräparaten gemeinsam eingenommen werden darf, weil es sonst zu ungeahnten Kreislaufproblemen kommen kann.

Erektionsfördernde Medikamente haben für die männliche Sexualität eine besondere Bedeutung. Ähnlich wie Frauen dank der Pille ihre Fruchtbarkeit und dadurch ihr Sexualleben steuern können, kann der Mann bewusst über seine Potenz entscheiden. Das sollte die Urangst des Mannes vertreiben, sexuell wegen seiner nicht steuerbaren Erektion zu versagen. Es gibt die Möglichkeit, dann zu wollen, wenn man Lust hat oder beide Lust haben. Der Mann muss keine Angst mehr vor der Frau haben.

Natürlich sind Viagra-Schlucker nach wie vor witzelnden bis spöttischen Kommentaren unreifer Mitmenschen ausgesetzt. Auf lange Sicht gesehen, wird das die Entwicklung in eine ganz andere Richtung aber nicht stören.

Denn die Möglichkeiten, die sich dem Mann jetzt eröffnen, sind ungeahnt, das Männermagazin »Hommage« sieht sogar die »gesellschaftliche Befreiung der männlichen Sexualität« heraufdämmern. Schon sprechen Optimisten davon, dass sich die pharmazeutischen Erektionsförderer wohltuend auf die Kultur des Zusammenlebens zwischen Mann und Frau auswirken werden; dass Männer ein anderes Verhalten an den Tag legen werden gegenüber Frauen, aber auch gegenüber anderen, vor allem älter werdenden Mitmenschen. Da liegt natürlich noch eine mächtige Wegstrecke vor uns, bis es so weit ist, aber es wird unsere Gesellschaft möglicherweise wirklich entscheidend verändern. Das interessanteste Lebensgefühl, das uns die Zukunftsforscher in diesem Zusammenhang prophezeien, klingt noch weltfremd: Glück soll bald einen höheren Stellenwert haben als Macht.

»Das Glück ist das Einzige, das sich verdoppelt, wenn man es teilt«, sagte der Arzt Albert Schweitzer über dieses wunderbare Gefühl.

Doch es geht oft viel banaler zu im Leben. Viele Männer werden es vielleicht als ihr persönliches Glück betrachten, dass sie keine anderen Techniken oder Anregungen brauchen, um zu

einer Erektion zu kommen. Ein Glück wird es aber vor allem für Frauen sein, dass sie keinen ängstlichen Menschen an ihrer Seite haben, den sie fürchten müssen.
Schenkt man den positiven Einschätzungen Glauben, wären die Zeiten der unaufgearbeiteten Probleme des Mannes mit seinem sexuellen Verlangen, die spätestens seit dem Mittelalter von Lustfeindlichkeit kirchlich geprägt waren, endgültig vorbei.

Sex mit 80?

Jetzt eröffnen sich andere Dimensionen. In wenigen Jahren wird ein Großteil unserer Bevölkerung über 60 Jahre alt sein. Über die Hälfte davon sind Frauen. Und diese Konstellation wird das sexuelle Verhalten gravierend verändern.
In unserer Gesellschaft war Sex im Alter tabu, jahrhundertelang hat man so getan, als gäbe es im menschlichen Körper einen Knopf, der ab einem gewissen Alter gedrückt wird: Ab da waren die Triebe gestorben. Das wurde von der Gesellschaft stillschweigend hingenommen, Berichte über Sex im Alter fand man geschmacklos. So etwas war nicht einmal für Witze gut. Mittlerweile weiß man aus gesicherten Forschungen, dass das Verlangen niemals aufhört, auch nicht im hohen Alter. Dennoch ist der Sex jungen Menschen reserviert, sie empfinden Geschlechtlichkeit im Alter als etwas, das sich nicht gehört; für manche ist es sogar abstoßend. Älteren wird die Beschäftigung mit Geistigem zugedacht. Wer nicht im Park sitzt, soll eben daheim Kreuzworträtsel lösen. Das alles wird sich, so man den Prognosen der Soziologen und Trendforscher glauben darf, ändern.
Denn die Menschen werden zwar laut Kalender gealtert, ihre biologische Befindlichkeit wird aber um einiges jünger sein, ihr sexuelles Verlangen um einiges länger dauern. Neben den

Vorsorgeprogrammen für die Gesundheit wird diese betagte Gesellschaft auch Hilfsmittel in Anspruch nehmen, die das Leben bis ins hohe Alter schön und genussreich machen.
Durch die Hormonersatztherapie für älter werdende Frauen bleiben ihre hormonabhängige Gesundheit und auch ihre Sexualität langfristig erhalten. Und in diesem Bereich wird ein erektionsfördendes Mittel für den Mann, dessen Verlangen vorhanden ist, eine Bereicherung des Lebens mit seiner Partnerin bedeuten. Der Genuss an Gesundheit und Sexualität wird ein Element sein, das im Leben älterer und alter Leute einen Fixplatz haben wird.
Natürlich muss man diesen euphorischen Einschätzungen auch die Interessen anderer Gruppen gegenüberstellen. Manche fürchten, man werde die Impotenz nur mehr mit Medikamenten wegtherapieren und sie so ohne Gespräche eliminieren. Die neue Entwicklung, den Markt mit allen nur erdenklichen medikamentösen Hilfen für das erschlaffte Glied zu überfluten, sei der Weg in die falsche Richtung. Die Skeptiker befürchten eine rasche, oberflächliche Erektionsreparatur, ohne die Möglichkeit, eventuell vorhandenen seelischen Erkrankungen auf die Spur zu kommen.
Der Hamburger Sexualforscher Gunter Schmid etwa vermutet hinter dem »besessenen Forschen nach Potenzmitteln« nichts anderes als die »ungeheuren Profitinteressen der Pharmaindustrie«. Impotenz sei in vielen Fällen ein seelisches Problem, deshalb dürfe man die psychischen Faktoren nicht außer Acht lassen.

Steigerung der Lust

Dennoch wandern viele Männer aus Bequemlichkeit lieber in Drogeriemärkte oder Apotheken, um sich mit Pillen oder Salben gegen ihr Problem zu wappnen. Die griechische Göttin der Liebe, Aphrodite, hat nähmlich einer kaum überschaubaren Gruppe von Wirkstoffen ihren Namen verliehen: den Aphrodisiaka. Ein Aphrodisiakum dient dazu, Lustgefühle zu schaffen, zu steigern oder in eine neue Richtung zu lenken oder aber auch, einem impotenten Mann neue Energie zu verleihen.

Vielleicht sind es Zeichen männlicher Verzweiflung, aber im Laufe der Jahrtausende hat schon fast jede Pflanze die Ehre gehabt, als Hilfsmittel der Liebe dienen zu dürfen.

Jahrhunderte hindurch war das Yohimbin, gewonnen aus der Rinde des gleichnamigen Baumes, ein Stimulator für Erektionen. Nach Europa kam es vor etwa 100 Jahren im Gepäck von Matrosen, die dessen erstaunliche Wirkung vor Ort beobachtet hatten. Sie berichteten von mehrere Tage dauernden, lustvollen Orgien der Einheimischen, die dabei keine Schwäche zeigten.

Eine Reihe von Schulmedizinern sieht den Wirkstoff tatsächlich als potenzfördernd an. Dies betrifft allerdings nur die verschreibungspflichtigen Präparate.[15] In anderen frei erhältlichen Präparaten ist der Wirkstoff nur in homöopathischer Verdünnung enthalten und hat keinen Effekt auf die Erektion.

Eine weitere Wirkstoffgruppe, die dem Glied helfen soll, besteht aus Prostaglandinen, Papavarin und Verapanin. Diese Substanzen sind allerdings kurzlebig und können nicht eingenommen werden. Deshalb muss sie der Patient selbst in die Schwellkörper seines Penis spritzen. Dafür gibt es eigene Injektionsvorrichtungen. Es kostet wahrscheinlich Überwindung, sich selbst eine Injektion ins Glied zu verabreichen, doch genügt es, die Injektionsnadel nur anzulegen. Auf Druck schießt ein besonderer Mechanismus den Wirkstoff in den Schwellkörper des Penis. Dadurch wird für mehrere Stunden eine Erektion des Gliedes erreicht. Diese Methode ist schon lange im Einsatz, und obwohl das nicht wirklich jedermanns Geschmack sein kann, haben sich bereits mehrere tausend Männer auf diese Weise behandelt. 70 Prozent hatten dabei eine ausreichende Erektion und konnten so den Geschlechtsverkehr durchführen.

Der Nachteil der Methode ist die Injektion direkt ins Glied und eine mögliche Dauererektion. Das ist die unangenehmste Nebenwirkung. Verharrt der Penis mehr als acht Stunden in steifer Lage, ist Gefahr in Verzug, da dann die Sauerstoffversorgung des Gliedes nicht mehr gewährleistet ist. Das bedeutet unverzüglich einen Arzt aufzusuchen, der ein Gegenmittel spritzt. Wer sich scheut, Prostaglandin zu injizieren, kann es auch als Gel benutzen. Das muss man mit Hilfe eines kleinen Katheters vorsichtig in die Harnröhre einbringen.

Ebenso werden die Stoffe Fentolamin und Alprostatil direkt in den Penis injiziert. Alprostatil scheint derzeit das Mittel mit den wenigsten Nebenwirkungen auf dem Markt zu sein. Es ist eine natürlich vorkommende Substanz, die von bisher über 10 000 Männern erfolgreich angewendet wurde. Mehr als 70 Prozent hatten eine ausreichende Versteifung des Gliedes mit einer Erektion, die über 30 Minuten lang anhielt.

Wenn das Venensystem gestört ist, kann eine Operation helfen, den ungehinderten Blutstrom wieder herzustellen. Nicht immer sind allerdings Operationen an den venösen Gefäßen von Erfolg gekrönt. Deshalb gibt es noch weitere Hilfsmittel, die dem Penis zur Unterstützung angeboten werden.

Auch kleine Ringsysteme aus Kunststoff, die am unteren Ende des Gliedes wie ein Gummiring angelegt werden und ein zu schnelles Abfließen des Blutes verhindern, können ihn wieder aufrichten. Der Erfindungsreichtum ist damit noch lange nicht erschöpft.

Bei vielen ist ein Vakuumgerät für die Aufstellung des Gliedes im Einsatz. Der Apparat ist wie ein Zylinder, der über den Penis gestülpt wird. Mit einer kleinen Pumpe wird die Luft abgesaugt, ein Vakuum erzeugt und dadurch eine Erektion möglich gemacht.

Vielleicht sollte man der Ordnung halber noch die Penis-Prothesen erwähnen, die die Funktion der Schwellkörper übernehmen. Es sind kleine Stäbe, die entweder fest und verbiegbar sind oder flexibel und mit einer Pumpe aufblasbar. In dem einen Fall kann man den Penis nach oben oder unten biegen – wobei man sagen muss, dass er dann in dieser Position verharrt. Im anderen Fall werden die Stäbe mit einer Pumpe aufgeblasen, und bei Bedarf wird der Penis in die entsprechende Stellung gebracht: So bleibt er starr und nach oben gerichtet stehen.

Kopf oder Bauch: Wo entsteht die Lust?

Es gehört wohl zu den lieb gewonnenen Selbstbildern unserer Zeit, dass wir uns für nahezu »tabulos« halten. Wer einmal ein wenig in den Schriften des Marquis de Sade schmökert, der wird merken: Die Tabulosigkeit unserer Zeit ist fast harmlos gegen das, was am Hofe Ludwigs XIV. in Frankreich los war. Marquis de Sade plädierte für das hemmungslose Ausleben aller Triebe. Er wanderte für seine Ansichten zwar für 30 Jahre ins Gefängnis, das hinderte ihn aber nicht daran, monströse Werke über die Lust zu verfassen.

Sie sei, schrieb er, nicht mit Liebe zu verwechseln. Lust sei tyrannisch, wolle nicht Vergnügen schenken, sondern sich selbst ein Vergnügen machen. Er entwickelte ein Gesellschaftsmodell, das ein Grundrecht auf Exzesse vorsah: Bordelle, Lustgärten und Folterkammern sollten zu staatlichen Einrichtungen werden. De Sade war also um einiges tabuloser als wir; vielleicht wollte er nur den französischen Königshof provozieren oder hatte einfach nur einen überdimensionalen Testosteronspiegel.

Das Begehren, die Libido, ist nämlich vor allem vom Testosteronspiegel abhängig. Männer produzieren mehr, Frauen weniger, trotzdem kann die Libido bei beiden ähnlich intensiv sein. Astrid Jütte von der Universität Wien entnahm Männern und Frauen, denen sie Pornofilme vorspielte, Blutproben. Bei Männern stieg der Testosteronspiegel um 100 Prozent an, bei Frauen um 80.

Bevor die Schmetterlinge im Bauch zur Landung ansetzen können, kommt es zu einer ganzen Reihe körperlicher Prozesse, die uns die Wissenschaft in völlig nüchternen Worten erklärt. Auch wenn es um die prickelndsten Dinge des Lebens geht. Die Libido entsteht im Kopf durch biochemische Reaktionen; wie das genau vor sich geht, weiß man bis heute nicht. Diese Biochemie trifft im Hirn auf Bekanntes aus unserem Gedächtnisschatz, daraus wiederum entsteht eine bestimmte neurochemische Reaktion – das Paarungsverhalten.

Es ist allerdings nicht das Testosteron allein, das die Lust weckt. Auch das DHEA der Nebenniere ist beteiligt, vielleicht auch für den normalen Ablauf des Stoffwechsels notwendige Abkömmlinge der männlichen Hormone.

Hormonelle Diagnostik

Mittlerweile hat man ja allerorten festgestellt, dass der alternde Mann einen niedrigen Testosteronspiegel aufweist. Und auch wenn die meisten wissenschaftlichen Publikationen davon sprechen, dass das Testosteron verantwortlich sei für Impotenz und Lustverlust, so trägt doch ein ganz anderes Hormon die Hauptschuld daran: das DHEA (Dehydroepiandrosteron).

Bewiesen wurde das in der groß angelegten Massachusetts-Male-Aging-Study[16]. Man erhob die Daten von 17 verschiedenen Hormonen bei alternden Männern. Vom DHEA fand man besonders wenig und noch weniger bei jenen Männern, die über Impotenz, mangelnde Lust auf Sex und über das Fehlen nächtlicher Erektionen klagten.

Hormonelle Therapie bei Verlust der Lust

Bevor man daran geht, diebrach liegenden Hormondepots wieder aufzufüllen – was für den betroffenen Mann einen wahren Segen bedeuten kann –, sollte man im Sinne der Lebensstil-Medizin mit verschiedenen Maßnahmen zunächst versuchen, seine Lebensführung zu verändern.
Das kann bereits in jüngeren Jahren als Vorsorge geschehen. Ist der Hormonmangel aber schon deutlich spürbar, sollte die Umstellung als begleitende Maßnahme zu einer Medikamententherapie verstanden werden.
Man kann vorerst:

- Die Ernährung auf eine fettarme, ausgewogene Kost mit Obst, Fisch, Gemüse und Ballaststoffen umstellen; viel Flüssigkeit (Wasser, Tee) trinken, wenig Alkohol.
- Körperlich aktiv werden, Rad fahren, Joggen; Männer, die sportlich sind, haben einen höheren Testosteronspiegel.
- Versuchen, sexuell aktiv zu sein. Dafür sollte man sich ausreichend Zeit nehmen.
- Versuchen, den Stress ohne Alkohol, Nikotin und andere Drogen zu bewältigen, stattdessen mit Entspannungsmethoden wie Yoga, Tai-Chi oder autogenem Training.

Fehlende Hormone kann man ersetzen. Es gibt eine Testosteron-Injektion, die intramuskulär verabreicht wird – allerdings nicht ganz ohne Nebenwirkungen. Zunächst ist das injizierte Hormon sehr hoch, wird dann im Körper zu Östrogen umgewandelt, sodass auch ein hoher Östradiolspiegel entsteht. Der Testosteronspiegel fällt dann rapide ab, was zu Gemütsschwankungen führen kann.

Natürlich gibt es auch Testosterontabletten, von denen ein bis drei Dragees täglich eingenommen werden können – allerdings nicht ohne mögliche Gefahren. Wird dieses Hormon geschluckt, kann das auf Dauer möglicherweise zu Diabetes führen.

Jetzt sind auch Präparate auf dem Markt, die man – wie das Östrogen bei Frauen – über die Haut zuführen kann, entweder als Pflaster oder als Gelee. Im Gelee ist Androgenolon, das wie ein männliches Hormon wirkt, ohne in das weibliche Östrogen umgewandelt zu werden. Möglicherweise wird man schon in naher Zukunft dem Mann zusätzlich weibliche Hormone geben, weil er sie zu seinem Schutz brauchen könnte.

Mit Östrogenen gegen den Infarkt

Ein wenig muss man wieder ausholen, um die komplexen Zusammenhänge zu begreifen, die sich in männlichen und weiblichen Körpern abspielen und deren Erforschung bis zum heutigen Tage mit ungeahnter Intensität anhält. Und die deshalb so faszinierend sind, weil sie immer auch ein Stück Sicht freigeben auf die Evolution, in der sich der heutige Mensch aus dem Homo erectus, der vor 1,5 Millionen Jahren die Welt zu erobern begann, entwickeln und halten konnte.

Ein bedeutender Teil dieser faszinierenden Welt gehört den Hormonen, deren genaues Zusammenwirken nach wie vor Bestandteil unzähliger Studien auf der ganzen Welt ist. Die Erkenntnisse daraus werden sicher eine Etappe unseres Jahrhunderts bestimmen. Ein Teil davon ist bereits bekannt, täglich kommen neue Details dazu.

Man weiß beispielsweise, dass Östrogen vermag, was viele andere nicht schaffen: Es senkt den Cholesterinspiegel und erweitert die Blutgefäße. Diese Effekte sind durch Studien belegt. Daraus ergibt sich eine Vermutung: dass die Hormone des Eierstocks Herz und Kreislauf schützen. Bestätigt ist das allerdings bis jetzt noch nicht, abgeleitet wird diese Annahme aus Vorgängen in der Schwangerschaft der Frau, wo Östrogen seine cholesterinsenkende und gefäßerweiternde Wirkung ganz konkret unter Beweis stellt. Ebenfalls erwiesen ist, dass Frauen vor der Menopause weniger an Herzinfarkt und Gefäßerkrankungen leiden als Männer. Sobald das Östrogen fehlt, holt die Frau in der traurigen Statistik der Herz-Kreislauf-Erkrankungen allerdings massiv auf.

Das alles wollen viele Wissenschaftler als Notwendigkeit verstanden wissen, auch Männern Östrogen zu geben. Schließlich kommt es üblicherweise im Hoden am höchsten konzentriert vor, denn so merkwürdig es auch klingen mag – die männliche Fortpflanzungsfähigkeit ist vom Östrogen abhängig, da die im Hoden gebildeten Spermien im Nebenhoden gelagert werden. Damit sie dabei nicht zerquetschen, wird Wasser in die Nebenhoden gepumpt, und dafür sorgt das Östrogen. Fehlt Östrogen und damit das Wasser, in dem die Spermien herumschwimmen können, werden die männlichen Keimzellen zerdrückt; der Mann kann keine Nachkommen zeugen. Ein Fingerzeig der Natur, dass der männliche Organismus auf das weibliche Hormon angewiesen ist.

Männliches Getue dank weiblicher Hormone

Interessanterweise scheint aber auch das typisch männliche Machtgehabe durch das weibliche Hormon im Mann ausgelöst zu werden. In »New Scientist«[17] wird darüber berichtet, dass japanische Wissenschaftler an Mäusen Forschungen über geschlechtsspezifisches Benehmen durchführten.
Üblicherweise werden Mäusemänner grantig, wenn ein Nebenbuhler in ihr Territorium eindringt. Allerdings nur dann, wenn in ihrem Körper die Östrogenvorräte der weiblichen Hormone stimmen. Männchen, denen von Geburt an das Enzym Aromatase (zuständig für die Verwandlung männlicher Hormone in Östrogen) fehlte, waren gegenüber dem Eindringling gleichgültig. Gab man den Mäusebabys mit dem Aromatase-Defekt direkt nach der Geburt Östrogenersatz, gebärdeten sie sich fortan wenigstens nicht aggressiv.
Auch im männlichen Blut gibt es Östrogene, vergleichbar mit jener Menge, die die Frau während der Menstruation im Blut

hat. Im Eierstock der Frau wird Östrogen hergestellt, ebenfalls im Eierstock werden auch männliche Hormone produziert, die zu Östrogen umgewandelt werden.

Beim Mann geht das naturgemäß anders. Bei ihm werden die männlichen Hormone in verschiedenen Organen in weibliche umgewandelt. Demnach erfüllen also die Östrogene auch im Körper des Mannes eine Aufgabe, sonst hätte die sparsame Evolution sich nicht mit der Östrogenbildung im Körper des Mannes verausgabt.

Erst vor kurzem machte eine weitere Forschergruppe eine beispiellose Entdeckung. Die Blutgefäße des männlichen Herzens können aus dem männlichen Hormon gezielt im Herzen Östrogen produzieren, allerdings ist diese Produktion unterschiedlich stark ausgeprägt.

Aus dem Tierreich hat man zusätzliche Erfahrungen beizutragen. Die Makaken – eine Affenart – leben in ähnlicher sozialer Rangordnung wie die Menschen. Bestimmte Tiere übernehmen eine Führungsposition und verdrängen die anderen vom Futtertrog und von der Paarung. Das so genannte Alpha-Männchen erkämpft sich rücksichtslos den Zugang zur Nahrung und zum Weibchen, das Omega-Männchen muss mit dem vorlieb nehmen, was übrig bleibt. Das erinnert frappant an menschliche Verhaltensweisen, die sich auch weiterverfolgen lassen. Sobald im Herzen des Alpha-Männchens die Nervensubstanz Acetylcholin (die auch wir Menschen haben) freigesetzt wird, werden die Gefäße weit gestellt, sodass das Blut gemütlich durchfließen kann.

Versucht das Omega-Männchen das Gleiche, verengen sich die Gefäße, die Durchblutung wird schlecht. Dass sich der Vergleich aufdrängt, hier geschehe Ähnliches wie in Betrieben, wo kaltschnäuzige Vorgesetzte am Herzinfarkt ihrer Mitarbeiter mitschuldig sind, ist nur verständlich.

Die Makaken-Weibchen reagieren gelassener. Das Alpha-Weibchen vermag zwar ebenfalls mittels des Nervenstoffes die Blutgefäße zu erweitern, allerdings gelingt das dem Omega-Weibchen gleichermaßen gut. Genauso wie Menschen-Weibchen: Frauen sind gegen Stress und Frustrationen besser geschützt. Ein manchmal lebenswichtiger Unterschied zum starken Geschlecht – wahrscheinlich aufgrund der Östrogene. Diese unzähligen Teilstücke, die in jahrelanger Arbeit über die Bedeutung des Östrogens im Manne zusammengetragen wurden, scheinen sich immer mehr zu revolutionären Perspektiven für Millionen von herzkranken Patienten zu verdichten. Erst vor kurzem wurde in einem medizinischen Fachblatt über eine Besonderheit berichtet: Es gibt Männer, denen genau jenes Vehikel fehlt, das ein bestimmtes Hormon aktiv werden lässt. Sie haben zwar das Östrogen, es schwimmt aber wirkungslos im Körper herum. Diese Männer neigen in hohem Maß zu Verkalkung und Knochenschwund.

Vorbeugen mit Östrogenen?

Nach Bekanntwerden dieser Fälle war klar, dass ein paar wagemutige Forscher die Probe aufs Exempel machen und herzkranken Männern das Östrogen zuführen würden. Und natürlich waren die amerikanischen Ärzte die Pioniere, die das klinische Experiment wagten. Sie setzten die herzkranken Männer während der Gefäßuntersuchung kurzfristig der Kälte aus, die den gleichen gefäßzusammenziehenden Effekt hat wie Stress oder Zorn. Während sich die Blutgefäße verengten, konnten sie auf Röntgenschirmen beobachten, welche Gefäße durch Ablagerung verstopft und deshalb kaum durchblutet waren. Danach injizierten sie Östrogen direkt in die Blutbahn und trauten ihren Augen kaum. Die verstopften Gefäße öffneten sich, das Blut konnte ungehindert durchfließen, der Stress war beseitigt und die Schleusen für eine bahnbrechende Entdeckung waren geöffnet. Östrogen ist dadurch zu einem der größten Hoffnungsträger auf dem Gebiet der Herz-Kreislauf-Erkrankungen aufgestiegen. Vielleicht kann man es sogar als vorbeugende Behandlung gegen Herzinfarkt einsetzen?

In Medizinerkreisen wird hinter vorgehaltenen Händen berichtet, dass viele Endokrinologen Östrogen längst im Selbstversuch nehmen und in Stresssituationen genau spüren, wie schön die Herzkranzgefäße darauf reagieren. Im Dörfchen Altenholz bekannte der 58-jährige Frauenarzt Dr. Volker Rimkus, seit Jahren Östradiol-Kapseln zu schlucken (zweimal täglich, Höchstdosis 1 mg) und sich nach eigenem Bekunden »wieder wie früher« zu fühlen.

Diese Hinweise dürfen unter keinen Umständen als Aufforderung zu einem Selbstversuch herzkranker Männer verstanden werden, die Hormonpräparate ihrer Partnerin einfach mitzuschlucken. Vielmehr scheint sich abzuzeichnen, dass die Kardiologen in Zukunft Östrogen in ihr Therapie-Repertoire aufnehmen werden, so sie es nicht ohnedies schon manchmal tun.

Angetrieben von den bahnbrechenden Erkenntnissen sind Wissenschaftler weltweit dabei, ein Designeröstrogen zu kreieren, das ausschließlich am Herzen wirkt und alle anderen Organe in Ruhe lässt.

Obwohl so viele Tatsachen für eine Östrogen-Behandlung des Mannes sprechen, der Nutzen wahrscheinlich, aber nicht erwiesen ist, bleibt die Frage offen, was man zum heutigen Zeitpunkt anbieten soll. Die neuen Entwicklungen mögen alle in eine Richtung weisen, dennoch wird eine allgemeine Therapieempfehlung noch Jahre dauern.

Diese Perspektive hilft einem Mann, der herzinfarktgefährdet ist, nicht weiter. Idealerweise sollten Kardiologen und Endokrinologen zusammenarbeiten. Haben beide Fachrichtungen den Eindruck, dass es Sinn macht, Östrogene zu verordnen, kann man mit einem »Probegalopp« starten.

Beginnt man sich daraufhin wohl zu fühlen, verspürt eine höhere Leistungsfähigkeit, kann besser Treppen steigen oder schneller gehen, ist die Therapie erfolgreich. Spätestens jetzt sollte man einen Urologen zuziehen, um zu verhindern, dass die Prostata aufgrund der Östrogengabe zu wachsen beginnt.

Östrogen allein kann's nicht sein

Eine der wirksamsten Waffen im Kampf gegen den Herztod ist das Abnehmen, denn Übergewicht gehört zu den größten Risikofaktoren. Jedes Kilogramm, das man verliert, verlängert das Leben um durchschnittlich vier Monate.
Genauso entscheidend ist regelmäßige Bewegung oder eine sportliche Betätigung. Pharmakologen zeigen in Untersuchungen immer wieder, wie Sport den Herzmuskel schützt. Und Männer, die regelmäßig Sex haben, haben auch ein gesünderes Herz als ihre enthaltsamen Geschlechtsgenossen. Ohne die gesundheitlichen Vorteile zu ahnen, empfahl schon seinerzeit der abtrünnige Luther, es zwei- bis dreimal pro Woche zu tun.
Schwimmt im Blut zu viel Fett des Typs Lipoprotein-a, steigt die Gefahr eines Gefäßverschlusses massiv an. Männliche Hormone, das ist seit kurzem bekannt, können diesen Blutfettspiegel hinunterdrücken. Bei Frauen, die naturgemäß weniger männliche Hormone haben, steigen die Blutfettwerte dadurch an. Ob bei Männern ein Fehlen der männlichen Hormone ebenfalls die Blutfettwert-Steigerung auslöst, weiß man noch nicht, aber ein diesbezügliches Gespräch mit einem Internisten kann auf jeden Fall weitere Information bringen. Er sollte feststellen, ob das Homocystein (eine Aminosäure) erhöht ist, auch das wäre ein Risikofaktor für das Herz. Dieses Manko lässt sich allerdings leicht beheben, indem man Folsäuretabletten schluckt oder Hefepräparate einnimmt.
Mit beispielloser Dynamik wird in der modernen Medizin ein

neuer Aspekt vorangetrieben: nicht mehr zu warten, bis die Blutgefäße verkalken und zerstört sind, sondern vorbeugend noch stärker zu versuchen, die (Todes)zahlen bei Herz-Kreislauf-Erkrankungen dramatisch zu senken. Wie man dabei vorgehen kann, wurde in den letzten Jahrzehnten anhand des Paradebeispiels Cholesterin gezeigt. Tatsächlich konnte man mit massiven Kampagnen nicht nur das Cholesterin, sondern auch die Erkrankungszahlen senken. Doch das war erst der Auftakt.

Es gibt noch eine Menge anderer Faktoren, die Herz und Kreislauf belasten. Um für sich Nutzen ziehen zu können, muss man darüber informiert sein, welche Möglichkeiten die Medizin bereits bietet. Erst dann kann man aktiv werden.

Wenn Muskeln und Gelenke schmerzen

Üblicherweise sind es die Frauen, die mitunter ab dem 50. Lebensjahr darüber klagen, morgens aufzuwachen und steife Finger zu haben; sie fürchten dann, an Rheuma erkrankt zu sein. Lange Zeit wusste man damit nichts anzufangen, bis man in mühevoller Kleinarbeit auf die Hormone kam. Stürzen die Hormone plötzlich ins Bodenlose, können Muskel- und Gelenkschmerzen auftreten. Das trifft auch auf Männer zu, sobald das Androgen einen Tiefstand erreicht.
Mittlerweile ist auch geklärt, was genau im Körper vor sich geht. Sobald Pilze, Bakterien oder Viren in unseren Körper eindringen, erwachen die in den Zellen lagernden Alarmproteine und beginnen, die Feinde mit Sprengladungen zu beschießen. Allerdings treffen sie dabei auch körpereigenes Gewebe, und man weiß, wie sich bei einer Entzündung das Gewebe rötet, wie es schmerzt und anschwillt. Gibt es keine Eindringlinge, dann schlummern die Alarmproteine ruhig in den Zellen und tun keinem Körperteil etwas zu Leide.

Symptome eines Hormonmangels

Dafür sorgen in Zeiten des Friedens die Hormone der Geschlechtsdrüsen. Schwinden die Hormone der Geschlechtsdrüsen, fehlen plötzlich diejenigen, die alles ruhig halten. Auch ohne Feinde beginnen die Entzündungsproteine plötzlich zu wüten und verletzen dabei sogar intaktes Gewebe. Das führt letztlich zu Schwellungen, Schmerzen und jenen Symp-

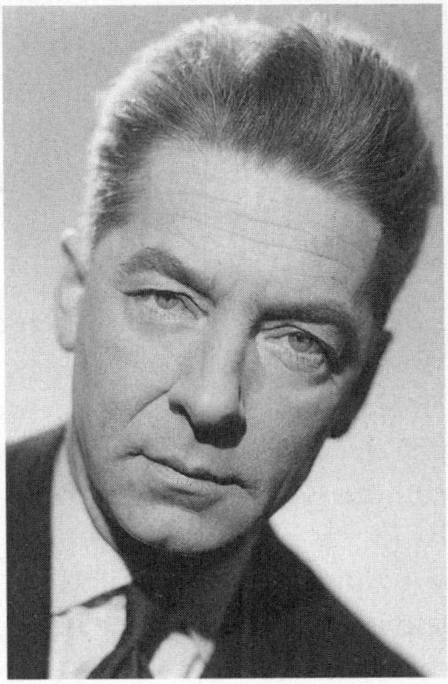

Herbert von Karajan litt nicht nur an Osteoporose, sondern auch an starken Gelenkschmerzen.

tomen, die an Rheuma erinnern.
Es hat Jahrzehnte gedauert, bis die Medizin realisierte, dass Gelenk- und Muskelschmerzen Symptome eines Hormonmangels sein können. Und bis heute bekommen Männer, die über Gelenkschmerzen klagen, irrtümlich Kortison verschrieben, wodurch zwar die Schmerzen besser werden, die Knochenmasse aber deutlich schrumpft. Andere wieder werden mit Rheumamitteln oder Antibiotika behandelt. Tatsache ist, dass ein Geschlechtshormonmangel zwar Symptome einer Entzündung hervorruft, aber nicht mit Entzündungshemmern bekämpft werden muss.
Lassen Sie Ihren Testosteronspiegel überprüfen. Es wird sich möglicherweise herausstellen, dass er zu niedrig ist. Eine – in die Muskeln verabreichte – Injektion mit männlichen Hormonen, die auch gleichzeitig die Osteoporose bekämpfen, wird Sie von Ihren Gelenkschmerzen befreien.

Der heimliche Killer – die Prostata

Eine kleine, aber doch vergrößerte Vorsteherdrüse machte Weltgeschichte. Während des Zweiten Weltkriegs, als bei der Konferenz von Jalta die Teilung Europas beschlossen wurde, gab die altersbedingt vergrößerte Prostata von Winston Churchill den Ausschlag: Der britische Premier musste wegen des häufigen Harndrangs oft den Verhandlungstisch verlassen, der Amerikaner Franklin D. Roosevelt war von einem Krebsleiden gezeichnet. Der einzige Gesunde in der Runde war Josef Stalin, der seine biologische Hochform zu nutzen wusste und die Teilung Europas in der bekannten Weise beeinflusste.

Die Vorsteherdrüse führte bei der Konferenz von Jalta Regie.

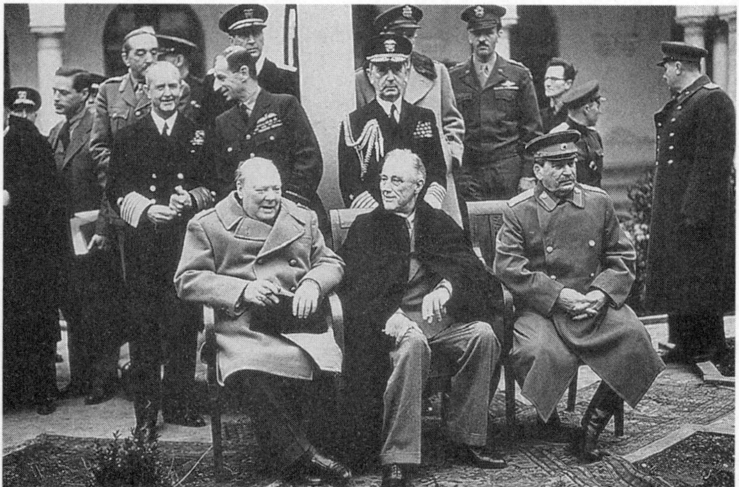

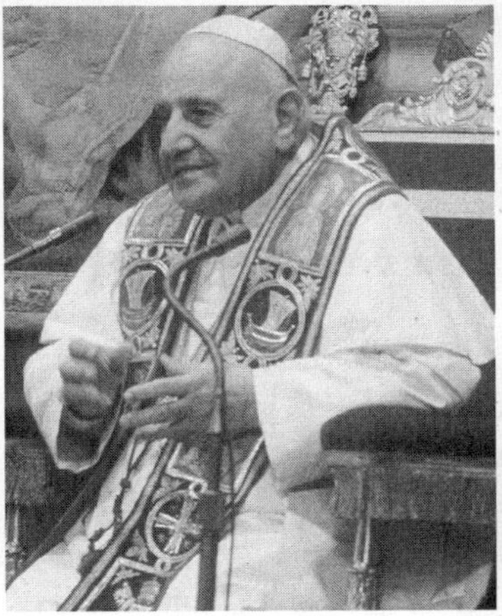

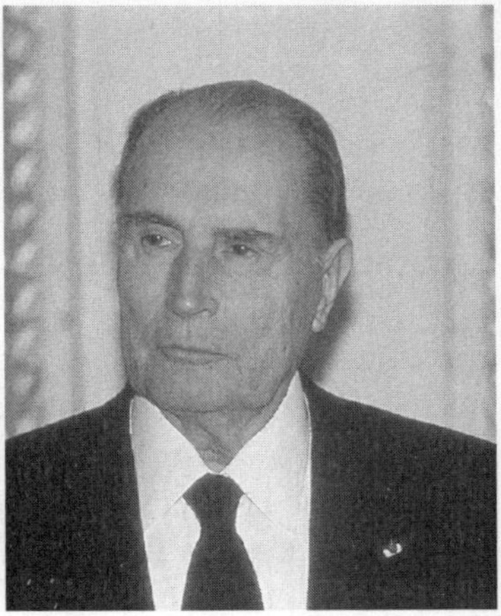

Berühmte Männer mit Prostatakrebs: Papst Johannes XXIII. und Präsident François Mitterrand.

Eine vergrößerte Prostata scheint zum größten Problem des länger lebenden Mannes zu werden, was die Medical Tribune zu der respektlos formulierten Prognose anregte: »Irgendwann kommt für fast jeden Mann der Tag, an dem er beim Pinkeln nur noch seine Schuhspitzen trifft«.[18]

Die jüngste Vergangenheit ist voll von Prominenten, die an dieser Erkrankung litten oder daran starben. Papst Johannes XXIII. eröffnete das berühmte Konzil mit einem Dauerkatheter, da er wegen einer stark wuchernden Prostata bereits Blasenentleerungsstörungen hatte. Auch für den französischen Präsidenten François Mitterrand drehte sich in den Jahren vor seinem Tod alles um die kranke Prostata.

Als Ronald Reagan, damals Präsident der Vereinigten Staaten, 1988 wegen einer gutartigen Vergrößerung der Prostata in das Marinehospital von Bethesda geflogen wurde, gab es anschließend eine Pressekonferenz seiner behandelnden Ärzte. Obwohl der Präsident nicht begeistert war, erläuterten die Mediziner vor Vertretern nationaler und internationaler Medien detailgetreu jene Körperteile des Präsidenten, über die aus Scham damals nicht gesprochen wurde.

Prostatakarzinom – gute Chancen auf Heilung

Wir mögen uns noch so aufgeklärt fühlen, das Schamgefühl ist bis heute geblieben. Obwohl laut Statistik bis zu zwei Drittel der über 60-jährigen Männer eine gutartige Prostatageschwulst haben und der Prostatakrebs die häufigste Erkrankung bei Männern über 60 Jahre ist, scheinen offene Gespräche darüber eine Tabuzone zu verletzen. Wahrscheinlich ist es eine Mischung aus falscher Empfindlichkeit und der Angst vor der Verletzung des Mannesstolzes, die eine offene Einstellung und einen aktiven Umgang mit dieser Männerkrankheit verhindert. Dabei hat das Prostatakarzinom bei rechtzeitiger Erkennung durchaus gute Chancen auf Heilung.

Man vermutet, dass 15–30 Prozent aller Männer über 50 Jahre und 80 Prozent aller Männer über 80 Jahre ein klinisch nicht entdecktes Prostatakarzinom mit sich herumtragen. Das bedeutet zum Beispiel, dass mindestens acht Millionen Amerikaner, die älter sind als 50 Jahre, Prostatakrebs haben. Wie sich diese Krebsart genau entwickelt, ist noch nicht geklärt, die afrikanische Population ist davon häufiger befallen als die weiße, obwohl beide die gleichen Anlagen in sich tragen.

Ebenso wie Brustkrebs ist auch die bösartige Prostataerkrankung genetisch bedingt und erblich. Litt der Vater noch vor seinem 53. Lebensjahr daran, so liegt für die männlichen Kinder die Gefahr, ebenfalls ein Prostatakarzinom zu bekommen, bei 40 Prozent. Erkrankte der Vater vor dem 65. Lebensjahr, liegt die Wahrscheinlichkeit der Vererbung bei 25 Prozent, nach dem 65. Lebensjahr bei 14 Prozent.

Die Prostata liegt am Blasenausgang, wird deswegen auch

Vorsteherdrüse genannt und umhüllt die Harnröhre. Deshalb kann bei einer Vergrößerung der Prostata der Harn am Ablassen behindert sein. Die Vorsteherdrüse produziert ein Sekret, das den größten Teil der Samenflüssigkeit ausmacht und für die Befruchtungsfähigkeit der Spermien von Bedeutung ist.
Nach dem 20. Lebensjahr beginnt die Vorsteherdrüse unter dem Einfluss der männlichen Geschlechtshormone zu wachsen. Sie ist dabei – ähnlich wie die Haut – einem Auf- und Abbau unterworfen. Und irgendwann, im Laufe der Jahre, beginnt sie bösartig anzuschwellen.
Bei dieser Entwicklung muss man eine deutliche Unterscheidung treffen, zwischen lediglich vergrößerter Prostata und Prostatakrebs. Die vergrößerte Vorsteherdrüse wird derzeit nicht als Vorstufe zu Krebs angesehen.

Risikofaktoren

Weshalb es zur Entartung des Drüsengewebes kommt, ist nach wie vor unbekannt. Seit Jahren werden verschiedene mögliche Risikofaktoren diskutiert. Da wäre einmal das genetische Risiko, das, ähnlich wie bei Brustkrebs, nicht zu unterschätzen ist. Um zwei- bis viermal höher ist das Erkrankungsrisiko für Söhne oder Brüder, wenn Vater oder Bruder eine derartige Krebserkrankung hatten. Außerdem scheint die westliche Ernährung keinen guten Einfluss auf die Prostata zu haben, ist doch die Wahrscheinlichkeit dieser Krebsart in Asien deutlich geringer.
Charakteristische Beschwerden für das Prostatakarzinom gibt es nicht. Und darin liegt auch die Gefahr. Andererseits kann auch eine gutartige Vergrößerung dieser Drüse einen abgeschwächten Harnstrahl oder häufigen Harndrang auslösen.
Es ist bekannt, dass Männer dazu neigen, Beschwerden zu bagatellisieren und Aufforderungen zu Vorsorgeuntersuchun-

gen mit den stereotypen Worten »Mir fehlt nichts« beiseite zu wischen. Dennoch sollte auch im männlichen Selbstverständnis die Eigenverantwortung einen Fixplatz einnehmen. Der Urologe kann durch Abtasten der Prostata in regelmäßigen Abständen bereits Aussagen treffen, zusätzlich wäre natürlich eine Ultraschalluntersuchung zu empfehlen.
Das Prostatasekret besitzt einen Eiweißstoff, der die Spermien flüssig hält. Dieses Prostata-spezifische Antigen (PSA) ist normalerweise nur in kleinen Mengen im Blut vorhanden.
Bei Karzinomen, Vergrößerung der Vorsteherdrüse, Entzündungen, aber auch Ejakulationen kommt es zu erhöhten PSA-Werten.
Umgekehrt darf man sich allerdings nur in trügerischer Sicherheit wiegen, denn auch ein normaler PSA-Wert schließt einen Prostatakrebs nicht aus. In 70 Prozent der Fälle allerdings kann man mit dem PSA-Wert und dem Abtasten der Vorsteherdrüse eine bösartige Erkrankung entdecken. Ist der PSA-Wert erhöht oder der Tastbefund verdächtig, wird mittels Gewebeprobe (Biopsie) alles Weitere abgeklärt. Unter dem Mikroskop wird das entnommene Gewebe untersucht, aufgrund des Tumorzellmusters lässt sich auch die Aggressivität abschätzen. Ist ausschließlich die Prostata vom Karzinom befallen, kann das in rund 80 Prozent der Fälle geheilt werden.

Wichtig: das Gespräch mit dem Arzt

Wird die Prostata, möglicherweise samt Samenblase und Endstücken der Samenwege, entfernt, kann es unmittelbar nach der Operation zu Erektionsstörungen und unwillkürlichem Harnabgang kommen. Erst vor kurzem übte der Urologe Dr. Günther Fröhlich von der Urologischen Abteilung des St.-Franziskus-Hospitals in Lohe scharfe Kritik an seinen Kollegen. Die Urologen würden zwar Prostataoperationen ordnungsgemäß durchführen, doch im persönlichen Umgang mit den Patienten sei das große Schweigen angesagt. Weder würden sie mit ihnen über die »seelischen Folgen« einer solchen Erkrankung noch über einen etwaigen »Geschlechtsverkehr nach der Operation« sprechen.

Dabei bedrohen »Stahl und Strahl« die Potenz. Gerade weil der Mann nach einer Entfernung der Prostata die Fähigkeit zum Samenerguss und damit seine Fruchtbarkeit verliert, sollte er über die postoperative »trockene Ejakulation« informiert werden. Denn auch wenn die Fähigkeit zum Orgasmus in vielen Fällen erhalten bleibt, haben Männer ohne Samenerguss das Gefühl, in ihrer Potenz gestört zu sein. Entsprechende Vorgespräche könnten so manche Problemlage von vornherein mildern.

Ist eine Operation nicht möglich, weil der Patient zu alt oder das Leiden zu weit fortgeschritten ist, kann eine ambulante Strahlentherapie durchgeführt werden. Sie dauert durchschnittlich sechs bis acht Wochen.

Trotz größtmöglicher Schonung des Gewebes in der unmittelbaren Umgebung sind Reizungen und Entzündungen der Blase und des Enddarms häufige Nebenwirkungen. Eine dauerhafte Heilung mit Hilfe der Strahlentherapie ist allerdings weniger wahrscheinlich als mit einer Operation.

Der Verlauf des Prostatakarzinoms ist unberechenbar. Oft bleibt die Krankheit lange Zeit hindurch stumm, einzelne Zellen sind abgeschirmt, ohne zu wachsen. In manchen Fällen ist es deshalb gerechtfertigt abzuwarten und den Krankheitsverlauf vorerst zu beobachten. In Fachkreisen gibt es dafür den aus dem Englischen übernommenen treffenden Ausdruck: »watchful waiting«.

Mittlerweile hat man auf diesem Gebiet neue Kenntnisse gewonnen. Während diese Krebserkrankung kaum auf Chemotherapie anspricht, reagiert sie empfindlich auf Hormone. Bei der gutartigen, altersbedingt vergrößerten Prostata führt der

Entzug der männlichen Hormone zu einem Wachstumsstopp, das Organ schrumpft, sodass sich die Beschwerden bald bessern. Zu diesem Zweck kann man in einer kleinen Operation das hormonproduzierende Hodengewebe entfernen. Oder man bekommt in ein- bis dreimonatigen Abständen hormonblockierende Substanzen gespritzt.

Ursachen für den »Krebs der Männer«

Fast besessen bemühen sich Wissenschaftler auf der ganzen Welt darum, die Ursachen für jenes Karzinom erklären zu können, das sich anschickt, der häufigste Krebs der Männer zu werden. Einer der Gründe findet sich in der DNA, die das Computerprogramm der Zelle beinhaltet. Um zu verhindern, dass alle Gene in einer Zelle aktiv werden und alles denkbare herstellen, was in diesem Zellteil nicht hergestellt werden soll, setzt sich die DNA bildlich gesprochen eine Art Kappe auf.
Dadurch wird jener Genabschnitt, auf dem die Kappe sitzt, lahm gelegt. Beim Prostatakarzinom funktioniert da etwas falsch, die Prostatagene werden nicht blockiert, die Zellen der Vorsteherdrüse beginnen sich zu teilen – Krebs entsteht. In den Erbanlagen ufert es noch weiter aus. Irrtümlich wird auch jenes Gen ausgeschaltet, das freie Radikale entsorgt und damit die Zelle absichert. Dadurch fällt ein wichtiger Schutzmechanismus für die Vorsteherdrüse weg.
Den wichtigsten Teil bei der Entstehung dieser Erkrankung spielen die männlichen Hormone, die die Zellen antreiben, sich zu teilen. Die unrühmliche Hauptrolle dabei hat der Verwandte des Testosterons, das Dehydrotestosteron. Fehlt es, sterben die Prostatazellen ab, darunter auch die Krebszellen. Ist es im Überschuss vorhanden, regt es das Wachstum der Drüse und auch der bösartigen Zellen in ihr weiter an. Aller-

dings kann sich die bösartige Zelle so umformen, dass sie die männlichen Hormone zur Teilung gar nicht mehr braucht, sondern von so genannten Wachstumsfaktoren zur Teilung angeregt wird.
Besondere Bedeutung in diesem fatalen Kreislauf kommt natürlich jenem Eiweißstoff zu, der das Testosteron in das bösartige Dehydrotestosteron umwandelt. Die Wissenschaftler haben dem Bösewicht den Namen 5-Alpha-Reductase verpasst. Besonders intensiv vorhanden ist dieser Eiweißstoff in jener Bevölkerungsgruppe, in der es die meisten Prostatakrebserkrankungen gibt: bei den afrikanischen Männern. Mit diesem Wissensstand gerüstet wird möglicherweise schon in naher Zukunft ein Wirkstoff entstehen, der die unheilvolle Arbeit von 5-Alpha-Reductase einfach unterbinden wird.

Die vergrößerte Prostata – gutartig oder nicht?

An dieser Stelle ist es wichtig, nochmals zu bemerken, dass die Vergrößerung der Prostata allein keine Vorstufe des Karzinoms ist. Es handelt sich dabei um zwei völlig unterschiedliche Leiden, die allerdings das gleiche Organ betreffen. Es handelt sich auch um das identische Hormon, das Testosteron, das bei beiden Erkrankungen eine Rolle spielt. Sicher ist, dass die männlichen Hormone an der Entstehung dieser Karzinomart beteiligt sind, gesichert ist bisher auch, dass dadurch jene Zellen absterben, die von den Hormonen abhängig sind.
Vorläufig wendet man den Hormonentzug nur bei der gutartig vergrößerten Altersprostata an. Alles andere sind nur Vermutungen. Es könnte natürlich sein, dass der Hormonentzug auch beim bösartigen Karzinom seine gute Wirkung entfalten würde und man dadurch auch das Risiko für ein Prostatakarzinom deutlich verringern könnte. Es besteht hier also die

gleiche Ungewissheit, wie auch bei den Brustkrebserkrankungen, nämlich ob man durch eine Reduktion des entsprechenden Hormons das Auftreten des Karzinoms verhindern könnte. Für die Brust hat man mittlerweile ein Anti-Hormon, das Tamoxifen, gefunden. Es verhindert, dass die Brust zu viel des weiblichen Hormons speichert. Obwohl auch beim Mammakarzinom der Zusammenhang zwischen Krebsentstehung und Östrogen noch nicht gesichert ist, werden bereits vorbeugende Maßnahmen überlegt. Ziel wäre es, eine gefährdete Brust nur einer geringen oder gar keiner Östrogendosis auszusetzen. Tamoxifen wird möglicherweise als Mittel zur Vorbeugung gegen Brustkrebs eingesetzt werden.

Das klingt so vielversprechend, dass man dieses Denkmuster doch einfach auf die Prostata übertragen könnte. Man hemmt den Verwandten des Testosterons, das Dehydrotestosteron, durch das gleiche Enzym, das bei der gutartigen Vergrößerung heilsame Dienste leistet. Dadurch könnte man die Erkrankungsrate senken und Menschen viel Leid ersparen. Der Haken daran sind allerdings jene Tumoren in der Prostata, die unabhängig von den männlichen Hormonen wachsen.

Dennoch ist man unvermindert bemüht, Wege zu finden, bestehende Prostatakarzinome nicht zu operieren, sondern ihre Risikofaktoren herauszufinden und zu reduzieren.

Derzeit ist man auch dem Vitamin D auf der Spur, von dem man vermutet, dass es die Gefahr einer Erkrankung herabsetzen könnte. Noch weiß man nicht allzu viel darüber. Unter Umständen ist es auch nur Zufall, dass die Abnahme des Vitamin D mit der Zunahme der Prostatakarzinome zusammenhängt. Allerdings hat man in Versuchen gesehen, dass Vitamin-D-ähnliche Substanzen das Wachstum der Zellen in der Vorsteherdrüse hemmen können.

Chemoprävention – eine Zukunftsdisziplin der Medizin?

Die Wissenschaft braucht Zusammenarbeit, in der sich das Wissen des einen durch die Entdeckungen des anderen bereichert. Hübsch formuliert, was der spanische Kulturphilosoph José Ortega Y Gasset da über die Welt der Forscher und Entdecker sagte. Und irgendwann, wenn man kurz hineingelauscht hat in das Universum der wissenschaftlichen Dispute und akademischen Auseinandersetzungen, scheint klar zu sein: Alles Wissen und alle Vermehrung unseres Wissens enden nicht mit einem Schlusspunkt, sondern mit Fragezeichen.

Eine kleine Gruppe von Krebsforschern und Pharmakologen beginnt ein neues Zeitalter einzuläuten, dessen Potenzial die Industrie noch gar nicht erkannt hat. Krebs, so verkünden sie, soll nicht erst dann behandelt werden, wenn er bereits ausgebrochen ist, sondern noch davor – ein neuer Zweig in der Medizin ist geboren und er heißt Chemoprävention. Zugute kommen soll das jenen Patienten, deren Gene mit einem hohen Krebsrisiko belastet sind. Natürlich wird noch einige Zeit vergehen, bis die Erkenntnisse so weit gereift sind, dass man sie an Menschen anwenden kann. Aber sie werden eine kolossale Änderung nach sich ziehen.

Die meiste Grundlagenarbeit für diese spannende Entwicklung leistete die Humangenetik. Die Veranlagung, einen bestimmten Krebstumor zu bekommen, kann vererbt sein. Die Humangenetiker entschlüsselten etwa die entsprechenden krank machenden Gene für Brustkrebs. Mittlerweile schätzt man, dass fünf bis zehn Prozent der Krebserkrankungen auf defekte Gene zurückgehen. Man entdeckte also, dass bestimmte Frauen ein erbliches Risiko haben, an Krebs zu erkranken, konnte aber mit diesem Wissen nichts in Gang bringen.

Verzweifelte Frauen wussten mit der Information, dass ihr Risiko, an Brustkrebs zu erkranken, bei über 80 Prozent liegt, nichts anzufangen. Auch heute noch raten amerikanische Ärzte diesen Patientinnen, die Brustdrüse herausschneiden zu lassen.

Die Zukunft gehört der Vorbeugung

In Zukunft wird man all diesen Menschen Hilfe anbieten können. Entweder in Form von Chemoprävention, aber auch mit gezielten Empfehlungen wie weniger Alkohol zu trinken, die Ernährung zu ändern oder mehr Sport zu betreiben.
Die Risikogruppen allerdings sind noch nicht genau eingegrenzt. Man konzentriert sich derzeit auf die am meisten vorkommenden Krebsarten, auf erblich bedingte Tumoren und wie oft sie in der Familie auftreten. Und diese Forschung läuft weltweit. In Korea gibt es Studien mit Ginseng-Präparaten, in Japan wird der Entstehung von Magenkrebs nachgegangen, in China will man wissen, wie weit die Vitamine C und E sowie Knoblauchextrakte eine vorbeugende Wirkung gegen Krebs haben, in Amerika (Arizona) forscht man, ob Stoffe im grünen Tee Hautkrebs verhindern können. Noch sind viel zu wenig Freiwillige bereit, sich für derartige Testreihen zur Verfügung zu stellen. Mag sein, dass diese Zukunfts-Medikamente den Ausbruch der Krankheit vielleicht nur verzögern, aber nicht verhindern. Dennoch glauben die Forscher, dass sie irgendwann auch das herausfinden werden.
Notwendigerweise versucht man, Erkenntnisse einzubringen und auch dabei nicht zu warten, bis eine bösartige Erkrankung auftritt, sondern vorbeugend zu handeln. Allerdings gibt es bisher nur wenige epidemiologische Daten. Dennoch sollte man offene Ohren haben für medizinische Hinweise, die nicht schaden und vielleicht sogar Schutz vor einer Erkrankung bieten. Doch nicht alle haben eine derart entspannte Einstellung.

Mit gutem Recht verlangen vor allem auch die angelsächsischen Wissenschaftler, dass bei jeder medizinischen Empfehlung die Beweise für deren Nützlichkeit vorhanden sein müssen. Oft dauert es allerdings Jahre, manchmal Jahrzehnte, bis man in einer wissenschaftlichen Fragestellung an einem schlüssigen Punkt angekommen ist. Nunmehr sitzt aber der Arzt in seiner Praxis einem Rat suchenden, oftmals gut informierten Patienten gegenüber, der eine Behandlung beansprucht. Der Mediziner weiß aus Hinweisen und Erfahrungen, dass mancherlei dem Patienten nützen könnte. Allerdings stehen ihm keine harten Daten zur Verfügung.
Darf er sein Wissen freimütig weitergeben? Soll er eine gute, aber nicht abgesicherte Erfahrung verweigern und ihm raten, in einigen Jahren wiederzukommen? Er wird redlich handeln und dem Patienten seinen Wissensstand erklären. Und alles, was danach folgt, darf nur eines nicht: dem Patienten Schaden zufügen. Welche Hilfen gibt es, um der Vergrößerung der Vorsteherdrüse beizukommen?

Sulfatase-Hemmung – kein Alkohol, dafür Sport

Alkohol aktiviert Hormone, er intensiviert die Wirkung in den Zellen und macht so begreiflich, dass er ein möglicher Risikofaktor für hormonabhängiges Gewebe ist. Alkohol hat auch eine wassereinlagernde Wirkung, welche die Beschwerden einer vergrößerten Prostata noch verschlimmert. Alkoholkonsum einzuschränken ist also eine gute Empfehlung.
Sport bewirkt genau das Gegenteil von dem, was der Alkohol auslöst. Erfahrungswerte hat man bisher ausschließlich von Frauen: Jene, die Gymnastik betreiben, haben ein geringeres Risiko, an Brustkrebs zu erkranken.

Sojaprodukte

Sowohl Brustkrebs als auch das Prostatakarzinom kommen in bestimmten Gegenden Asiens fast nicht vor. Sobald aber die in Asien lebenden Männer beispielsweise nach Hawaii übersiedeln, erkranken sie mit der gleichen Wahrscheinlichkeit wie die dort ansässigen Männer. Bei Frauen geschah das Gleiche. Mittlerweile weiß man, dass es die Ernährung sein muss, die den Ausschlag gibt. Die Inhaltsstoffe von Soja sind längst genau analysiert. Einer der Wirkstoffe ist Genestein, welcher dem zur Krebsvorbeugung eingesetzten Anti-Östrogen Tamoxifen sehr ähnlich ist. Genestein senkt den Cholesterinspiegel und verbessert die Osteoporose. Der knochenaufbauende Effekt von Soja ist bewiesen. Ob es gegen Brust- und Prostatakrebs vorbeugend wirkt, kann nicht genau gesagt werden, manches spricht aber dafür. Es gibt bereits Sojawürfel, die man bei vergrößerter Prostata als Nahrungsmittelzusatz einnehmen kann.

Grüner Tee

Es gibt Substanzen in der Natur, die im Stande sind, jene Botenstoffe zu bremsen, die eine normale zu einer bösartigen Krebszelle umwandeln. Es gibt fundierte wissenschaftliche Berichte, die beweisen, dass im grünen Tee Wirkstoffe enthalten sind, die dazu fähig sind. Es handelt sich dabei um so genannte Tyrosinkinase-Hemmer. Es spricht also einiges dafür, Krebsvorbeugung mit grünem Tee zu betreiben.

Dinner-Cancelling

Immer wieder muss man auf die prächtigen Effekte verweisen, die ausgelöst werden, sobald der nächtliche Zuckerspiegel im Blut und in den Zellen sinkt. Das bedeutet für jenes Gewebe, in denen sich langsam Krebszellen zu entwickeln beginnen, den sicheren Tod.

Selen

Es gibt immer wieder Hinweise, wonach Selen einen schützenden Effekt für das Prostatagewebe hat. Bekannt ist, dass dieses Spurenelement eine Hilfe für jene Polizisten in unserem Körper ist, die nach den feindlichen freien Radikalen in unserem Körper fahnden und sie vernichten. Diese freien Radikale sind auch in der Prostata aktiv. Durch tägliche Selen-Einnahme regt man diese Enzyme an, der Schutz gegen freie Radikale steigt. Man sollte auf jeden Fall Selen einnehmen, um damit eine Beschädigung des Körpers weitgehend auszuschalten.

Retinoide

Vitamin A und seine Vorstufe Beta-Karotin sind Schutzhormone für besondere Zellen, nämlich das Epithel. Aus diesem entwickelt sich durch molekularbiologische Veränderungen über Jahre hinweg der bösartige Tumor. Vitamin A ist dafür bekannt, dass es Epithelzellen schützt und zum Teil verhindert, dass sie sich in bösartiges Gewebe verwandeln. Schon seit längerem wird über Beta-Karotin als Chemoprävention bei Prostatakrebs diskutiert. Inzwischen aber hat das Beta-Karotin einen Rückschlag erlitten. Raucher, die Beta-Karotin einnahmen, um Lungenkrebs zu verhindern, bekamen ihn häufiger als jene, die es nicht nahmen. Ob diese Ergebnisse allerdings auf das Risiko bei Prostatakrebs umgelegt werden können, ist rätselhaft.

Vitamin D

Vitamin D schützt das Epithel. Die natürliche Bildung kann man durch Sonne erzielen. Allerdings ist Vorsicht geboten, da eine zu intensive Sonnenbestrahlung nicht nur das Vitamin D anregt, sondern auch Hautkrebs verursachen kann. Wissenschaftler untersuchten den Einfluss von Beta-Karotin und Vitamin D auf das Lungenkarzinom, es gab keinen. Allerdings bemerkte man, dass Vitamin D die Häufigkeit des Prostatakarzinoms um 34 Prozent senkte. Also sollte man sich mit Vitamin D schützen.

Diflouremethylornitin

In niedrigen Dosen kann diese Substanz durchaus als Chemoprävention eingenommen werden.

Behandlung der vergrößerten Prostata

Das große Schweigen. 9000 Männern zwischen 50 und 80 Jahren (Herner LUTS-Studie) wurden im Rahmen einer Studie Fragen zu ihrer Prostata gestellt. Es stellte sich heraus, dass ein Drittel davon Beschwerden beim Wasserlassen hatte. Sprechen wollten sie darüber nicht.
Was ist los mit dem so genannten starken Geschlecht? Wieso finden sich Männer über 50 damit ab, einen immer schwächer

werdenden Harnstrahl samt Nachträufeln zu haben, bis sie die Blase nicht mehr richtig entleeren können?
Spekulationen darüber gibt es genug. Möglicherweise ist es Scham, Angst vor einer Operation und einer möglichen Impotenz, darüber zu reden; mancher verliert Urin, bevor er die Toilette erreichen kann, und ist dadurch isoliert. Es ist seltsam, dass in einer Gesellschaft, in der sexuelle Tabus fallen und Container-Fernsehen Einblicke in alle Bereiche geben, das gesellschaftliche Bewusstsein für diese Probleme offenbar völlig fehlt. Dabei sind die Aussichten für die Betroffenen mehr als gut: 80 Prozent kann man mit Hilfe von Medikamenten helfen. Sie müssten sich nur helfen lassen.

Wichtig: die Vorsorgeuntersuchung ab 45

Jeder Mann sollte ab seinem 45. Lebensjahr regelmäßig zur Untersuchung seiner Prostata gehen. Die Prostatavergrößerung nimmt ab dem 50. Lebensjahr kontinuierlich zu, und mitunter ist die Prostata bei manchem 30-Jährigen bereits vergrößert. Schon in naher Zukunft sollte dieses Männerleiden nicht mehr so häufig als Erkrankungs- oder Todesursache in den Statistiken zu finden sein, gibt es doch laufend mehr und immer neue Substanzen, die einer Vorbeugung dienen.
In der Frauenheilkunde wurde die Prävention genitaler Tumoren, aber auch hormonabhängiger Karzinome zur zentralen Frage.
Das steht bei den Männern noch aus: Strategien, mit denen man eine Vergrößerung der Prostata rechtzeitig entdecken oder sogar verhindern kann. Ist die Vergrößerung aber bereits aufgetreten, muss der Urologe gemeinsam mit dem Patienten über das weitere Vorgehen entscheiden.
Dabei könnten urologische Patienten aus dem Lernprozess der gynäkologischen Patientinnen Nutzen ziehen.

In der Vergangenheit war es der Frauenarzt, dessen unumstößliche Entscheidung bei einer vergrößerten Gebärmutter immer lautete: einfach entfernen. Dieser Bestimmung beugten sich die Patientinnen so lange, bis einige von ihnen begannen, Alternativen zu hinterfragen, und verstärkt andere Lösungen einforderten. Seit damals ist die Gebärmutterentfernung ohne Wenn und Aber vorbei.
Ohnedies sehen sich mittlerweile zahlreiche Urologen als persönliche Gesundheitsberater, die den Patienten umfassend informieren und entsprechende Empfehlungen aussprechen wollen. Im Idealfall bekommt man in der urologischen Praxis zunächst alle verfügbaren Informationen in die Hand, sodass man in Ruhe den für seine persönlichen Bedürfnisse passenden Vorschlag annehmen oder ihn noch bei anderen Stellen hinterfragen kann.
Ist ein bösartiger Tumor auszuschließen, kann man bei der gutartigen Vergrößerung der Drüse unter einer Reihe von Alternativen zur Operation wählen.

Die enzymsuppressive Therapie

Bei dieser Therapie werden jene Enzyme gehemmt, welche in der Prostata genau das Hormon herstellen, das sie zur Explosion bringen kann. Es gibt chemische Verbindungen, die sehr gezielt nur in der Prostata angreifen und dort auch klinische Wirkung entfalten. Seit Jahrhunderten sind Früchte bekannt, die die gleiche Wirkung besitzen wie das erst vor kurzem wissenschaftlich entwickelte Präparat. Man sollte den Arzt danach fragen, ob man – je nach Beschwerdebild und Ausprägung der Vergrößerung – auf die »Schätze der Natur«, die später noch extra dargestellt werden, zurückgreifen kann.

Alpha-1-Rezeptor-Blocker

Die Prostata, die Blase und die Harnröhre werden von besonderen Nerven durchzogen, die eine Kontraktion auslösen. Damit vergrößern sie noch die Beschwerden des reduzierten Harnflusses und die Schmerzen in der Prostatagegend.
Es gibt Substanzen, welche die Nerven blockieren und die Kontraktionen der Prostata verringern können. Die Beschwerden werden dadurch weniger, der Harnfluss normalisiert sich. Es werden allerdings nicht nur die Nerven in der Prostata und an der Blase beeinflusst, sondern auch diejenigen im Blutgefäßsystem. Dadurch kann es manchmal zu einem Blutdruckabfall und zu Schwindelgefühl kommen. Deshalb darf man diese Arzneien nicht gleichzeitig mit blutdrucksenkenden Mitteln einnehmen. Man muss sich auch im Klaren sein, dass diese Medikamente zwar die subjektiven Beschwerden bekämpfen, aber auf die Größe der Prostata keinen Einfluss haben.

Hormonelle Behandlung der Prostatahyperplasie

Man kann die Hormonbildung im Hoden mit einem Stoff namens Cyproteronacetat abwenden. Bei Frauen wird er gegen Akne und übermäßige Behaarung eingesetzt. Es gibt aber auch eine Reihe anderer Stoffe, die in der Lage sind, die Hormone in der Zelle an ihren Aktivitäten zu hindern.
Bei manchen Erkrankungen der Frau, etwa bei Brustkrebs oder Endometriose, führt man eine so genannte »vorübergehende chemische Kastration« durch: Dabei wird die Eierstocktätigkeit für kurze Zeit unterdrückt. Ähnliches gibt es beim Mann. Auch hier kann mit den gleichen Substanzen die Produktion des Hodens so eingeschränkt werden, dass sie stillsteht. Dadurch wird die Prostata »hormonell ausgehungert«, die Zellen hören auf, sich zu teilen.

Allerdings sind Hitzewallungen, Schlaflosigkeit und depressive Verstimmungen die lästigen Nebenwirkungen der äußerst wirksamen Therapie an der Vorsteherdrüse. Dabei sollte man regelmäßig die Knochen kontrollieren, weil sie durch den Ausfall des Hormons eine Osteoporose entwickeln können.
Vor allem beim Karzinom ist diese Form der Behandlung eine Ergänzung zur oder überhaupt ein Ersatz der Operation. Am besten, man erkundigt sich bei einem Urologen danach.

Finasterid

Finasterid ist ein hochinteressantes Heilmittel, das das Übel an der Wurzel packt. Es bremst exakt das Hormon, das die Drüse zum Wachsen bringt. Mit Finasterid wird nicht nur die Vergrößerung der Drüse gebremst, sie wird sogar wieder kleiner.
Dieser Effekt kann bei den Präparaten aus dem Pflanzenreich nicht dokumentiert werden. Große klinische Untersuchungen liegen nur über Proscar vor. Will man also grundsätzlich der Vergrößerung vorbeugen, wird man Pflanzenwirkstoffe nehmen; für eine konkrete Behandlung sollte man zum klinisch geprüften Medikament greifen.
In einer Doppelblindstudie wurden über 3000 Männer (Prof. Dr. Lothar Weißbach, Krankenhaus Am Urban in Berlin) mit Prostatabeschwerden und deutlich vergrößertem Drüsenvolumen vier Jahre lang entweder mit Finasterid oder einem Plazebo behandelt.
Die Therapie mit Finasterid linderte die Beschwerden, steigerte das Vermögen, wieder normal Harn abzugeben, und verringerte das Volumen der Drüse. Das Risiko einer Operation für jene Männer, deren Blasenfunktion so eingeschränkt war, dass sie keinen Harn lassen konnten, halbierte sich.
Gerade bei diesem Medikament ist es wichtig, die Größe der Prostata vor Beginn der Behandlung zu untersuchen. Obwohl

es auch unter Proscar zu einer Volumenverminderung kommt, sinkt aber auch der Marker des Prostatakarzinoms (PSA) um mehr als 50 Prozent. Und das selbst dann, wenn ein Karzinom vorhanden ist. Wenn nicht vorher eine diesbezügliche Untersuchung stattgefunden hat, wird dadurch die Diagnose verschleiert. Eine Tablette Proscar pro Tag reicht aus.
Durch die Verkleinerung der Drüse fallen auch Notlagen wie Probleme beim Harnlassen, Restharn und häufiges Urinieren während der Nacht weg oder werden zumindest reduziert. Die Erleichterungen merkt man meist innerhalb der ersten sechs Monate; sie werden besonders deutlich, wenn die Vergrößerung der Prostata bereits mehr als 40 cm^3 betragen hat. Männer berichten dabei über folgende Nebenwirkungen: gelegentliche Einschränkung der Libido, weniger Samenflüssigkeit und in seltenen Fällen eine leichte Vergrößerung der Brust. Üblicherweise unterdrücken die männlichen Hormone das Brustdrüsengewebe, deshalb haben Männer auch keinen Busen. Die Hormonausschüttung des Mannes wird durch das Medikament nicht verändert, blockiert wird lediglich die Verwandlung des Testosterons in das schädliche Dehydrotestosteron. Die normale Hormonproduktion im Hoden wird also nicht gestört.

Wie Pflanzen Männer schützen können

»Pflanzenkraft zähmt Prostata« betitelt die Medical Tribune[19] einen Bericht, in dem sich Pharmazeuten der Münchner Ludwig-Maximilians-Universität durchwegs positiv über die Wirkung pflanzlicher Mittel äußern. Mittlerweile werden zahlreiche Heilpflanzen von der Schulmedizin nicht nur akzeptiert, sondern auch eingesetzt.
Natürlich gibt es kontroverse Ansichten unter den Medizinern, aber gerade bei der vergrößerten Prostata haben die

pflanzlichen Arzneimittel, die so genannten Phytotherapeutika, in Deutschland eine lange Tradition. Mittlerweile entfallen 60 bis 80 Prozent der Verordnungen für Männer mit Prostata-Problemen auf pflanzliche Arzneien.[20] Die Diskussionen darüber, wie nützlich diese Pflanzenmedikamente überhaupt sind, werden so bald nicht aufhören. Was fehlt, sind Langzeitstudien, die nach wissenschaftlichen Kriterien erarbeitet wurden. Derzeit läuft eine Untersuchung in sechs Ländern[21] mit insgesamt 13 000 Männern, die klären soll, wann Medikamente gegeben werden sollen, wie die Pharmakotherapie wirkt und wann operiert werden soll. Die kompletten Ergebnisse wird es im Jahr 2003 geben.

Dennoch sind die meisten deutschen Urologen schon jetzt von der Wirksamkeit überzeugt. Sie berichten, dass Männer, die Phytoarzneien verschrieben bekamen, sie gut akzeptieren, weil sie einerseits wenig Nebenwirkungen, andererseits aber einen günstigen Preis hätten.

Schon seit Jahrzehnten sind Naturheilkundler und pharmakologische Experten in den Urwäldern entlang des Amazonas unterwegs, um in »Gottes Apotheke« fündig zu werden.

Die Suche nach natürlichen Substanzen, die zu Heilungszwecken genutzt werden können, ist zwar nicht immer von Erfolg gekrönt, in einem Fall aber gab es einen Sensationsfund: den Extrakt der Sabalfrucht. Diese Frucht wächst auf den Zwergsägepalmen, die wiederum auf den sandigen Böden in den Kiefernwäldern Floridas gedeihen. Die pharmakologischen Erfolge waren so vielversprechend, dass die pharmazeutischen Unternehmen mittlerweile Sabalfrucht-Kapseln namens Talso uno (320 mg Extrakt) erzeugen. In dieser Frucht finden sich diverse entzündungshemmende Fettsäuren und Fettalkohole, alles Verbindungen, die in der Medizin ohnedies schon lange angewendet werden.

Im Falle der Prostata wirken die fettsäurehaltigen Verbindungen der Sabalfrucht gegen die Entzündung und gegen das Anschwellen der Drüse. Und die Essenz vermag auch jenes Hormon zu blockieren, welches die Prostata größer werden lässt. Das belegt eine Studie, in welcher 2000 Männer mit vergrößerter Vorsteherdrüse den Fruchtextrakt als Medikament bekamen[22].

Die Art der Behandlung richtet sich nach den jeweiligen Stadien der Prostata, die nach Symptomen eingeteilt werden.

- Stadium 1: »Reizstadium«, gestörte Blasenentleerung, nachlassender Harnstrahl, Drang zum häufigen Wasserlassen (ohne vermehrte Ausscheidung) und vermehrte nächtliche Harnproduktion
- Stadium 2: Restharnbildung, zunehmende Störung der Blasenentleerung
- Stadium 3: Überlaufblase, Harninkontinenz

Der Großteil der Männer bekam den Fruchtextrakt im Stadium 2, manche sogar im Stadium 3.

100 Jahre und älter – geht das?

Früher gab es sie kaum, aber seit sie mehr werden, wollen Wissenschaftler alles über sie erfahren: 100-jährige Menschen, welche die Neugierde der Forscher wecken. Was, so wollen sie wissen, könnte es sein, das diese Menschen so alt werden ließ: Gene? Lebensstil? Umwelt? Familie? Beruf? Oder alles zusammen?

Darum leben Frauen länger

Und schließlich: Warum sind in dieser Alterskategorie kaum Männer zu finden? Am längsten, so die Berechnung der Weltgesundheitsorganisation, leben die Menschen in Japan. Und da wiederum ist es die japanische Frau, die durchschnittlich ein Alter von 86 Jahren erreicht. Der japanische Mann schafft gerade einmal zehn Jahre weniger.
Die Gründe dafür sind vielschichtig. Stress, Alkohol und Nikotin einerseits, aber auch die Tatsache, dass Männer über Jahrzehnte hinweg lieber die Reparatur- als die Vorsorgemedizin in Anspruch nahmen, verändert die Statistik zu ihren Ungunsten. Die wahren Ursachen für die kürzere Lebenszeit scheinen etwas mit der Fortpflanzung zu tun zu haben. Vom biologischen Standpunkt betrachtet ist der Anteil der Frau an der Weitergabe des Lebens größer als der, den der Mann einbringt. Dadurch hat sie auch eine höhere biologische Hilfestellung mit auf den Lebensweg bekommen. Das schwache Ge-

schlecht ist in Wirklichkeit das starke. Dafür spricht auch die Studie »Das fragile Männergeschlecht«, über die das »British Medical Journal«[23] berichtete. Der für das britische Gesundheitssystem NHS tätige Psychiater Sebastian Kraemer erklärte, er habe bei seiner Forschungsarbeit festgestellt, dass männliche Föten deutlich stärker gefährdet seien, krank oder sogar tot geboren zu werden, als weibliche.

Bei der Geburt liege ein Junge in seiner Entwicklung durchschnittlich etwa vier bis sechs Wochen hinter der von Mädchen zurück. Diese Nachteile setzten sich auch in späteren Entwicklungsphasen fort.

Was tun also die Wissenschaftler? Sie versuchen jene biologischen Reaktionen und Mechanismen von der Frau abzuschauen, die ihr Leben tatsächlich verlängern, um daraus Gültiges für alle – aber in erster Linie für Männer – abzuleiten.

Mittlerweile scheinen sich die von überall her zusammengetragenen Daten in einer Erkenntnis niederzuschlagen: Frauen haben ein besseres Durchblutungssystem. Dieses System, das wie eine Art Pipeline funktioniert, transportiert Sauerstoff zu jeder Zelle. Verstopft die Leitung, ist die Leistungsfähigkeit des Menschen stark eingeschränkt. Sie ist aber beim weiblichen Geschlecht wesentlich besser vor Verstopfungen geschützt als beim Mann. Erklären lässt sich dieser biologische Mechanismus mit der Fortpflanzung. Schwangerschaftshormone sorgen für freie Blutbahnen, allerdings sind diese Hormone – in etwas abgeschwächter Form – auch vorhanden, wenn kein werdendes Leben entsteht. Die Pipeline wird aber ständig mit diesen Hormonen gewartet und ist allzeit bereit, im Fall einer Schwangerschaft ihr Bestes zu geben.

Diese Anwendung fehlt dem Mann. Seine Durchblutung ist nie zu derartigen Höchstleistungen gefordert, deshalb hat die Natur den Mann auch mit geringeren Schutzmechanismen ausgestattet. Sehr wahrscheinlich ist das auch mit ein Grund, dass er früher verkalkt und daran stirbt.

PADAM – die Wechseljahre des Mannes

Eigentlich weiß mittlerweile niemand mehr ganz genau, um welche Bezeichnung es geht. Früher sprach man von den männlichen Wechseljahren, dem Klimakterium virile, dann fasste man die diversen Symptome unter dem Begriff Andropause zusammen. Und jetzt?
Seit einem Kongress über den alternden Mann ist wieder alles anders. Natürlich war man sich einig, dass man die Gesundheitschancen der Männer jenen der Frauen angleichen möchte und man sich verstärkt auf die Suche nach den Ursachen der Altersbeschwerden begeben werde.
Leiden also ältere Männer an einem Hormonmangel wie Frauen? Dann sollte dieser Lebensabschnitt des Mannes Andropause, nach den männlichen Androgenen, heißen, oder eventuell Andropenie. Wenn aber der alternde Adam mehr unter seiner abnehmenden Potenz, also unter mangelnder »Virilität«, leidet, wie nennt man das dann?
Jetzt sind alle Leiden des alternden Mannes unter einem interessanten Kürzel zusammengefasst: PADAM (partial androgenic decrease in the aging male) oder auf Deutsch: partielles Androgendefizit beim alternden Mann. Deshalb wissen wir, wovon wir reden: Adam hat Padam. Und das in dreifacher Form. Es gibt eine testikuläre Form des männlichen Wechsels, wenn der Hoden müde wird und die Testosteronproduktion einstellt. Es gibt eine adrenale (Nebenniere) Form, in der der Hoden weiter arbeitet und die Nebenniere die Produktion einstellt, und schließlich gibt es die östrogenbedingte Form, wenn die Umwandlung von Testosteron in Östrogen nicht mehr funktioniert.

Von Wechseljahren weiß der Kenner,
Dass sie gefährlich auch für Männer;
Schon naht – sonst abhold der Verrohung –

Der Fachmann mit massiver Drohung:
Sie haben Sand in den Gelenken!
Sie können nicht mehr richtig denken!
Sie haben Kribbeln in den Beinen!
Sie fangen grundlos an zu weinen!
Sie sind versucht, sich selbst zu töten,
Sie leiden unter Atemnöten,
Schweiß rinnt von Ihnen, ganze Bäche!
Sie fürchten sich vor Männerschwäche!
Sie haben Angst vor Frauenzimmern!
Sie leiden unter Augenflimmern,
Schlaflosigkeit und Nervenzucken,
Fußkälte, Kopfweh, Schwindel, Jucken,
Ihr Herz beginnt zu klopfen, jagen,
müd' sind Sie, nieder-, abgeschlagen!
Der Ärmste, der dies schaudernd liest,
kriegt's mit der Angst und sagt: »Na, siehst!«
Und nimmt – das war der Warnung Willen –
Ab heut die guten Knoblauchpillen!

Eugen Roth

Soll man die Wechseljahre behandeln?

Wenn es biologische Probleme gibt, die man durch eine Hormonbehandlung beseitigen kann, wird man das sicher tun. Allerdings gibt es viele Beschwerden, die auf ein ungesundes Leben, mangelnde Bewegung, Missbrauch von Nikotin oder Alkohol zurückzuführen sind. In diesem Zusammenhang sollte man(n) in einem beratenden Gespräch Hilfestellungen bekommen, wie man seinen Lebensstil zu Gunsten seines Körpers ändern kann.
In Amerika allerdings wird das männliche Klimakterium hauptsächlich unter dem Aspekt der Sexualität gesehen. Die

Wechseljahre werden auf die nachlassende Erektionskraft und das verminderte Interesse an Sex reduziert.
Doch die Hormonschwäche findet nicht nur in den männlichen Geschlechtsorganen statt, sie wirkt sich auch auf die Merkfähigkeit, die Immunkraft, das soziale Verhalten, die Körperbeschaffenheit, die Knochen und vieles mehr aus.

Lange leben mit der Kraft weiblicher Hormone

Natürlich zerbrechen sich die Forscher den Kopf darüber, ob sie Männern auch Schwangerschaftshormone geben sollen, um ihre Blutbahnen genauso in Schwung zu halten wie die der Frauen. Die Überlegung hat einen Haken: Der Mann wird zur Frau, bekommt eine Brust, eine weibliche Gesäßregion, hat verminderten Bartwuchs – aber dafür makellose Blutgefäße.
Inzwischen weiß man, dass die weiblichen Hormone derart umgeformt werden können, dass sie sich ausschließlich um die Schutzfunktion des Herz-Kreislauf-Systems kümmern. Und die Medizin beginnt Erfahrungen zu sammeln mit Substanzen, die die Durchblutung verbessern, die Gefäßzellen erneuern und die Einlagerung von Cholesterin verhindern.
Es wäre eine Ironie der Evolution, wenn es dem starken Geschlecht nur Kraft der weiblichen Hormone gelänge, seine Lebenszeit zu verlängern und den großen biologischen Rückstand, den es – was die Lebenszeit betrifft – gegenüber Frauen hat, aufzuholen.

Östrogene für den Mann?

Ob die Lebensdauer des Mannes auch vom wichtigsten weiblichen Hormon, dem Östrogen, abhängt, weiß derzeit niemand. Es ist allerdings anzunehmen, dass das Östrogen im männlichen Körper einen hohen Stellenwert hat. Man muss also Östrogenverbindungen finden, die gezielt an jenen Organen wirken, wo der Mann dieses Hormon benötigt. Klinisch geprüft werden derzeit bereits so genannte Androgenrezeptormodulatoren (SARM). Als Laie darf man sich darunter eine Substanz vorstellen, die nur in jenen Bereichen wirkt, von denen der Mann Vorteile hat. Dazu gehört keinesfalls, dass er einen Busen bekommt.

Weitere Versuche laufen derzeit auch mit einem synthetischen Östrogen namens Tibolon, das eine androgene Restwirkung hat. Es ist bei Frauen schon im Einsatz. Bei Männern wird derzeit überprüft, ob es einen Verschluss der Herzkranzgefäße nach einer Dehnung der Gefäße verhindert.

Behandlung mit Testosteron

Die Behandlung mit Hormonen hat etwa in Österreich eine lange Tradition. Bereits vor über 100 Jahren beschäftigte sich der Gynäkologe und Endokrinologe Eugen Steinach an der Wiener Universitäts-Frauenklinik mit Hormonen für den Mann und erfand eine Hormonersatztherapie, wobei er männliche Hormone von Tieren nutzte.

Sigmund Freud pflegte Steinach immer dann zu Hilfe zu rufen, wenn er vermutete, dass die sexuellen Probleme seiner Patienten keine seelische Ursache hätten. Einer der prominentesten Patienten war der Dirigent, Komponist und Direktor der Wiener Staatsoper Gustav Mahler. Durch seine Heirat mit der um vieles jüngeren Alma Mahler-Werfel war er offensichtlich sexuell überfordert – Alma beschrieb dies auch in ihrem Tagebuch. Mahler suchte Freud auf, der schickte ihn zu Steinach, der eine Hormonersatztherapie durchführte.

Damit aber nicht genug. Eugen Steinach erfand eine spezielle Operation, in der er sogar dem Samenleiter unterband, um durch den »Stau« der männlichen Hormone einen verjüngenden Effekt zu erreichen. Freud war von dieser Idee so begeistert, dass er sich spontan entschloss, diesen Eingriff an sich durchführen zu lassen. Was weiter geschah, ist nicht bekannt. Heute muss man nicht mehr so blutig vorgehen und kann durch Tabletten oder Injektionen einen Testosteron-Tiefstand ausgleichen. Mittlerweile vermuten Neuroendokrinologen, dass zu wenig männliche Hormone auch im Gehirn des Mannes Probleme schaffen. Die geringschätzige Bemerkung, dass Männer mit einem niedrigen Testosteronspiegel größere Schwierigkeiten beim Einparken hätten als ihre Altersgenossen mit normalem Hormonwert, scheint zu stimmen.

Möglicherweise hat das Testosteron auch einen Schutzeffekt für Arterien und Venen, denn bei Männern mit Herzproblemen fanden sich niedrige Testosteronwerte. Umgekehrt verbessert die Hormongabe die Herzdurchblutung und senkt auch einen Hochrisikofaktor der Blutfette, das Lipoprotein.

Wie sollte mit Testosteron behandelt werden?

So genannte Normwerte bei den Hormonen werden aus Erfahrung gewonnen. Man vergleicht in groß angelegten Studien die subjektiven Symptome der einzelnen Männer mit dem Testosteronspiegel des Blutes. Bei einem Wert von 3,2 ng/ml und verschiedenen Zusatzsymptomen gilt der Testosteronmangel als sicher.

Im nächsten Schritt werden die Frage der richtigen Dosierung und die Form der Hormone festgelegt. Als klassische Form gelten Testosteron-Tabletten, die täglich geschluckt werden. Man kann sich auch Spritzen geben lassen, wobei es unmittelbar danach zu einem extrem hohen Hormonspiegel im Körper

kommt, der Nebenwirkungen an der Prostata nach sich ziehen kann.
Chemiker haben einen Testosteronkristall erfunden, der unter die Haut gelegt wird und über mehrere Monate aktiv bleibt. Allerdings ist auch dabei unmittelbar nach der Einlage der Hormonspiegel extrem hoch.
Interessante Varianten, Hormone zuzuführen, sind Pflaster oder Gele. Das Gel wird täglich auf die Haut aufgetragen und auf diese Weise vom Körper aufgenommen. Das Pflaster ist eine schonende Art, die Hormone aufzunehmen, weil man dabei den Weg durch den Darm und die Leber umgeht. Das schließt die Gefahr aus, die sonst beim Tablettenschlucken vorliegt: dass das Testosteron Diabetes erzeugt.
Androderm 2,5 mg wird einfach auf die Haut gegeben, muss allerdings nach dem heutigen Wissensstand noch täglich gewechselt werden. Es ist empfehlenswert, das Pflaster abends vor dem Schlafengehen anzukleben, weil das die Schlafqualität verbessert. Der Mann kann selbst wählen, wo er das Pflaster tragen möchte, vermeiden sollte er Stellen direkt über Knochen wie Schienbein, Schlüsselbein oder Rippen. Aber auch Körperteile, die während des Tages vermehrtem Druck ausgesetzt sind, wie Gesäß oder hintere Oberschenkel, sollte man sich nicht dafür aussuchen.

Nebenwirkungen: Es kann an der Klebestelle zu Hautrötungen kommen; das kann man aber vermeiden, indem man das Pflaster immer wieder an anderen Stellen der Haut platziert. Die Androgene regen auch die Talgdrüsen an, was üblicherweise Schutz für Haut und Haar bedeutet. Manchmal wird eine übermäßige Sekretion als störend empfunden.
Nach Anwendung des Pflasters über einen längeren Zeitraum sollte man zusätzliche Blutuntersuchungen der Spurenelemente Natrium, Kalium, Kalzium und Phosphat machen lassen. Ebenso sollte der Blutzucker untersucht werden, wobei

sich das Pflaster bei einer bestehenden Zuckerkrankheit eher günstig auswirkt. Allerdings muss man das vorher mit seinem behandelnden Arzt besprechen.
Auch ein Urologe muss konsultiert werden, der vor Beginn einer Hormontherapie die Prostata untersucht. Bei einer bestehenden Prostatavergrößerung oder bei einem Prostatakarzinom dürfen keine männlichen Hormone genommen werden. Umgekehrt aber lösen Androgenpflaster weder eine Vergrößerung der Prostata noch Prostatakrebs aus, das haben Untersuchungen nachgewiesen.

Ginseng – Männlichkeit aus dem Pflanzenreich

In der traditionellen Medizin Ostasiens kommt Ginseng schon seit über 2000 Jahren zum Einsatz. Zunächst, in den alten Dynastien, war der Gebrauch der Wurzel nur den Kaisern vorbehalten, das so genannte gemeine Volk kam erst viel später in den Genuss von Ginseng.
Doch bereits im sechsten Jahrhundert war Ginseng als Arznei in Verwendung, weil man merkte, dass es eine Menge bewirkte: Ginseng machte die Blutgefäße durchgängiger, förderte das Erinnerungsvermögen und behob Spannungen im Herz- und Bauchbereich. Seit vielen Jahrtausenden wurde die nachlassende Libido der Männer damit behandelt. Bis heute gehört Ginseng im ostasiatischen Raum zu den am häufigsten verwendeten Heilpflanzen.
Wunderwurzel oder ein Wurzelwunder? Westliche Forscher zerlegten Ginseng in seine Bestandteile und fanden Wirkstoffe, welche dem Testosteron sehr ähnlich sind.
Wer möchte, kann also – noch bevor er zu Ersatzhormonen greift – auch Ginsengprodukte ausprobieren. Der rote Ginseng ist beispielsweise länger gereift als der weiße und hat deshalb

mehr Wirkstoffe. All diese Dinge muss man für sich selbst herausfinden.
Aufsehen erregte eine erst kürzlich publizierte Arbeit über Plantagenarbeiter, die auf einem chinesischen Ginsengfeld arbeiten und dabei naturgemäß viel davon knabbern. Mehr als 1000 dieser Arbeiter wurden untersucht und mit in der Nähe wohnenden Chinesen verglichen. Die Ginseng-Esser hatten deutlich weniger bösartige Tumoren als ihre benachbarten Landsleute.[24]
Ein im Labor nachgestellter Versuch zeigte, dass Ginseng möglicherweise im Stande ist, die »Gewebspolizisten« im menschlichen Organismus zu erhöhen. Die Gewebepolizei (p53-Molekül) verhindert üblicherweise die Vermehrung von Krebszellen. Vielleicht hat diese Wurzel also auch bei der Vermeidung von Krebs eine große Bedeutung.

Mit DHEA die Uhr des Alterns zurückstellen?

Ein kritischer Blick in den Spiegel zeigt dem Mann ab 50, was los ist: Sein Bindegewebe ist schwammiger, die Muskeln sind kümmerlicher, das Fett ist dominant. Natürlich kann er einen großen Teil dieser ungünstigen Muskel-Fett-Verteilung durch Sport wieder wettmachen. Handfest helfen dabei kann ihm aber das DHEA (Dehydroepiandrosteron), das erwiesenermaßen in der zweiten Lebenshälfte spärlicher wird.
Schon vor Jahren begann man in Kanada damit, DHEA-Gelee auf den Bauch aufzutragen und die Fettbildung zu hemmen. Das ist nicht schlecht, allerdings sind Salbe und Gelee nicht ausreichend, eine begleitende Diät ist Pflicht.
Auch bei uns ist DHEA-Gelee erhältlich, allerdings ist es rezeptpflichtig. Ob der Mann sich seines Bauchfetts mit Testosteron oder DHEA entledigt, sollte der Arzt für ihn entscheiden.

DHEA und das Immunsystem

Genauso wie Mafiafamilien ihr Revier bewachen und Fremdlinge mehr oder weniger sanft hinausbefördern, gibt es auch im Organismus zwei große Familien, die sich um Eindringlinge kümmern. Das Hormon Kortisol befiehlt eine Einsatztruppe, die sich um Viren und Bakterien legt und sie entwaffnet. Das DHEA ist für die Killertruppe zuständig, die angreifende Krebszellen sofort zerstört. Üblicherweise schicken beide Familien gleich starke Abwehrtruppen aus und sorgen so für das biologische Gleichgewicht. Erst im Laufe des Älterwerdens, wenn das Kortisol gleich bleibt und das DHEA weniger wird, verschiebt sich alles.

Ab jetzt ist alles eine Frage der Dosierung. Ein Zuviel an DHEA belastet die Leber und kann Krebs auslösen; führt man aber nur das zu, was fehlt, schützt dieses Hormon möglicherweise davor und hat wahrscheinlich einen positiven Effekt auf die Immunsituation. Außer als Fettverbrenner und Immunsystemwächter unterstützt das DHEA auch die Merkfähigkeit des Gehirns. Hat jemand das Gefühl, sein Erinnerungsvermögen lasse ein wenig nach, wird ihm mit DHEA wieder auf die Sprünge geholfen. Zusätzlich kann ein kleines tägliches »Hirnjogging« nicht schaden. Es reicht, sich täglich drei oder vier Punkte zu merken, seien es Zitate oder Vokabeln. Man sagt diese mehrmals täglich auf und fügt am nächsten Tag drei weitere dazu. Natürlich muss man auch die innere Disziplin aufbringen, das Mentaltraining durchzuziehen. Das ist mindestens so wichtig wie DHEA einzunehmen.

Schließlich scheint dieser Hormon-Multi auch noch das Herz-Kreislauf-System zu schützen.

Die richtige Anwendung

So groß der Wissensstand rund um DHEA auch sein mag, das Dogma, an das sich die Schulmediziner üblicherweise halten, ist noch nicht vorhanden: große, prospektiv angelegte Studien.
Das interessiert den Mann, der Beschwerden hat und weiß, dass ihm dieses Hormon helfen kann, nicht wirklich. Also wird er berechtigt sein, den fehlenden klinischen Versuch mit entsprechender Aufklärung wettzumachen. Ist der DHEA-Mangel durch Blutuntersuchungen nachgewiesen, spricht wenig gegen das Wiederauffüllen der fehlenden Menge. Sobald man DHEA verschrieben bekommen hat, ist Alkoholkonsum verboten. Die beiden vertragen sich absolut nicht.
Zunächst beginnt man mit einer niedrig dosierten DHEA-Kapsel von 25 oder 30 mg täglich und kann sich dann auf 50 mg steigern. Nach einigen Wochen sollten sich die Symptome gebessert haben oder überhaupt verschwunden sein. Natürlich muss man laufend medizinische Kontrollen des DHEA-Spiegels machen.
Will man aber nur das Bauchfett beseitigen, reicht ein DHEA-Gel, das man direkt auf den Bauch aufträgt.

Komplikationen: DHEA ist eine körpereigene Substanz, die eigentlich keine Gefährdung darstellt, solange sie nicht zu hoch dosiert wird. Einerseits muss man dabei die Prostata im Auge behalten und andererseits körpereigenes Gewebe, das durch zu viele freie Radikale zu leiden beginnt. Am besten, man nimmt mit DHEA auch Vitamin C und Vitamin D zu sich.

Somatotropin – Quelle der Jugend?

Das Wachstumshormon Somatotropin wird direkt in der Hirnanhangsdrüse, der obersten Befehlsinstanz der Hormonhierarchie, gebildet. Außer der Hirnanhangsdrüse ist noch ein zweites Organ im Stande, das Wachstumshormon zu bilden: Im Mutterkuchen (Plazenta) wird während der Schwangerschaft ein Hormon produziert, das dem Somatotropin sehr ähnlich und für die Ausbildung und Reife der kindlichen Organe zuständig ist.
Allein das zeigt, welche Bedeutung das Wachstumshormon für die Verjüngung und die Neubildung von Organen hat und dass ähnliche Reparaturen im Körper vorgenommen werden wie während der Schwangerschaft beim heranwachsenden Menschen.
Etwa ab dem 30. Lebensjahr nimmt die Fähigkeit der Hirnanhangsdrüse, das Somatotropin zu bilden, ab. Wenn man überlegt, dass dieses Hormon für die Neuschaffung eines Menschen und für dessen Jugendlichkeit verantwortlich ist, und dann die starke Einbuße in der zweiten Lebenshälfte beobachtet, scheint die Vermutung nahe liegend, dass es etwas mit dem Altwerden oder Jungbleiben zu tun haben muss.
Besonders intensiv beginnt die Hirnanhangsdrüse ihre Hormonproduktion um Mitternacht, mit ein Grund, warum der Schlaf davor und rund um Mitternacht als schönheitsfördernd gilt. In den frühen Morgenstunden wird die Produktion dann wieder gedrosselt.

Die doppelte Wirkung

Somatotropin wirkt doppelt. Es greift direkt in biochemische Vorgänge am Knochen, in der Haut, im Immunsystem und vielen anderen Geweben ein und bewirkt in der Leber die Neubildung des »Insulin-like Growth Factors« (IGF-1), der unterschiedliche Gene veranlasst, Zellerneuerungen vorzunehmen.

Der Somatotropinmangel des alternden Mannes

Die Wirtschaftskapitäne, die sich einmal jährlich zu ihrem Gipfel in der Schweiz einfinden, haben in den letzten Jahren damit begonnen, auch Dinge, die außerhalb der Finanzwelt liegen, zu besprechen. Dass dabei auch oft das Wort Wachstumshormon fällt, ist kein Geheimnis. Immer mehr Männer vergleichen ihre Figur, ihre Frisur, ihr äußeres Erscheinungsbild mit anderen und versuchen herauszufinden, ob tatsächliches und biologisches Alter auseinander driften. Sobald ein jugendlich wirkender Mann in der Runde auftaucht und erzählt, dass er Hormone schluckt, beginnt das große Grübeln. Sind es die Hormone, die ihn so gut aussehen lassen, oder sein gesunder Lebensstil?

Wie erkennt man(n) den Mangel?

Depressive Verstimmung, Angstzustände, Veränderungen der Fett-Muskel-Verteilung, physischer Leistungsabfall, rasch alternde Haut. Durch ein paar gezielte Fragen, die man sich stellt, kann man für sich klären, ob man vielleicht ein Wachstumshormondefizit hat:

Wie viele Stunden am Tag arbeite ich heute – verglichen mit den letzten Jahren?
Wenn man merkt, dass man nicht mehr so einsatzbereit und arbeitsfreudig ist und nicht mehr so viele Stunden pro Tag schafft, sollte man an eine Erkrankung der Schilddrüse, aber auch an zu wenig Wachstumshormon denken.

Sind meine Sozialkontakte weniger geworden?
Warum das soziale Verhalten vom Wachstumshormon abhängt, kann die Medizin noch nicht ganz zuordnen; bekannt ist aber, dass der Mangel an diesem Hormon erwiesenermaßen eine Unlust an sozialen Kontakten bewirkt. Während man früher von Einladung zu Einladung zog, ist man jetzt froh, mit niemandem kommunizieren zu müssen.

Wie lange will ich noch leben?
Auch die Lebenslust, der Sinn des Lebens, geht durch den Mangel dieses Hormons verloren.

Ermüde ich schneller als früher?
Nicht nur das Pensum der geleisteten Arbeit wird weniger, man ermüdet auch schneller. Oft vergleicht man dabei, wie viel Sport man früher ausüben konnte, und merkt, dass ein Knick stattgefunden hat.

Habe ich noch Lust auf Sex?
Das ist keine Frage des Könnens, sondern eine Frage der Libido, die fehlt, obwohl man noch nicht so alt ist. Das weniger werdende Somatotropin reduziert die Aktivität der Hoden und diese wiederum versäumen es, die Hypophyse anzuregen, mehr Somatotropin zu bilden.

Schlafe ich so gut wie früher?
Hat sich die Schlafqualität verändert, mag das fehlende Hormon schuld daran sein.

Habe ich trotz Sport mehr Fett als Muskeln?
Bis vor kurzem, als man Hochleistungssportlern noch kein Doping nachweisen konnte, aber ihnen die Hormontherapie dank extremer Muskelpakete deutlich ansah, griffen die Sportler gern auf das Wachstumshormon zurück. Seit kurzem

gibt es einen Test, der die Einnahme nachweist. Als Hobbysportler wird einem das egal sein. Man kann sich aber medizinisch vermessen lassen, um den Anteil an Fett und Muskeln genau festzustellen.

Habe ich plötzlich viele Falten und beginne ich rasch zu altern?
Fehlt das Hormon, fällt die jugendliche Architektur der Haut in sich zusammen.

Das Geheimnis des Wachstumshormons – die Stammzelle

Nicht nur in den Vereinigten Staaten, auch in Deutschland und Österreich gibt es bereits Schönheitskliniken, die Männer mit dem Wachstumshormon behandeln. Mit beachtlichen Erfolgen.
Die Erneuerung unseres Körpers und der verschiedenen Organe findet in den so genannten Stammzellen, sozusagen Reservezellen, statt.
Aus ihnen werden jene Zellen erneuert, die von einem erwachsenen Organ absterben. Auch die Stammzellen selbst teilen sich, verlieren dabei aber nicht ihre Fähigkeit, Stammzellen zu bleiben; sie werden also nie erwachsen und verbleiben in einem embryonal-ähnlichen Stadium.
Tatsächlich verbirgt sich hinter dieser genialen Ordnung ein Geheimnis der Jugend: Die Selbsterneuerung hängt davon ab, ob sich die Stammzellen noch teilen können und ob sie die Fähigkeit haben, erwachsene Zellen zur Gewebserneuerung hervorzubringen. Diesen komplizierten Mechanismus haben die Forscher noch nicht wirklich durchschaut, obwohl sich unscharfe Konturen abzuzeichnen beginnen. Fest steht, dass das Wachstumshormon das Schicksal der Stammzellen mitsteuert.

Krebsgefahr durch Wachstumshormone?

Während DHEA und Melatonin großzügig verordnet und konsumiert werden, ist beim Wachstumshormon mit Recht Vorsicht geboten.
Nicht zuletzt auch, weil es einen Zusammenhang zwischen dem IGF-1 und Prostata beziehungsweise Brustkrebs gibt. Der »Insulin-like Growth Factor« (IGF-1), dessen Entstehen vom Wachstumshormon in der Leber angeregt wird, ist für die Zellteilung mitverantwortlich. Ist der IGF-Faktor zu hoch konzentriert, werden die Zellen dazu angehalten, sich blitzschnell zu teilen. Die dadurch ausgelöste Möglichkeit eines Irrtums lässt Krebszellen leichter entstehen. Gleicht man nur das hormonell aus, was dem Körper fehlt, kann man die Gefahren niedrig halten.

Melatonin – ist der Winterschlaf die Lösung?

Der aus der italienischen Schweiz stammende Walter Pierpaoli und der Amerikaner William Regelson stießen vor drei Jahrzehnten bei gemeinsamen Forschungen auf die Zirbeldrüse samt ihrem Melatonin. Seither erklären die beiden Wissenschaftler, sie hätten die schon seit ewigen Zeiten gesuchte »Altersuhr« entdeckt. Möglicherweise haben sie Recht.

Die wesentlichsten Forschungsergebnisse nach der Entdeckung des Melatonins kann man so zusammenfassen:

- Die Melatoninproduktion der Zirbeldrüse unterliegt dem Einfluss des Lichts. Nachts, bei Dunkelheit, ist der Melatoninspiegel im Blut ungefähr zehnmal so hoch wie bei Tag. Tagsüber findet man fast keine Melatonin-Spuren im Blut.

- Nimmt man Melatonin ein, wird man schläfrig. Das heißt, dass dieses Hormon bei der Kontrolle des Schlaf-Wach-Rhythmus eine wichtige Rolle spielt.

Ihre Höchstleistungen bei der Melatoninproduktion erreicht die Zirbeldrüse während und kurz nach der Pubertät. Unser ganzes Leben hindurch arbeitet diese Drüse mit Hochdruck wie ein Kraftwerk, das eine enorme Energiemenge abgibt und alle anderen Körpersysteme damit steuert. Dass diesem Hochleistungsorgan irgendwann die Energien ausgehen, ist verständlich.
Sobald die Zirbeldrüse schachmatt ist, hört sie auch auf, Melatonin in Umlauf zu bringen. Ungefähr im Alter von 45 Jahren findet das schlagartigste Absinken des Melatoninspiegels statt. Das lässt auch den Organismus schlottriger werden, und er beginnt, unregelmäßiger zu laufen. Plötzlich machen sich Schlafstörungen bemerkbar, die Empfindlichkeit gegen Kälte und Hitze wird größer, das Immunsystem wird beeinträchtigt, der Körper ist anfälliger gegen Infektionen, bei Männern sinkt die Sexualfunktion deutlich ab. All das deutet auf eines hin: Die Alterung setzt ein. Kein unabwendbares Schicksal, wie Forscher frohlocken.

Für die selbstbewussten Behauptungen der Altersforscher mussten zunächst aber Versuchsmäuse den Beweis antreten. Mäuse-Methusalems bekamen Melatonin, und nach wenigen Monaten wurden aus Mäusegreisen flotte Jungnager:

- Die Zirbeldrüse begann wieder zu arbeiten, das körpereigene Melatonin stieg daraufhin an
- Das »Altersfell« wurde wieder dicht und glänzend
- Die Sexualfunktion stellte sich wieder ein
- Das Immunsystem verbesserte sich
- Nahrungsaufnahme und Verdauung normalisierten sich

Die mit Melatonin behandelten Mäuse wurden bei guter Gesundheit rund 33 Monate alt, während ihre unbehandelten Artgenossen nur 24 Monate lebten. Das hieße, wenn man es auf den Menschen überträgt: 33 zusätzliche Jahre.

Nachts fahren alle biochemischen Reaktionen herunter

Das beweist aber obendrein, dass man auch als älterer Mensch beginnen kann, Melatonin einzunehmen, und dadurch die Zirbeldrüse und die Melatoninproduktion wieder anwerfen kann.

Folglich kann man sich wieder in den bis ins letzte Detail perfekt funktionierenden Wirkungsmechanismus des Melatonins einklinken. Nachts laufen viele Stoffwechselreaktionen langsamer ab, der Körper kann sich auf diese Weise regenerieren. Melatonin drosselt die Arbeit der Zellen, dadurch wird Energie gespart, die in der Nacht sinnlos verpuffen würde. Hier setzt die Altersforschung an. Auch ein Auto, das man permanent hochtourig fährt, wird schneller verschleißen als ein langsam und sparsam genutztes Fahrzeug.

Genauso, wie man durch die Einnahme des Schlafhormons generell den Stoffwechsel während der Nacht absenken kann, geschieht das auch durch Nahrungsentzug. Dabei fährt der Stoffwechsel ebenso auf Sparflamme. Das senkt bewusst die Leistungsfähigkeit der Zellen, erhält sie aber durch die nächtliche Drosselung gleichzeitig jünger. Laut Wissenschaftlern ein verlässliches Mittel, das Leben zu verlängern.

Welche medizinische Bedeutung diesem kleinen Hormon genau zukommt und wie man es therapeutisch nutzen könnte, ist noch viel zu wenig bekannt.

Zwei Phänomene sind allerdings gut untersucht und mit sauberen wissenschaftlichen Arbeiten geprüft: der Einfluss des Melatonins auf den Blutdruck und auf den Schlaf. Die Störung des Melatoninspiegels ist nicht nur für den »Jetlag« nach Interkontinentalflügen verantwortlich, sondern wahrscheinlich auch für die Tiefe des Schlafs.

Ein erhöhter Blutdruck während der Nachtstunden ist ebenfalls auf einen Flaute des Melatonins zurückzuführen. Nach einer Melatoninbestimmung durch den Arzt kann man ruhig daran denken, statt eines synthetisch hergestellten Blutdrucksenkers abends körpereigenes Melatonin zu schlucken.

Für das männliche Geschlecht besonders spannend sind Resultate wissenschaftlicher Arbeiten, die einen Zusammenhang zwischen der vergrößerten Prostata, dem Prostatakarzinom und Melatonin herstellen. Männer, die ein Prostatakarzinom entwickelten, hatten im Alter einen extrem niedrigen Melatoninspiegel. Hier wird unvermindert weitergeforscht.

Die Anti-Krebs-Wirkung des Schlafhormons wird schon seit geraumer Weile kundgetan, und es gibt experimentelle Daten, die das glaubwürdig untermauern. Weil die biochemischen Reaktionen nachts durch das Melatonin gedrosselt werden, verlangsamt sich demzufolge auch die Zellteilung; dadurch entstehen weniger freie Radikale. Das würde mit dem vor bösartigen Neubildungen schützenden Effekt des Melatonins übereinstimmen.

Neigt ein Mann zur Vergrößerung der Vorsteherdrüse, und ist der Melatoninspiegel niedrig, könnte er daraus ableiten, mit der Einnahme des Schlafhormons die Vorsteherdrüse günstig zu beeinflussen.

Bleiben eigentlich nur mehr wenige Fragen offen. In jahrzehntelangen Studien wurde nachgewiesen, dass Melatonin giftfrei ist und keinerlei Nebenwirkungen hat, sogar die strenge Nationale Gesundheitsbehörde der USA (National Institute of Health) hat bestätigt, dass die Einnahme von Melatonin als sicher gilt.

Warum, fragt man sich dann, ist diese Substanz in den meisten europäischen Ländern nicht zugelassen?

Lediglich in den Vereinigten Staaten und in den Niederlanden ist das Schlafhormon als Nahrungsergänzungsmittel eingestuft, während Hormone in den meisten Industrieländern als Arzneimittel der staatlichen Arzneimittelkontrolle unterstehen. Die Zulassungsverfahren sind langwierig, klinische Testreihen kostspielig. Möglicherweise ist die Pharmaindustrie an einer Kommerzialisierung nicht sonderlich interessiert, weil das »Billigprodukt« Melatonin mit ihren Schlaf- und Beruhigungsmitteln konkurrieren würde.
Vermeiden sollte man allerdings, das Schlafhormon gleichzeitig mit entzündungshemmenden Medikamenten wie Aspirin oder Ibuprofen einzunehmen. Ebenso sollte man Betablocker gegen Herzleiden und Antidepressiva nicht gleichzeitig mit Melatonin einnehmen.

Ohne Lebensänderung ist der Nutzen gering

Wer allerdings glaubt, es genüge, abends ein oder zwei Kapseln einzuwerfen und damit den Alterungsprozess aufzuhalten, der irrt. Niemand darf seinen Körper ungestraft vernachlässigen, und deshalb gelten einige Grundregeln:

- Halten Sie einen natürlichen Schlaf-Wach-Rhythmus ein. Versuchen Sie, jeden Abend um die gleiche Zeit schlafen zu gehen und morgens regelmäßig zur gleichen Zeit aufzustehen.
- Probieren Sie, die Zeit vor dem Schlafengehen ruhig zu gestalten. Wenn Sie gewöhnt sind, abends Sport zu treiben, hören Sie damit spätestens zwei Stunden vor dem Schlafengehen auf. Abendliche körperliche Anstrengung kann die Melatoninausschüttung beeinträchtigen. Sex fällt allerdings nicht in diese Kategorie.
- Sorgen Sie dafür, dass Sie regelmäßig – natürlich sind Ausnahmen erlaubt – sieben bis acht Stunden Schlaf bekommen.

- Vermeiden Sie exzessiven Genuss von Alkohol, ebenso Nikotin, Koffein und andere Suchtmittel.
- Versuchen Sie, ein für Sie normales Körpergewicht zu halten und Übergewicht zu vermeiden.

»Wir begeben uns auf ein gemeinsames Abenteuer«, schrieben die Melatonin-Entdecker Pierpaoli und Regelson im Nachwort zu ihrem Buch (»Melatonin – Die neue Waffe gegen Alter und Krankheit«) »und sind die erste Generation, die die Macht hat, die Krankheiten und Schwächen zu vermeiden, die als ›typisch‹ für eine normale Alterung gelten. Zum ersten Mal haben wir die Macht, unsere Jugendlichkeit zu bewahren und unser ganzes Leben lang kräftig und munter zu bleiben.«
Vorläufig hat sich die Prophezeiung erfüllt. Regelson lebt fröhlich in den USA und hat erst letztes Jahr wieder ein Buch geschrieben. Pierpaoli hat sich im Tessin angesiedelt und ist Partner und Leiter der Forschungsabteilung Chronolife SA, die er vor einigen Jahren mitbegründet hat.
Georg Kuchowsky von der pharmazeutischen Vertriebsfirma Ciel Akugenik erzählt über den mittlerweile 76-jährigen Pierpaoli: »Ihm geht es blendend, er sieht aus wie 42 und genießt sein Forscherleben in vollen Zügen.«
Sind die beiden die ersten lebenden Beweise ihrer Entdeckung?
Als Denkanstoß ist ein derartiger Bericht alle Mal geeignet. Zumindest wäre es schon ein guter Ansatz, wenn wir unseren Körper nicht bewusst verschleißen lassen und unsere Lebensweise und Befindlichkeiten besser durchschauen.

Der Kampf der Medizin gegen das Altern

Was steht uns noch bevor?

Vermutlich würde es nicht einmal helfen, malten uns sämtliche Forscher der ganzen Welt die Zukunft in den rosigsten Farben. Möglicherweise würden ihre gemeinsamen Erklärungen, dass sie sämtliche Geißeln der Menschheit besiegen und Alzheimer, Parkinson, Herzinfarkt und Krebs heilen könnten, weit mehr auslösen als Skepsis, möglicherweise ein wenig verhaltene Freude, auch Bewunderung. Nichts von alledem ist derzeit zu spüren. Dabei könnten Begriffe wie Klonen, Stammzellen oder pränatale Diagnostik durchaus Hoffnungen wecken.

Ob diese berechtigt sind oder nicht, das kann zum heutigen Zeitpunkt niemand abschätzen. Die Wissenschaft konfrontierte eine in ethischen Diskussionen völlig ungeschulte Gesellschaft mit bahnbrechenden Forschungsergebnissen – und ließ sie dadurch nur noch ratloser und sprachloser werden, denn nicht nur die Bereitschaft, auch die Fähigkeit, über Werte zu diskutieren, hat abgenommen.

Die Möglichkeiten der Gentechnik

Bestimmte Berufsgruppen haben sich vorsorglich zusammengeschlossen: Forscher bilden Fraktionen, Politiker Blöcke, Unternehmer Fronten und Theologen Gremien. Ihre Vertreter verkünden Meinungen, nennen das Ethikdebatte und führen in Wahrheit einen Diskurs über »Biopolitik«. Und bei jeder öffentlich geäußerten Meldung aus einer dieser Gruppierungen kommen Ängste auf. Inwieweit, fragt man sich, sind diese Gedanken von persönlichen Interessen geleitet? »Die Gentechnik«, vermutete Hans Magnus Enzensberger, »fülle perfekt ein Utopie-Vakuum.«

Die Optimisten der Genbranche stellen die Heilung fast jeder Krankheit in Aussicht, sind also von der Verheißung ewigen Lebens nicht sehr weit entfernt. Schließlich bieten sie, fast als »Nebenprodukt« ihrer Tätigkeit, auch gleich erstklassigen Ersatz für welkes Gewebe und vergreiste Organe an. Gen- und Stammzellenforschung, Langlebigkeitsexperimente an Fliegen, Mäusen und Würmern sollen, so der Autor Frank Ochmann im Stern, »dem Tod den Stachel ziehen«. Und er stellt dazu die provozierende Frage: »Menschen, wollt ihr ewig leben?«

Durchaus, meint etwa der Organisator der amerikanischen Zukunftsmesse »NextMed«, Navy Commander Shaun Jones, optimistisch: »Unsere Generation könnte die letzte sein, die den Tod und die Steuern als unvermeidlich akzeptieren muss.« Sind wir im Würgegriff der Wissenschaft, die wiederum im Würgegriff der Industrie ist?

»Eine Menschheit ohne Wissenschaft ist nicht mehr denkbar«, sagt der französische Philosoph Pierre Teilhard de Chardin. »Aber es ist auch keine Wissenschaft mehr möglich ohne eine Religion, die beseelt.« Den Ausspruch tat er zu Beginn des vorigen Jahrhunderts. Religion und Realität klafften wahrscheinlich noch nie so weit auseinander wie heute: Die Frage, ab wann ist ein Mensch ein Mensch, lässt kirchliche Würdenträger gegen fortschrittsgläubige Politiker wettern. Der französische Schriftsteller André Gide schrieb in sein Tagebuch: »Alle Wissenschaft hat als Ausgangspunkt ein Zweifeln, gegen das der Glaube sich auflehnt.«

Auf der Suche nach einer neuen Ethik

So zweifeln wir also alle vor uns hin, wobei uns elementare Eigenschaften abgehen: etwas, das man Seelenadel nennen könnte; ein Gefühl der Würde im Umgang mit anderen. Aber woher sollte dieses Empfinden kommen, wo doch eine moderne Leistungsgesellschaft alles fordert, aber nichts vorgibt?
Wir sind irritiert, hilflos, verängstigt. Selbst Hans Magnus Enzensberger, ansonsten eher nicht den verstaubten Pessimisten zuzuordnen, warnt in einem Spiegel-Essay. Die Verknüpfung von Forschung, Großkapital und Politik sei besorgniserregend. Das sei der wahre Skandal. »Die mit der Industrie verschmolzene Wissenschaft tritt als höhere Gewalt auf, die über die Zukunft der Gesellschaft verfügt.«
Und wie diese aussehen wird, zeigt sich lediglich in unscharfen Begriffen. Und die sorgen für Unbehagen. Kinder als identische Abbilder Erwachsener, Wesen mit veränderter Intelligenz, Menschen mit Eigenschaften nach Maß. Verständlich, dass in der Bevölkerung die Skepsis gegen derartige Entwicklungen in der Medizin wächst.
Andere wiederum wollen fest an das glauben, was die Medizin-Propheten mannigfach verkünden: die Heilung von schweren Krankheiten oder auch das Aussetzen des Alterungsprozesses.

Jugendkult um jeden Preis?

»Worum es in Wahrheit geht«, sagt Carl Djerassi, der Erfinder der chemischen Formel für die Antibabypille in einem Interview mit der österreichischen Tageszeitung Standard, »ist die Trennung von Sex und Fortpflanzung.« Das sei seiner Meinung naach der Leitgedanke für eine Gesellschaft, die lernen müsse, mit »Sex im Zeitalter der mechanischen Reproduzier-

barkeit« zurechtzukommen. Und mit der »permanenten Ästhetisierung des Daseins« (SPIEGEL), die heute ein gesamtgesellschaftliches Phänomen ist. Man hat einfach nicht alt, nicht dick, nicht hässlich und nicht arm zu sein.
»Die Gesellschaft«, sagt Dieter Thomä, Philosophieprofessor an der Universität von St. Gallen, »gibt sich ein jugendliches Profil«, deshalb wolle man schnell in ihr Fuß fassen und sehe sich gleichzeitig ängstlich beim Älterwerden zu. Bei dem rasanten Wettbewerb der Lebensstile, bei dem der Jugendkult triumphiert, sind Genforscher derzeit auf der Überholspur.
Bei Dolly, dem geklonten Schaf, ist ihnen erstmals eine »Zell-Verjüngung« gelungen – allerdings ist diese Entdeckung nur wenigen Wissenschaftlern bekannt. Nicht das identische Schaf war der bahnbrechende Durchbruch dieser Experimente, sondern vielmehr die Erkenntnis, dass alte Gene »verjüngt« werden können, dass das Erbgut eines erwachsenen Tieres »gereinigt« und neu gestartet werden kann – einen Embryo hervorbringend.
Fieberhaft arbeitet die medizinische Wissenschaft, um jene Faktoren und Proteine zu entdecken, die das vermögen. Molekularbiologen sprechen sogar von »magischen Kräften«, die in der Eizelle enthalten sein müssen und die biologische Uhr des alten Zellkerns zurückzudrehen vermögen.

Was ist bei Dolly passiert?

Der Zellkern eines erwachsenen Tieres – konkret handelt es sich um den Zellkern einer Brustzelle, der mehrere Jahre alt war und nur eine Aufgabe hatte, nämlich die Milchzelle des Schafes zu steuern – wurde aus dem Zellverband entnommen und einer Eizelle injiziert, deren eigenes genetisches Material vorher entfernt worden ist.

Durch biochemische Tricks gelang eine fundamentale Täuschung. Der Eizelle, die normalerweise von einem Spermium befruchtet wird und dann mit der Entwicklung des Embryos beginnt, wurde ein falscher Tatbestand vorgegaukelt: Statt des Samenfadens wurde ihr die Erbinformation eines erwachsenen Tieres präsentiert – so als hätten sich die Chromosomen von Spermium und Eizelle verbunden, um ein neues Individuum hervorzubringen. Die Erbinformation der Brustzelle wurde neu gestartet – ohne allerdings erneut eine Brustzelle zu bilden, sondern ein neues Individuum. Die geheime Botschaft des Schafes Dolly ist demnach atemberaubend: Das genetische Material einer alten Zelle kann »regeneriert« werden, die alte Zelle beginnt ihr Leben erneut.
Der alte Traum der Menschheit – nämlich die Wiedergeburt – ist durch die Molekularbiologie und die Reproduktionsmedizin möglich geworden.

Faktoren für Jugendlichkeit

Bisher sahen die Pioniere der Genforschung den Alterungsprozess menschlicher Lebewesen pragmatisch und verglichen ihn mit dem Ermatten einer Maschine: Je länger sie in Betrieb ist, umso größer ist die Wahrscheinlichkeit, dass sich kleine Schäden, Irrtümer und Funktionsverluste einstellen und sie Rost ansetzt.
Auch beim menschlichen Körper nahm man an, dass er durch eine Irrtumsanhäufung altert, aus welcher der Organismus zu entfliehen nicht mehr imstande ist.
Das Dolly-Experiment lässt diese Theorien alt aussehen. Denn wenn altes Erbgut neu gestartet werden kann, so sind es offensichtlich andere Faktoren – und nicht das Genom –, die für das Altern, aber auch für die Jugend verantwortlich sind.
Fieberhaft ist die Wissenschaft unterwegs, in der Eizelle nach

jenen Substanzen zu fahnden, die einen derartigen Verjüngungseffekt haben. Während man bereits die eine oder andere hochinteressante Entdeckung macht und Regulationsproteine findet, die tatsächlich einen Verjüngungseffekt einleiten können, stießen Zoologen auf eine Tierart, welche die Verjüngung offensichtlich schon seit Jahrmillionen schafft: die Qualle Turritopsos.

Rückkehr in das Embryonalstadium

Ferdinand Boero, Meeresbiologe an der Universita Della Studi di Lecce, war der Erste, der auf das Verhalten dieser Quallenart *(Turritopsos nutricula)* aufmerksam wurde. Diese Quallen leben tief im Meer und begegnen dem Menschen kaum; im Unterschied zu anderen Quallenarten berühren sie während ihres ungewöhnlich langen Lebens oft den Meeresboden. Dem italienischen Forscher gelang es, eine dieser Quallen in sein Labor zu bringen, wo er eine ungewöhnliche Entdeckung machte: Diese Lebewesen sind imstande, alle Zellen ihres Körpers in regelmäßigen Abständen vollständig zu erneuern. Die Qualle wird phasenweise wieder ein Embryo, um erneut heranzuwachsen und nach einer gewissen Zeit wieder in ein embryonales Stadium zurückzukehren.
Mit Recht hofft die Medizin nun, aus diesen Beobachtungen Rückschlüsse auf den Alterungsprozess von Zellstrukturen ziehen zu können. Fest steht, dass es im Tierreich Verjüngungsprozesse gibt, die unter Umständen auch auf den Menschen angewendet werden können.
Sobald Turritopsos vergreist und die bestehenden Zellfunktionen nachlassen, sinkt das Tier langsam auf den Meeresboden zurück und regeneriert sein Zellvolumen vollständig. Die Zellen der Qualle »dedifferenzieren« sich, wie es in der modernen Biologie heißt.

Sie machen damit exakt das Gleiche wie beim Schaf Dolly: Die Zellen verlieren ihre Fähigkeit, Nerven und Hautzellen zu sein; sie kehren in einen Zustand zurück, welcher der Embryonalphase der Qualle entspricht. Das Altern ist offensichtlich keine Einbahnstraße: Es gibt Mechanismen, die ein gealtertes Lebewesen wieder in einen Embryo zurückverwandeln können.
Boero entdeckte dabei, dass diese Drehung des Zellzyklus durch eine Art »Go back Mechanismus« der normalen Zellentwicklung funktioniert. Die gealterten Zellen kehren auf einen Impuls hin in ihren Anfangszustand zurück und beginnen ihren Existenzzyklus von vorne, vergleichbar mit einem Schmetterling, der wieder zur Raupe wird. Jede Zelle eines Lebewesens enthält ja in ihrem Embryonalzustand alle Informationen zur Konstruktion des gesamten Körpers. Im Laufe der Entwicklung verlieren die Zellen die Fähigkeit und werden Nervenzellen, Hautzellen, Muskelzellen und bleiben unter normalen Umständen auch die jeweilige Zellart. Die Zellen der Qualle Turritopsos sind imstande, diese Spezialisierung wieder rückgängig zu machen, um erneut ein Embryo zu werden. Dadurch wird die Lebenszeit extrem verlängert.

Ein Durchbruch im Kampf gegen das Alter?

Die Zellreaktionen von Dolly und *Turritopsos nutricula* ließen Goldgräberstimmung aufkommen. Die entsprechenden Claims werden bereits jetzt abgesteckt, weil die Forscher mutmaßen: Wenn Tierorganismen imstande sind, ihre Zellen zu erneuern, können beim Menschen möglicherweise ähnliche Mechanismen in Gang gesetzt werden. Dies würde bedeuten, dass alte Organe Impulse bekommen, um wieder in den Status der Pubertät zurückzukehren. Ein Szenario, dessen Folgen nicht abzuschätzen sind.
Einiges spricht dafür, dass wir davon gar nicht mehr so weit

entfernt sind, dass die Utopie Realität wird und sich die Menschheit anschickt, den dritten großen Traum zu verwirklichen. Der erste bestand in der Frage, ob es möglich ist, Metalle ineinander umzuwandeln – dies wurde von der modernen Physik erfüllt. Der zweite große Traum der Menschheit, nämlich die Überwindung der Schwerkraft, ging ebenfalls in Erfüllung; und nun hebt die Molekularbiologie an, sich den dritten Traum zu erfüllen: den Sieg im Kampf gegen das Altern.

Ein Modell, das optimistischen Zellforschern als Vorlage und Anleitung dient, wie eine derartige Regeneration vonstatten gehen könnte, ist die Schwangerschaft. Während dieser Zeit werden im Embryo Proteine synthetisiert, die für die Ausbildung differenzierter Organe zuständig sind. Sobald bis ins letzte Detail geklärt ist, wer für die Differenzierung der Zellen sorgt, sind die Weichen gestellt für ein »Gegenprogramm«: eines, das die Zelle wieder in den embryonalen Zustand zurückführt.

Bestimmte Programmabläufe sorgen nämlich dafür, dass sich eine Leber ausbildet, der Embryo Nervenzellen und Gehirnstrukturen aufbaut und der Herzmuskel heranwächst. Sobald geklärt ist, wie dieses Programm genau abläuft, bastelt man ein neues, von dem gespeicherte Daten abgerufen werden können. Etwa dann, wenn man ein zerstörtes Organ noch einmal nachwachsen lassen möchte. Ist also die Leber zerstört, können jene Befehlsstoffe, die während der Embryonalzeit die Bildung der kindlichen Leber veranlassen, genützt werden, um die zerstörte Leber eines erwachsenen Menschen nochmals nachzubauen. Man könnte sie also regenerieren – eine Art Wiedergeburt von Organen durch eine Imitation der Schwangerschaft.

Das mag nach einer Drehbuchvorlage für den neusten Steven-Spielberg-Film klingen, doch das Abenteuer Verjüngung hat bereits begonnen – und ist längst nicht mehr nur auf Reagenzgläser und Petrischalen begrenzt.

Verjüngung des Herzens

Bereits in sehr frühen Phasen der menschlichen Schwangerschaft beginnt der Embryo damit, das Herz, die Hauptschlagader und die großen Blutgefäße zu bilden. Dabei spielen in der Gebärmutter der werdenden Mutter Signalstoffe eine besondere Rolle. Diese regen die Blutgefäße an, auszusprossen und alle Organe mit Sauerstoff zu versorgen. Auch die Herzbildung selbst steht unter dem Einfluss dieser Kontrollproteine, zu denen der so genannte basische Fibroblasten-growth-Faktor gehört. Das ist ein Schwangerschaftsstoff, der besondere Bedeutung für die Blutgefäßneubildung hat. Eine bekannte Forschergruppe vom Albert-Einstein-College for Medicine setzte den Gedanken, dass dieser Embryonalstoff auch bei kranken erwachsenen Menschen eine ähnliche Wirkung entfalten könnte, in die Tat um.

Neue Hoffnung für Herzpatienten

Schwerst herzkranke Menschen, deren Myocard durch Herzinfarkte unzureichend mit Blut versorgt wurde, bekamen in Form eines kleinen Kristalls diesen Schwangerschaftsstoff in das Herz appliziert. Der erwartete Erfolg trat tatsächlich ein: Ähnlich wie in der Schwangerschaft die Durchblutung des eben entstehenden Herzens durch dieses Protein angeregt wird, verbesserte sich bei den Kranken die Durchblutung der Herzkranzgefäße – ein kleiner Teil der Schwangerschaft wurde zum Vorteil der Betroffenen erneut abberufen.

Ein Blick in die Zukunft: Regeneration statt Operation

Die Fähigkeit des Herzens, alle Organe des Körpers mit ausreichend Sauerstoff zu versorgen, ist für die Medizin ein wichtiges Prinzip. Sinkt die Durchblutung, so leidet auch die Funktionsfähigkeit vieler Organe, der Alterungsprozess beginnt. Er erreicht schmerzhafte Höhepunkte, wenn die Muskulatur des Herzens Schaden erleidet und die notwendigen Aufgaben nicht mehr wahrnehmen kann. Bypass-Operationen und Herztransplantationen stellen derzeit die einzige wirkliche Therapiemöglichkeit dar, um die Blutversorgung des Körpers und die Schlagkraft des Herzens zu verbessern. Die Anwendung embryonaler Faktoren in der Kardiologie scheint eine völlig neue Medizin mit neuen Perspektiven zu versprechen. Dass diese Versprechungen eines Tages auch eingelöst werden, wurde kürzlich beim amerikanischen Kongress für Kardiologie gezeigt. Versuchstieren wurden die Herzkranzgefäße unterbunden, wodurch ein künstlicher Herzinfarkt simuliert wurde. In das dadurch abgestorbene Herzmuskelgewebe wurden nicht nur Schwangerschaftsfaktoren appliziert, sondern auch Stammzellen des Blutes, aus denen normalerweise nur rote Blutkörperchen werden. Diese Vorläuferzellen, die ebenfalls in der Schwangerschaft von besonderer Bedeutung sind, veränderten im Herzen plötzlich ihre Funktion: Sie wurden nicht zu Blutkörperchen, sondern begannen, sich in Muskelzellen umzuwandeln und den künstlich zerstörten Herzmuskel zu ersetzen. Die Gesetze der Schwangerschaft standen bei dieser Therapiemöglichkeit Pate.

Wiedergeburt der Haut

Die Attraktivität von Menschen – sowohl des Mannes wie auch der Frau – scheint zunächst nicht unmittelbar von der Herzfunktion abzuhängen; trotzdem soll festgehalten werden, dass Attraktivität und Gesundheit viel gemeinsam haben und zu einem attraktiven männlichen Körper auch die ausreichende Blutversorgung der Organe gehört.
Was die Medizin in Tierexperimenten mit der Regeneration des Herzmuskels und der Blutgefäße demonstriert, das könnte sie auch für jene Organe realisieren, die unmittelbar an der Attraktivität beteiligt sind, nämlich für die Haut und die Haare. Erst kürzlich entdeckten Forscher, dass beide Organe permanent aus Stamm- und Reservezellen regeneriert werden; dieser Jungbrunnen befindet sich in kleinen Nestern, ungefähr dort, wo die dünne Behaarung der Haut aus den Haarwurzeln hervortritt. An dieser Stelle hat der Mensch Reservezellen platziert. Sie sind imstande, die Haut permanent zu erneuern.

Wird Hautkosmetik bald überflüssig?

Gesteuert wird diese ständige Regeneration durch ein Computerprogramm, das den Reservezellen den Befehl gibt, entweder weiter Reservezelle zu bleiben oder sich in Zellen der Haut des Haarfollikels zu differenzieren. Mit zunehmendem Alter wird dieses Regenerationsprogramm immer langsamer aktiviert. Die Befehle an die Stammzellen, Haut und Haare zu regenerieren, werden seltener gegeben. Verständlicherweise setzt die Medizin auch hier an und versucht, diese Computerprogramme, die übrigens auch Programme der Schwangerschaft sind, zu simulieren. Wenn dies gelingt – und nach der vollständigen Dechiffrierung des menschlichen Erbgutes ist dies nur mehr eine Frage der Zeit –, wird die kosmetische Industrie Probleme bekommen. Dann wird nämlich die Regeneration der Haut von einem einzigen Punkt aus gesteuert, und dieser besteht in den seit der Schwangerschaft angelegten Stammzellnestern der Haut.

Erneuerung des Gehirns

Doch es geht um weit mehr als Herz, Haut und Haare. Schon träumen die kühnen Protagonisten vor ihren Reagenzgläsern einen neuen Traum. Das Gehirn, von dem man bis vor kurzem annahm, es altere im Lauf eines Lebens einfach vor sich hin, ist dank neuer Entdeckungen im Visier der Forscher.
Die Nervenzellen unseres Gehirnes werden von Begleitzellen ernährt, den so genannten Schwann'schen Zellen, welche die notwendige Nahrung antransportieren und in zahlreiche Stoffwechselreaktionen der Nerven involviert sind. Sie garantieren die Arbeitsleistung der Nerven, nehmen allerdings im Laufe des Lebens ab. Dadurch wird die Arbeitsleistung der Hirnzellen eingeschränkt. Die Schwann'schen Zellen allerdings können dem Alterungsprozess einiges entgegensetzen; mehr noch: Sie können die Ernährungszellen sogar dazu anspornen, mehr zu leisten und das Gehirn, wie in der Jugend, besser zu unterstützen. Interessanterweise ist das Haupthormon der Schwangerschaft, das Gelbkörperhormon Progesteron, an der Verjüngung der Schwann'schen Zellen beteiligt.

Neue Hoffnung bei Morbus Parkinson

Aber auch die Nervenzellen selbst können regeneriert werden. Dort, wo die Riechnerven in das Gehirn münden, sind kleine Areale von Hirnzellen gefunden worden, die eine regenerative Kraft aufweisen. Sie können Nervenzellen des Gehirns ersetzen.

Der Neubildung von Gehirnanteilen kommt möglicherweise auch beim Morbus Parkinson große Bedeutung zu. Unser Körper besitzt einen kleinen Sensor (Glomus caroticum), der für die Steuerung der Sauerstoffmenge und für den Säuregehalt im Blut zuständig ist. Embryonale Forschungen haben ergeben, dass dieses kleine Organ im Inneren unseres Halses den gleichen Ursprung hat wie jene Zellen, die im Gehirn Dopamin bilden und deren Zerstörung Morbus Parkinson auslöst. Transplantiert man die Zellen des kleinen Halsorgans in das Gehirn, so ersetzen sie jene Zellen, die beim Morbus Parkinson nicht mehr arbeiten, und erzeugen das fehlende Hormon Dopamin.

Im Rahmen dieser Forschungen stieß man auf eine weitere Überraschung: Bei der Ausbildung des Gehirns während der Schwangerschaft spielen die östrogenen Hormone eine nicht unbeträchtliche Rolle. In der Gebärmutter der Frau wird die Bildung jener Hirnanteile, die das beim Parkinson fehlende Dopamin herstellen, ebenfalls vom Östrogen mit kontrolliert. Diese Erkenntnis regte Wissenschaftler an, erwachsenen Versuchstieren, bei denen künstlich ein Morbus Parkinson hergestellt wurde, jenes Östrogen anzubieten, das während der Hirnentwicklung in der Gravidität eine nicht unerhebliche Rolle spielt.

Nach den bisherigen Resultaten scheint klar zu sein: Ebenso wie in der Schwangerschaft kann auch im Erwachsenenalter das Östrogen die Dopaminproduktion anregen und die Parkinson-Symptome mildern.

Neue Knochen

Die medizinischen Vorkämpfer werden in absehbarer Zeit auch Knochen herstellen können, weil sie erfolgreich ausspionieren, nach welchen Gesetzen Knochen und Knorpel in der Schwangerschaft gebildet werden. Diese Programme lassen sich auch beim erwachsenen Menschen aktivieren, mit dem Erfolg, dass es im Labor bereits möglich ist, natürliche Knochen zu züchten – dem Leben abgeschaut, weil dies der Körper während des ganzen Lebens, vor allem aber in der Schwangerschaft tut. Das diesbezügliche Computerprogramm ist allerdings kompliziert; eine Reihe von Wachstumsfaktoren spielt in dem Konzert der Knochenbildung eine nicht unwichtige Rolle, aber auch das Haupthormon der weiblichen Schwangerschaft, das Östrogen, ist bei der Knochenneubildung von besonderer Bedeutung.

Parathormon regt Knochenwachstum an

Kürzlich stellten Wissenschaftler ein schwammartiges Gewebe vor, das gebrochene Knochen innerhalb kurzer Zeit wiederherstellt. Der Struktur des Schwamms wurde ein Wachstumsgen beigefügt. Dieses Gen ist für die Ausbildung des Parathormons, einem wichtigen Wachstumsfaktor des Körpers, verantwortlich.

Die Wissenschaftler bauten die mit Genen beladenen Teilchen in Kollagen ein und setzten den auf diese Weise präparierten »Gewebsschwamm« in gebrochene Oberschenkelknochen von Hunden ein. Innerhalb von 6 Wochen beobachteten die Forscher eine auffällige Neubildung an Knochenmaterial – deutlich mehr, als der Körper es von sich selbst aus vermochte. Knochen werden in der Altersmedizin für Transplantationen benötigt. Zurzeit herrscht großer Mangel an Knochenmaterial, das verwendet werden kann. Die Simulation der Schwangerschaft – im eigenen Körper – kann in Kürze zur Lösung dieses Problems führen.

Junges Immunsystem

Auch das Immunsystem verfällt im Laufe der Jahre. Das beeinträchtigt die Gesundheit, und damit auch die Attraktivität. Verständlich, dass die medizinische Forschung auch auf diesem Gebiet auf Hochtouren arbeitet. Etwa mit der Langerhans-Zelle, die in der Haut, aber auch im Blut unseres Körpers vorkommt. Ihre Aufgabe ist es, Feinde, die in unseren Organismus eindringen möchten, davon abzuhalten, aber auch bösartige Zellen aufzuspüren und sie dem Immunsystem so zu präsentieren, dass diese Feinde unseres Körpers sofort zerstört werden können.
Interessanterweise nehmen die Polizisten des menschlichen Immunsystems während der Schwangerschaft deutlich zu – ein Versuch der Natur, die werdende Mutter in besonderer Weise vor Infektionen und Parasiten zu schützen. Beteiligt an der Aktivierung dieser Verteidigungszellen ist, man ahnt es bereits, das Gelbkörperhormon Progesteron, das die Langerhans'schen Zellen anregt, sich zu vermehren und aktiver zu werden. Im Alter nimmt die Fähigkeit des Körpers, diese Polizistentruppe des Immunsystems zu bilden, ab. Durch eine Nachahmung der Schwangerschaftsverhältnisse wird das Immunsystem so gestärkt, dass eine wirksame Feind- und Krebsabwehr erhalten bleibt.
Sokrates hat die Meinung vertreten, dass das Schöne auch gleichzeitig das Gute sein müsste – ein Gedanke, der sich nicht immer als richtig erwies. Die Medizin äußert eine ähnliche Überlegung: Das Attraktive soll gleichzeitig auch das Gesun-

de sein, ein attraktiver Körper ist gleichzeitig auch ein gesunder. Dies muss natürlich – ähnlich wie bei Sokrates – nicht in jedem Einzelfall stimmen; dennoch hat sich die Medizin der Zukunft auch dieses Ziel auf ihre Fahnen geschrieben.

Beurteilung von Hormonuntersuchungen

Bis zu einem gewissen Grad hängt die Attraktivität eines Mannes auch von der Fähigkeit seines Körpers ab, Geschlechtshormone zu bilden. Die Hormone des Mannes unterliegen nicht – wie die endokrine Situation der Frau – einer starken Fluktuation und Unterschiedlichkeit, deshalb sind Hormonbefunde des Mannes auch leichter zu interpretieren als die der Frau. Die wichtigsten Hormone und ihre Normwerte werden im Folgenden kurz dargestellt.

Follikelstimulierendes Hormon (FSH)

Dieses Hormon wird in der Hirnanhangsdrüse gebildet und soll einen Wert von 25 me/ml Serum nicht überschreiten. Steigt das FSH an, so ist dies ein verlässliches Zeichen dafür, dass die Keimdrüsen des Mannes, aber auch der Frau nicht mehr ausreichend aktiv sind. Ein erhöhtes FSH ist ein sicheres Zeichen für das beginnende Klimakterium bzw. für die nachlassende Hormonproduktion des Hodens. Klagen Männer über Schlaflosigkeit, Hitzewallungen (ähnliche Symptome, wie man sie beim weiblichen Klimakterium findet) und über eine veränderte seelische Situation, so ist der FSH-Bestimmung eine besondere Bedeutung zuzumessen. Liegt das FSH über 25 me/ml, so sollte eine Hormonersatztherapie in Erwägung gezogen werden.

Testosteron (T)

Dieses Haupthormon des Mannes wird im Hoden gebildet, der Wert soll nicht tiefer als 3,5 ng/ml liegen. Ist dies der Fall, so handelt es sich tatsächlich um eine Schwäche des Keimdrüsenhormons; dieser Testosteronmangel ist mit dem Östrogenmangel der Frau vergleichbar. Ein erniedrigtes Testosteron geht oft auch mit einer Erhöhung des oben genannten FSH-Werts einher, weshalb die Symptome auch ähnlich sind: Neben Hitzewallungen, Schlaflosigkeit und depressiver Verstimmung findet man bei niedrigen Testosteronwerten häufig Libidoverlust und Erektionsschwäche. Ein niedriger Testosteronwert ist – wenn entsprechende Beschwerden vorliegen – ein Grund für eine Hormonersatztherapie mit dem männlichen Hormon. Dies muss vom Urologen vorgenommen werden, eine vorhergehende Überprüfung der Prostata ist obligat.

Dehydroepiandrosteronsulfat (DHEAS)

Dieses Hormon der Nebenniere ist Gegenspieler des Kortisols, es nimmt im Körper während des Lebens deutlich ab. Mit dem 50sten Lebensjahr hat man nur mehr etwa die Hälfte bzw. ein Drittel jener Blutkonzentration, die in der Pubertät zu finden ist. Normwerte für das DHEAS werden zur Zeit erarbeitet, deshalb muss der DHEAS-Spiegel immer mit der subjektiven Befindlichkeit korreliert werden. Werte von unter 0,5 me/ml können dann als zu niedrig eingestuft werden, wenn gleichzeitig ein Leistungsabfall, ein Libidoverlust und ein Fettansatz zu beobachten sind und wenn diese Beschwerden unter einer Zufuhr von DHEAS gebessert werden können.

Prolaktin (HPRL)

Dieses Hormon der Hirnanhangsdrüse hat bei der Frau besondere Bedeutung, weil es für die Milchsynthese während der Stillzeit verantwortlich ist. Bei Männern kann ein erhöhtes Prolaktin Ausdruck von eingenommenen Psychopharmaka, von chronischem Stress, aber auch von einer Unterfunktion der Schilddrüse sein. Der Prolaktinspiegel soll 25 ng/ml nicht übersteigen.

Thyroxinstimulierendes Hormon (TSH)

Das thyroxinstimulierende Hormon verhält sich spiegelbildlich zur Aktivität der Schilddrüse: Ist diese niedrig, so steigt das TSH an, ist sie hoch, so wird das TSH unterdrückt.
Die Schilddrüsenschwäche und die -unterfunktion zeigen sich demnach durch eine Erhöhung des TSH-Wertes. Liegt der TSH-Wert dagegen unter 0,5 ng/ml, so ist eine Schilddrüsenüberfunktion anzunehmen. In beiden Fällen sollte eine sorgfältige Abklärung der Schilddrüse vorgenommen werden.
Die Überproduktion des Schilddrüsenhormons geht mit Nervosität, Hitzewallungen und Herzrhythmusstörungen einher. Die Unterfunktion löst Abgeschlagenheit, trockene Haut, Haarausfall und Verlust der Schambehaarung aus. Um eine endgültige Aussage über die Schilddrüsenaktivität machen zu können, muss man einen Stimulationstest durchführen.

Wachstumshormon (Somatotropin)

Das Wachstumshormon wird ebenfalls in der Hirnanhangsdrüse gebildet und nimmt mit zunehmendem Alter ab. Da es starken tageszeitlichen Schwankungen unterliegt, ist es schwierig, seine Konzentration zu bestimmen. Auch die Nahrungszufuhr verändert den Wachstumshormonspiegel. Ein Mangel an Wachstumshormon kann auch bei erwachsenen Menschen vorkommen, allerdings ist – neben der Diagnostik durch Symptome – zur Objektivierung des Befundes ein Stimulationstest notwendig. Dabei werden Provokationssubstanzen injiziert, und man misst die Fähigkeit der Hirnanhangsdrüse, das Wachstumshormon freizusetzen. Derzeit geht man davon aus, dass nach einer derartigen Stimulation die Konzentration des Wachstumshormons gegenüber dem Ausgangsbefund um das Dreifache ansteigen muss.

Prostataassoziiertes Antigen (PSA)

Die Kenntnis dieses Wertes gibt gute Hinweise darauf, wie hoch das Risiko ist, dass die Prostata bösartig entartet. Vor jeder Hormonbehandlung sollten die Prostata urologisch untersucht und der PSA-Wert erhoben werden. Neben der normalen PSA-Bestimmung gibt es auch verfeinerte Verfahren, um eine genauere Diagnose stellen zu können. Ein PSA-Wert über 4 ng/ml muss vom Urologen abgeklärt werden.

Medikamente speziell für den Mann

Testosteronpräparate

Das Testosteron kann als Tablette, aber auch als Pflaster zugeführt werden. Das Androderm sowie das Testoderm sind – ähnlich wie bei der Frau das Östrogenpflaster – transdermale Systeme. Die Hormone werden mit einem Pflaster über die Haut zugeführt.

Ein Testosteron-ähnliches Präparat ist im Andractim-Gel enthalten, das ebenfalls zur Behandlung von Hormonmangelzuständen des Mannes auf den Markt gebracht wurde. Der Vorteil der Androgenzufuhr durch die Haut liegt darin, dass die Leber weniger belastet wird. Da das orale Androgenpräparat Andriol hauptsächlich durch die Lymphe abtransportiert wird, eignet es sich ebenfalls als Androgen-Ersatz (Phytohormone, also Pflanzenhormone, sind bei der Behandlung der weiblichen Hormonstörungen aktuell). Im Ginseng sind Stoffe enthalten, die den männlichen Hormonen ähnlich sind und deswegen auch im Rahmen einer Hormonersatztherapie zugeführt werden können.

DHEA

Dieses Hormon der Nebenniere wird gegenwärtig in den Vereinigten Staaten über den Ladentisch verkauft. Obwohl derzeit keine Daten über Zwischenfälle verfügbar sind, ist es doch sinnvoll, sich dieses Hormon vom Arzt nach entsprechenden Untersuchungen und Beratungen verschreiben zu lassen. In den meisten europäischen Ländern ist es nur auf Rezept erhältlich.
Die täglich empfohlene Dosis liegt zwischen 25 und 50 mg; es sollte am Morgen eingenommen werden. Bei einer DHEA-Behandlung empfiehlt es sich, Alkohol zu meiden, da die Wirkung des DHEA durch gleichzeitigen Alkoholkonsum aufgehoben wird.

Melatonin

Auch das Melatonin gehört in den Vereinigten Staaten zu den so genannten OTC-(over the counter)-Produkten. In den meisten europäischen Ländern ist es jedoch rezeptpflichtig. Ob eine Melatonin-Einnahme sinnvoll ist, entscheiden die Anamnese und die Symptome des Patienten. Einschlafstörungen, Jetlag, aber auch die nächtliche Hypertonie sind Indikationen für eine Melatoninzufuhr. Es soll abends vor dem Einschlafen genommen werden. Da es gleichzeitig auch einen Einfluss auf das Temperaturzentrum hat, ist es sinnvoll, abends nicht mehr viel zu essen.

Finasterid 5 mg

Dieses Medikament hemmt die Umwandlung von Testosteron in jenes Dehydrotestosteron, das in der Prostata biologisch aktiv ist. Klinische Untersuchungen zeigten, dass die Vergrößerung der Vorsteherdrüse durch diese Stoffgruppe angehalten werden kann. Ob es auch zur Prävention des Prostatakarzinoms eingesetzt werden soll, wird derzeit noch untersucht. Das Finasterid 5 mg hat sich zur Behandlung der vergrößerten Prostata mit allen damit verbundenen Problemen als sinnvoll erwiesen, allerdings muss die Verschreibung nach einer Untersuchung und nach Ausschluss einer bösartigen Prostataerkrankung durch den Urologen erfolgen.

Finasterid 1 mg

Der Haarfollikel unterliegt derselben Gesetzmäßigkeit wie die Vorsteherdrüse: Er ist in der Lage, aus dem inaktiven Testosteron das aktive Dehydrotestosteron zu bilden, das im Kopfbereich zum Ausfall des Haupthaares führt. Es liegt eine Reihe klinischer Untersuchungen vor, die zeigen, dass 1 mg Finasterid den durch männliche Hormone bedingten Haarausfall zu stoppen vermag.

Regain

Regain ist ein Haarwuchsmittel, das als Medikament verschrieben werden muss. Es handelt sich dabei um die Substanz Menoxidil, die zur Blutdrucksenkung eingesetzt wird. Wird das Menoxidil auf den Haarboden aufgetragen, so führt dies zu einer besseren Durchblutung des Haarfollikels und zu einer Regeneration des Haares. Menoxidil liegt in zwei verschiedenen Konzentrationen (als Regain und Rogain) vor. Bei der Verabreichung muss auf gleichzeitig verordnete blutdrucksenkende Mittel geachtet werden.

Tonicum 101

Dieses Pflanzenprodukt stammt aus China und wird dort seit langer Zeit eingesetzt, um das Haarwachstum zu verbessern. Es handelt sich dabei um einen Extrakt aus Ginsengwurzeln, die ebenfalls zu einer besseren Durchblutung des Haarfollikels führen. Das Tonicum 101 soll auch dem frühzeitigen Ergrauen der Haare entgegenwirken.

Bellaternity

Dieser aus Soja gewonnene Balsam eignet sich auch zur Hautpflege beim Mann. Soja beinhaltet wertvolle essenzielle Aminosäuren, die für die Syntheseleistung der Haut notwendig sind und durch die äußerste Hautschicht eindringen können.
Diese Emulsion kann gleichzeitig auch als Grundlage für Geschlechtshormone dienen, die in einer maximalen Anwendung auch Männern verschrieben werden kann.
Eine Kombination von Progesteron und Retin A – in einer Salbengrundlage mit der Bellaternity-Basis – kann gegen die vor-

zeitige Hautalterung auch beim Mann eingesetzt werden. Leiden Männer an Venenschwäche, so ist die rezeptpflichtige Verschreibung von Rutin und Progesteron in einer Bellaternity-Salbe sinnvoll.

Somatotropin

Das Wachstumshormon wird von verschiedenen Firmen angeboten, ist in Ampullen verpackt und muss injiziert werden. Die Dosis richtet sich dabei nach dem Ausmaß des Somatotropinmangels. Im Unterschied zu den Vereinigten Staaten wird in Europa eine einschleichende und vorsichtige Therapie mit dem Wachstumshormon – wenn ein Defizit besteht – empfohlen. Die tägliche Dosierung, die im Durchschnitt zwischen 0,5 und 2 IE liegt, kann durch einen automatischen Injektionsapparat vorgenommen werden. Eine Somatotropin-Therapie darf nur unter ärztlicher Aufsicht erfolgen. Die gleichzeitige Überwachung des IGF-1-Bindungsproteins 3 ist unbedingt notwendig.

Phytopräparate

Pflanzliche Substanzen werden seit langem dazu verwendet, die Wechseljahresbeschwerden der Frau zu behandeln. Auch bei Problemen des Mannes erobern sie allmählich medizinisches Terrain. Der Extrakt der chinesischen Segelpalme, Talso uno, hat eine hemmende Wirkung auf die 5-Alpha-Reduktase und wird als Pflanzenprodukt in einigen europäischen Ländern mit großem Erfolg eingesetzt. Die endgültige Entscheidung, ob man auf ein pharmakologisch wirksames Präparat oder auf die pflanzliche Hemmung der 5-Alpha-Reduktase zurückgreifen soll, muss der Urologe vornehmen.

Epidemiologische Untersuchungen zeigten, dass das Prostatakarzinom in Gegenden, wo sehr viel Soja gegessen wird, weniger präsent ist. Soja beinhaltet Isoflorone, die an Steroidrezeptoren andocken und die Wirkung körpereigener Hormone, aber auch Hormone aus der Umwelt (Xenosteroide) in ihrer Aktivität reduzieren. Ob es sinnvoll ist, Isoflavonoide als Prophylaxe gegen das Prostatakarzinom einzusetzen, muss noch abgeklärt werden. Allerdings scheint manches dafür zu sprechen. Bei diesen Pflanzenpräparaten soll vor allem das Melbromen, aber auch das Harzol erwähnt werden. Beide Mittel enthalten reichlich Isoflavonoide.

Fischölkapseln

Fischöle sind Prostaglandinantagonisten, das heißt, sie hemmen entzündungsähnliche Reaktionen im männlichen Körper. Da nicht nur der Alterungsprozess, sondern auch die arteriosklerotischen Verkalkungen entzündungsähnliche Muster aufweisen, können Fischölkapseln dem entgegenwirken.

Die Attraktivität des Mannes – Macht und Reproduktion

Gründliche Untersuchungen der anatomischen Gegebenheiten von über tausend Vögeln zeigten Bemerkenswertes: je größer der Hoden, umso untreuer die Männchen. Rückschlüsse auf Männer lässt diese Beobachtung nur bedingt zu; allerdings wollen kühne Anthropologen schlussfolgern, dass die Vergleiche aus der Tierwelt auch auf männliche Geschöpfe umgelegt werden können.
»Schuld« daran sind die Reste der Evolution, die in uns allen schlummern. Und sie hat ein einziges Ziel: die Erhaltung der Art unter allen Umständen zu sichern. Wenn eheliche Treue – um einen menschlichen Vergleich zu wählen – diesem Ziel dient, dann muss diese Treue als Bonus einen Nutzen bei der Partnerwahl mit sich bringen; wenn die Untreue für das Wohl der Gattung und für deren Fortpflanzung Vorteile bringt, wird automatisch der Seitensprung gewählt. Die Hodengröße korreliert mit dem Kopulationsverhalten des Vogels: Je mehr Weibchen das Männchen befruchten kann, umso mehr Spermien sind dafür nötig – die Hodengröße nimmt zu.

Von Untreue und Vielweiberei

Doch die Vogelweibchen sind wählerisch: Nicht jedem daherfliegenden Männchen wird die Möglichkeit der Befruchtung gegeben. Der Vogelmann muss zuvor beweisen, dass er gesunde Nachkommen zeugen wird. Er muss deshalb gesund, stark und schön sein. Das ist auch der Grund dafür, warum in der Vogelwelt das Aussehen der Geschlechter anders angelegt ist als bei den menschlichen Kreaturen.

Das Gefieder der Männchen hat prächtige Farben und üppige Schwanzfedern, sie imponieren aber auch mit ihrer Körpergröße. Die Weibchen bieten im Gegensatz dazu einen eher schlichten Anblick. Das ist verständlich, schließlich herrscht bei den gefiederten Genossen Damenwahl, und das Männchen muss seine reproduktive Stärke deutlich bekunden – nicht ausschließlich mit der Hodengröße, sondern auch mit den Insignien der biologischen Stärke.

Dabei kommt ein weiteres, höchst reizvolles Detail zu Tage: Je untreuer die Vögel, desto prächtiger sind ihre Federn, umso greller leuchten die Farben ihres Gefieders und umso kräftiger sind ihre Muskeln. Forscher der University of Wisconsin in Milwaukee entdeckten eine besonders delikate Praktik: Die prächtig geschmückten Männchen betreiben die Vielweiberei im Verborgenen. Sie pflegen eine »heimliche Untreue« – bei ansonsten monogamem Verhalten. Diese Vögel meiden den Konflikt mit dem Partner; sie gaukeln ihrer Welt ein heiles Familienleben vor, um in unbemerkten Momenten für kurze Zeit der Untreue zu verfallen.

Die auserkorenen Weibchen dulden diese »Kurzbesuche« und die Versuche zur Untreue nur dann, wenn es sich reproduktiv »auszahlt«. Untergeordnete Vögel brauchen den Seitensprung gar nicht erst zu probieren, lediglich »tonangebende« Partner werden vorgelassen. Da mag eine Vogelhochzeit mit einem hübschen, dominanten Männchen noch so unwahrscheinlich sein – für ein kurzes Abenteuer mit der auserwählten Vogeldame reichen prächtige Federn und Farben. Sie sind die Garanten dafür, dass die Jungen, die aus dieser Vereinigung entstehe, ebenfalls zu dominanten Vögeln heranwachsen.

Der Fortpflanzungserfolg, das Sich-Durchsetzen der Jungen im Wettstreit des Lebens, ist in der Natur ein eisernes Gesetz. Bei Vögeln, die ähnlich wie der Mensch zumindest teilweise monogam leben, lässt sich diese Gesetzmäßigkeit außerordentlich gut studieren. Unwillkürlich drängt sich da ein nahe liegender Vergleich auf. Wenn Vögel ihre reproduktive Stärke durch Gefieder und Farben präsentieren, womit offenbart sie der Homo sapiens?

Wie zeigt der Mann seine reproduktive Stärke?

Die »Erotik der Macht«, die manche Männer versprühen oder versprühen möchten, beruht höchstwahrscheinlich auf diesem evolutionären Erbe. Auch wenn diese Theorie nicht stimmt, so liefert sie doch einen guten Vorwand für die mitunter fast krankhaft wirkende Sucht mancher Männer nach Macht. Immerhin, so ließe sich fein argumentieren, folgen sie ohnedies nur unbewusst uralten Gesetzen, um bei der Vermehrung Erfolg zu haben.
Viele Entscheidungen der Weltgeschichte, viele Kriege und Konflikte sind aus dem männlichen Bestreben erklärbar, Herrschaft demonstrieren zu müssen. Mittlerweile wissen wir angeblich, was dahintersteckt: Männer wollen ihrer genetischen Bestimmung nachkommen und sich fortgesetzt vermehren.
Die gesellschaftliche und die berufliche Position ist zweifellos ein kräftiges Machtsymbol, das seit vielen Millionen Jahren von der Fortpflanzung instrumentalisiert und gebraucht wurde.
Allerdings scheint die Situation beim Homo sapiens komplizierter geworden zu sein – er hat die Möglichkeit, dem weiblichen Geschlecht auch andere Signale der Macht mitzuteilen. Vor allem dann, wenn die gesellschaftliche Stellung weder Erotik noch das Begehren nach Vereinigung aufkommen lässt.

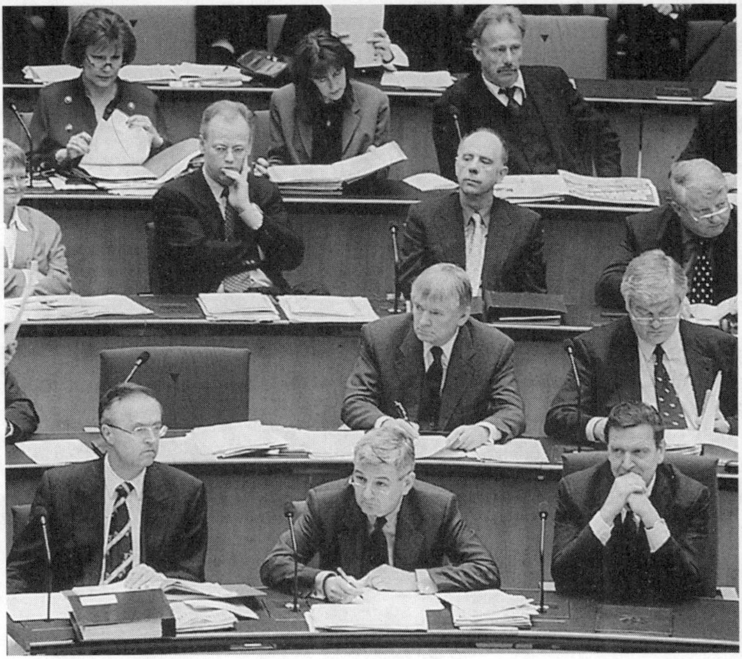

Wie würden Regierungsmitglieder abschneiden, wenn man sie nach diesem Aspekt zu beurteilen beginnt?

Das entdeckten schlaue Köpfe, als sie sich auf Spurensuche männlicher Machtzeichen begaben. In der klaren Sprache der Anthropologen ausgedrückt lautet die harte Fragestellung: Womit zeigen Männer, dass sie qualitätsvolle Samenflüssigkeit weitergeben wollen?

Manche Experten greifen auf die immer gleichen Geschichten zurück. Sie vergleichen die Größe des Autos mit der Hodengröße ihres Besitzers. In Ermangelung einer gesellschaftlichen Position, aber auch mangels anatomischer Vorteile, die eine verführerische Kraft ausüben könnten, greife der Mann auf ein nonverbales Zeichen mit vier Rädern zurück. Mitunter hat das auch eine erotisierende Wirkung.

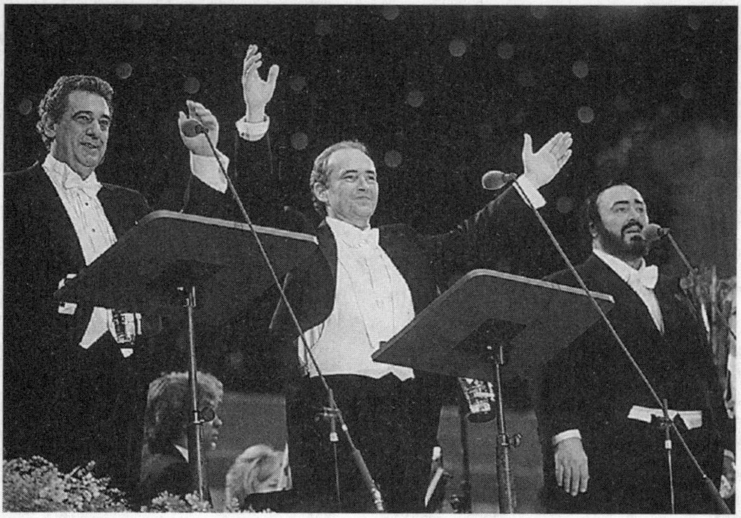

Ist es bei Menschen genauso wie bei den Vögeln, wo eine schöne Stimme das weibliche Geschlecht schwach macht?

In eine ähnliche Erklärungskategorie fällt sportliche Höchstleistung. Wettkampf-Trophäen wirken erotisierend auf das weibliche Geschlecht, weil sich hinter dem errungenen Preis genau jene körperliche Fitness verbirgt, die für die Fortpflanzung wichtig ist. Auch Geld und Vermögen sind nicht unerotisch, meinen die Fachleute, schließlich seien die erfolgreiche Reproduktion und das Aufziehen des Nachwuchses bei üppigem Angebot eher garantiert als unter armseligen Umständen. Und dann gibt es noch die bisher unbekannte Größe »Eikju«. Der Intelligenzquotient (IQ), über dessen Symbolkraft in Sachen Vermehrung unterschiedlich diskutiert wird, gewinnt an erotisierendem Terrain. Bisher hatten kluge Männer gegenüber einfältigeren Naturen kaum Vorteile bei der Fortpflanzung. Im Gegenteil: Männliche Symbole, die wenig mit dem Intellekt zu tun haben, erfreuen sich im Hinblick auf die Reproduktion größerer Beliebtheit.

Und doch glauben Optimisten, dass intellektuelle Leistungen im Laufe der Zeit den gleichen Sexappeal haben werden wie ein schickes Auto oder eine volle Brieftasche. Die geistige Potenz des Mannes wird – nicht zuletzt durch die starke weibliche Herausforderung – zunehmend reizvoller. Auch im Tierreich verschafft jede zusätzliche Hirnleistung beim anderen Geschlecht dicke Punkte.

Das Singverhalten der Vögel hängt nicht nur von ihren Stimmritzen ab, sondern wird zentral gesteuert und ist eine Funktion des Gehirns. Bei manchen Vögeln arbeiten diese Hirnzentren außerordentlich effektiv – mit dem Ergebnis, dass ihr Getriller besonders voll ist.

Für ein verzückt lauschendes fremdes Vogelweibchen ist dieser Gesang möglicherweise schöner als der des eigenen Männchens. Dieser Versuchung können einige Vogeldamen nicht widerstehen: Trotz der monogamen Beziehung, in der sie sich befinden, verlassen sie in aller Heimlichkeit – vorwiegend in der Nacht – ihr Nest, um den Sänger mit der wunderbaren Stimme aufzusuchen.

Mit einem Wunschziel: sich von ihm befruchten zu lassen. Dieses Gebaren steht selbstverständlich im Dienst der Evolution, denn instinktiv gehen die Weibchen von der Annahme aus, dass das besser singende Männchen auch über mehr Neurone verfügt, die hauptverantwortlich für den hübschen Gesang sind.

Nicht immer entscheidet die soziale Stellung

Badewannen-Sänger und Männer mit kümmerlichen Sangeskräften müssen sich nicht grämen. Selbstverständlich können sämtliche Beweise aus dem Tierreich widerlegt und mit gegensätzlichen Beispielen gestützt werden. Dass Weibchen hauptsächlich Männchen mit hoher Rangstufe bevorzugen, trifft natürlich nicht immer zu. Es gibt Tierchen, bei denen es genau umgekehrt läuft.

Küchenschaben zum Beispiel, deren Sexualleben von britischen Zoologen besonders gut untersucht worden ist, paaren sich nach anderen Gesetzmäßigkeiten.

Das Schabenweibchen bevorzugt das in der Hierarchie weit unten angesiedelte Schabenmännchen, das sie an dessen Duftstoff erkennt. Die Weibchen schätzen den Geruch des Verlierers, weil sie böse Erfahrungen gemacht haben: Die Kopulation mit den dominanten Männchen ist so brutal, dass sie oft Verletzungen davontragen. Die durch ihren Geruch deklarierten subalternen Männchen sind naturgemäß zahmer. Sie sind zwar den Alpha-Männchen unterlegen, dafür aber die bevorzugteren Partner bei der Befruchtung.

Wie läuft es beim Homo sapiens? Gibt es bei »ranghöheren« Männern eine kopulative Brutalität oder ist hier die Grenze verwischt? Ist das männliche Geschlecht angriffslustiger als das weibliche? »Ich glaube nicht«, sagt die Publizistin Alice Schwarzer, »dass Männer von Natur aus aggressiv sind. Was sie aggressiv werden lässt, ist Macht, zu viel Macht. Diese Macht korrumpiert, nicht das Geschlecht.«

Bei den Küchenschaben gibt es ein eigenartiges Detail. Die männlichen Machthaber im Schabenreich merken sehr bald, dass der subalterne Geruch der Verlierer-Männchen einen höheren Sexappeal hat. Um die lahmeren Männchen von ihrer Paarung abzuhalten, versuchen sie, diese nicht nur im Kampf zu besiegen, sondern sie gleichzeitig auch daran zu hindern, jene Riechstoffe abzusondern, welche die weiblichen Küchenschaben schwach machen. Manchmal gelingt das. Letztendlich allerdings zeugen Küchenschabenweibchen mit den bestimmenden Männchen weit mehr Nachkommen als mit den ranglosen Kollegen.

Attribute der sexuellen Anziehungskraft

Im Reich der Menschen hat das weibliche Gesäß einen besonderen Reiz, einen Sexappeal, der evolutionär sehr alt ist und bereits bei unseren Verwandten, den Pavianen, vorkommt. Marketingstrategen setzen bewusst auf diesen Körperteil, um entsprechende Botschaften werbewirksam an den Mann zu bringen. Männer reagieren darauf, wie es das Uralt-Programm der Evolution vorsieht: stets zu Diensten, zur optimalen Vermehrung.

Dass Weibchen mit Hilfe »sexueller Ornamente« um die Gunst der Männchen werben, ist im Tierreich eher selten, meist ist es umgekehrt.

Im Vogelreich muss sich das Männchen mit besonderen Attributen schmücken, um beim Weibchen eine reproduktive Chance zu bekommen. Im Rahmen der Evolution scheint sich dabei doch einiges verändert zu haben.

Weibliche Paviane sind besonders augenfällig gerüstet, um in den Gehirnen der Männer paarungswilliges Verhalten auszulösen. Dabei ist die Größe des weiblichen Gesäßes – bzw. die Schwellungen auf diesem – direkt proportional zum Fortpflanzungserfolg. Weibchen mit mehr und größerem Hinterteil bekommen auch mehr Junge. Die Männchen kämpfen dementsprechend heftiger um jene Frauen, deren Gesäß ausgeprägter ist.

Dies stellten britische Forscher durch Auswertungen von Aufnahmen und Aufzeichnungen aus dem GOMBE-Nationalpark in Tansania fest. Das Gesäß und die Schwellung auf diesem signalisieren dem männlichen Pavianhirn, dass es sich lohnt, um dieses Weibchen zu kämpfen, denn die Gesäßausmaße bedeuten eine Reihe vielversprechender Schwerpunkte – vor allem, dass die Paviandame Eigenschaften wie Robustheit und Zähigkeit besitzt. Schließlich kosten die Schwellungen am verlängerten Rücken viel Kraft und sind beim Sitzen hinderlich.

Wer nicht fit genug ist, kann derartige Ausbuchtungen gar nicht bewältigen. Folglich tasten sich Männchen mit ihren Blicken an diesen Körperteil heran. So können sie sicher sein, fitte Weibchen für die Vermehrung gefunden zu haben.
Das Gesäß der Frau übermittelt dem männlichen Menschenhirn allerdings eine Botschaft, die absolut nicht mehr zeitgemäß ist: Fettzellen im Gesäß – Nachwuchs garantiert. Und das kam so: Die Fortpflanzung ist eine derart große Belastung für den weiblichen Körper, dass er sich zu Höchstleistungen aufschwingen muss. Der weibliche Organismus verbraucht während einer Schwangerschaft und einer dreimonatigen Stillzeit immerhin 140 000 Kalorien zusätzlich. Die so genannte Überflussgesellschaft gibt es – evolutionär betrachtet – erst seit kurzem, während die verschiedenen Spezies Millionen Jahre hindurch Sorge zu tragen hatten, dass die notwendige Energie sichergestellt wird, bevor sich das Individuum zu reproduzieren beginnt.

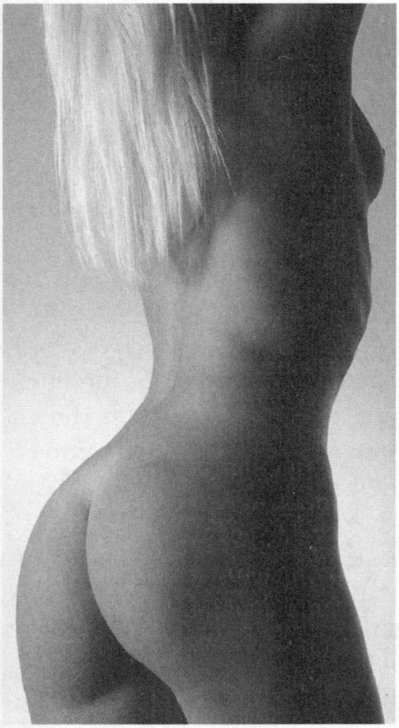

Der Sexappeal des weiblichen Pos wird von Werbefachleuten bewusst eingesetzt, um ihre Botschaften effektiv an den Mann zu bringen.

Diese Kraft liegt sowohl bei den Affen als auch beim Menschen im Gesäß: Die dort gespeicherten Fettzellen sind dafür bestimmt, das Weibchen während der Schwangerschaft mit ausreichend Energie zu versorgen. Deswegen hat dieser Körperteil für das Gehirn des Mannes einen speziellen Reiz: Beim Anblick eines weiblichen Gegenübers mustert er – in der Reihenfolge der Blicke – zunächst das Gesäß, um sich eine Vorinformation zu schaffen. Er will Bescheid wissen, ob alles gesichert ist, sobald er Saft und Kraft investiert.

Monogamie oder Polygamie?

Die Monogamie macht in der Natur nur dann Sinn, wenn sie einen evolutionären Vorteil mit sich bringt. Damit zeigt sich, dass die Naturgesetze nicht von vornherein promiskuitiv und polygam angelegt sind.

Zoologen haben diese Konstellation anhand des Lebens von Präriemäusen festgestellt. Konkret beobachtet wurden Mäusestämme, die vor allem in kalten Regionen vorkommen und die – im Unterschied zu zahlreichen anderen Artverwandten – über lange Zeit ein monogames Verhalten an den Tag legen. Verständlicherweise beschäftigten sich die Wissenschaftler intensiv mit der Frage, was wohl der Grund sei, dass diese Mäuse ihr Leben monogam gestalten.

Wissenschaftler der University of Atlanta können dafür ein vielversprechendes Lösungsmodell anbieten: Die Aufzucht der Jungen – und das lässt sich offenbar nicht vermeiden – fällt bei dieser Mäusegruppe in kalte Jahreszeiten. Um das Erfrieren der Brut zu verhindern, müssen die Elternmäuse dicht zusammenrücken. Die Mutter alleine ist – im Unterschied zu anderen Arten – hier nicht in der Lage, das Junge vor dem Wärmeverlust zu schützen.

Tatsächlich sitzen nach der Geburt der Jungen Männchen und Weibchen so lange eng beisammen, bis die Kälteperiode vorbei ist. Die Wissenschaftler sind nun der Meinung, dass dies die Ursache für das monogame Verhalten sei. Und schon haben sie damit begonnen, im Gehirn dieser Mäuse nach genetischen Unterschieden zu suchen, die das monogame Verhalten begründen. Dabei spürten sie ein Gen auf, das als Andockstelle des Oxytocins dient, eines Hormons, das für die Geburt und das Stillen notwendig ist. Es steuert möglicherweise aber auch das monogame Verhalten. Die Genanlage für die Andockstelle dieses Hormons war bei monogam lebenden Weibchen deutlicher ausgeprägt als bei den polygamen Artverwandten. Durch die Injektion des Oxytocins konnte das monogame Verhalten sogar noch verstärkt werden.

Oxytocin – verantwortlich für eheliche Treue

Wahrscheinlich wäre so manche Frau dann und wann gern eine Präriemaus. Sicher könnte sich jemand Lorbeeren damit verdienen, wenn er einen Test anbietet, mit dem das männliche Gehirn auf Oxytocin getestet werden kann. Der Gedanke ließe sich weiterspinnen. Wenn die Frau vor ihrer Heirat erfährt, wie ausgeprägt bei ihrem künftigen Mann die Andockstelle des Oxytocins ist, könnte sie aufgrund der Genkonstellation und der daraus abgeleiteten Tendenz zur Monogamie ihre Entscheidung treffen. Den Schritt fürs Leben: wagen oder nicht wagen?

Der Einfluss einer Schwangerschaft auf den Mann

Ist eine Frau in anderen Umständen, so beeinflusst sie auch das Hormonsystem jenes Mannes, mit dem sie zusammenlebt. Diese Aufsehen erregende Erkenntnis wurde in einer der letzten Ausgaben von »Evolution and human behaviour« veröffentlicht.

Während der Schwangerschaft kommt es im Körper der Frau bekanntlich zu starken Hormonschwankungen. Bestimmte Hormone steigen steil an, um dann später wieder abzufallen. Dies trifft vor allem auf das Prolaktin und das Testosteron zu. Neu ist, dass auch die Hormonsituation des Mannes, die normalerweise sehr stabil und ausgeglichen ist, plötzlich beginnt, diese Hormonschwankungen mitzumachen. Dadurch, so scheint es, wird auch der Mann auf die kommende Geburt vorbereitet. Während der Schwangerschaft steigt im Blut der werdenden Mutter die Konzentration des Prolaktions, das die Muttermilch reguliert, des Stresshormons Cortisol, das für den Beginn der Wehentätigkeit wichtig ist, und des weiblichen Sexualhormons Östrogen. Kurz nach der Geburt fallen die Hormonwerte wieder stark ab.

Hormonschwankungen bei Mann und Frau

Jüngste Untersuchungen bei Vögeln, aber auch bei einigen Primaten haben gezeigt, dass auch werdende Väter hormonell auf die Geburt der Jungen vorbereitet werden. Bis jetzt konnte allerdings niemand sagen, ob dies auch für den Menschen gilt. Deswegen haben Wissenschaftler der Memory University in St. Jones, Kanada, 34 Paare eines Geburtsvorbereitungskurses untersucht. Mehrere Male nahmen sie Blutproben vor und nach den Schwangerschaften ab und untersuchten die Hormonwerte der Paare. Dabei zeigte sich, dass das Schwankungsmuster von Cortisol bei den werdenden Müttern dem ihrer Männer ähnlich war. Vor allem nach der Niederkunft fiel der Testosteronwert der Väter um mehr als 30 Prozent ab.

Partnerschaft und Erziehung – hormonell geregelt?

Die Gleichartigkeit des Hormonspiegels zwischen den werdenden Eltern gehört zu den faszinierenden Kapiteln der Endokrinologie und wird in Hinblick auf das Verhalten beider Elternteile noch ausführlich untersucht werden. Möglicherweise können Störungen in diesem Hormonmuster Probleme bei der Erziehung des Kindes oder auch bei der Partnerschaft mit sich bringen.
Ob die gleichgeschalteten Hormone künftig für ein ausgeglicheneres Miteinander sorgen werden, ob die beiden Lebenspartner erzieherisch an einem Strang ziehen und Jugendlichen die Basis für ein glückliches Leben mit auf den Weg geben können, werden kommende endokrinologische Studien zeigen. Dass Ärzte künftige Erziehungsmodelle mit beeinflussen sollen, ist das ein weiterer Blick in die unmittelbare Zukunft? Wird es ein Fortschritt sein?
Wahrscheinlich muss sich unsere Gesellschaft einfach nur den neuen Gegebenheiten anpassen. Damit wir den Sinn dessen besser verstehen, was der Kabarettist Werner Fink einmal so treffend formulierte: »Es gab einmal ein Zeitalter – es war das griechische –, da war der Mensch das Maß aller Dinge. Heute sind die Dinge das Maß aller Menschen.«

Anmerkungen

1 Nature, 24. 6. 1999
2 Arbeitsgruppe um Jan Benton OAWK University of St. Andreas
3 Nature, 24. 6. 1999
4 SPIEGEL 17/2000
5 dpa, Februar 2000
6 dpa, Februar 2000
7 British Medical Journal
8 Deutsches Zukunftsinstitut
9 H. Koivumaa-Hoonkanen, Turku, American Journal of Epidemiology, Vol. 152, 2000
10 inverted triangle shape, The Lancet
11 The Lancet 1999, 353: 1500
12 Wissenschaftsjournal Nature
13 Ravensburger Waaghausgespräche 2000
14 im Text erklärt
15 Zeitschrift ÖKO-Test-Magazin, Ausgabe 3/98
16 im Text erklärt
17 New Scientist (Vol. 168 Nr. 2267) aus dem Jahr 2000
18 Medical Tribune, 17. 2. 2000
19 Medical Tribune, Nr. 13, 2000
20 Ärztezeitung, 21. 8. 2000
21 Ärztezeitung, 21. 8. 2000
22 im Text erklärt
23 British Medical Journal, 17. 1. 2001
24 im Text erklärt

Register